笔花轩医案医话撷萃
盐城阮氏临床经验传承录

编委会

主　　编　　阮宗武　　阮　舒　　伍德明

主　　审　　顾月星　　宋　峻

副主编　　潘仁友　　李文原　　袁春玲

编　　委　　倪其猛　　宋晓龙　　袁婷婷　　顾婷婷

　　　　　　鲍志伟　　闫　永　　王　杰　　李林静

　　　　　　秦　鹏　李　强

笔花轩医案医话撷萃

百岁习常 志正 庚子晚月

　　路志正，国医大师，"首都国医名师"，中国中医科学院学部委员，首届学术委员会副主任委员，主任医师，教授，博士、博士后指导老师。第六、七、八届全国政协委员，中央保健局会诊专家，中央保健局保健工作突出贡献奖获得者。国家级非物质文化遗产项目代表性继承人，中华中医药学会终身成就奖获得者，全国名老中医药专家学术经验继承工作指导老师，卫生部药品评审委员会委员，国家中药品种保护评审委员会顾问。历任中华中医药学会内科分会副主任委员，北京中医学会副理事长等多项学会兼职。《中医杂志》《世界中西医结合杂志》主编，马来西亚马中厦大中医学院名誉院长、伦敦中医学院名誉教授。多次受到党和政府表彰和奖励。

传承学术经验
宏扬岐黄之术

贺《笔花轩医案
医话撷华》出版

刘沈林题

　　刘沈林，全国名中医，享受国务院政府特殊津贴专家，全国人大代表；江苏省中医院原院长，主任医师，教授，博士研究生导师。科技部重大基础理论研究"973"项目中医专家组成员，卫生部"健康中国2020战略"中医专家组成员，国家科技技术奖评审专家，国家中医药标准化专家技术委员会委员。国家中医临床研究基地（脾胃病）胃癌研究首席负责人。全国第四、五批老中医药专家学术经验继承工作指导老师，江苏省中西医结合优势学科带头人，江苏省卫计专业高评委副组长，江苏省中西医结合肿瘤临床研究中心主任，江苏省"135"医学工程重点学科（消化病学）学术带头人，江苏省"六大人才高峰"项目评审委员会副主任委员，江苏省抗癌协会传统医学与肿瘤康复专业委员会主任委员，江苏中医药学会副会长，江苏省中医药学会脾胃病专业委员会主任委员。多次获得部、省级以上表彰和奖励。

传承中医

守正创新

崔国静，盐城市卫生健康委员会党委书记、主任，盐城市中医药管理局局长。

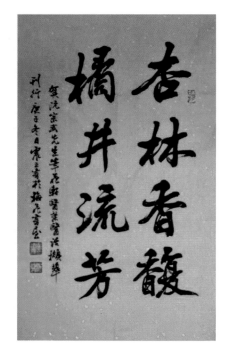

凌震山，江苏省著名书法家，中国书法家协会会员，盐城市书法家协会名誉主席，盐城市标准草书研究会会长，盐城市电视台原副台长、主任编辑。其书法作品多次参加国家、省、市展览并获奖。

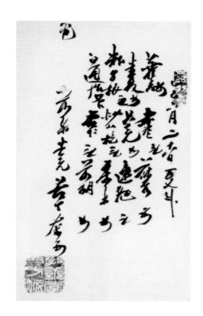

阮颐仙先生处方墨迹

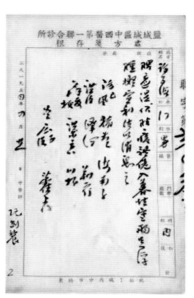

阮健农先生处方墨迹

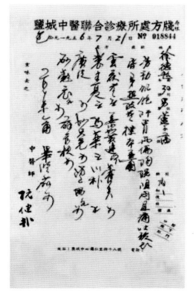

阮健哉先生处方墨迹

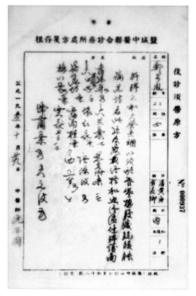

阮亦周先生处方墨迹

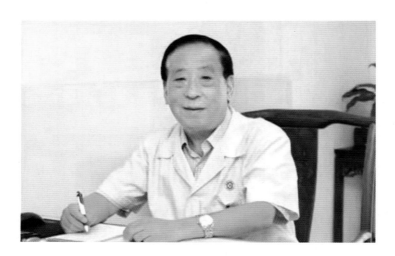

主编阮宗武近照

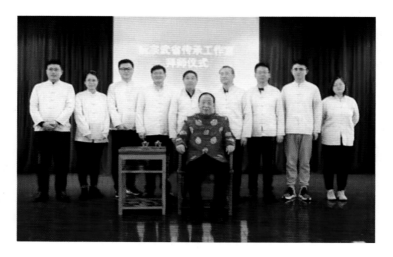

阮宗武传承工作室同志合影

序

  中医药学源远流长，博大精深，是中国传统文化遗产的瑰宝之一。历代名医辈出，流派纷呈，著书立说，浩如烟海。其精辟的学术思想见解、客观地观察发病规律、正确的诊疗立法处方、丰富的临床经验，彰显了中医药学在医疗实践中的特色和优势，对人类的健康和中华民族的繁衍昌盛作出了巨大贡献。

  我国医案起源很早，其萌芽可追溯到商周时期。出土于商代的甲骨文中，就有三片关于病案形式和内容的卜辞（《合集》13751 正、13757、《乙》5397）。周朝的《周礼》已有关于疾病的名称及治疗结果的记录。此外，《左传》及先秦诸子著作中也有散在的关于医家诊病的记录，均可视为医案的雏形。现在我们所能见到最早有实际内容的医案是《史记·扁鹊仓公列传》中收载的赵简子、虢太子、齐桓公三案及淳于意的诊籍。秦汉以降，医学崇尚方书，直到隋唐五代，医案未能取得突破性进展。迨至宋金元时期，医案编撰得到重视和发展。宋代许叔微的《伤寒九十论》是我国现存最早的医案专著，为后世医案的发展奠定了基础，为疑难病证的处治独辟蹊径。学习、编撰、研究医案，不仅能丰富和深化理论知识，而且可以提高临床诊疗水平，开阔视野，启迪思路，对于中医临床、教学和科研工作者来说，当是必修之学。

  近两百年来，盐阜地区名医辈出，素闻"阮氏世医"为古盐医界翘楚，济世寿人，建树颇多。阮颐仙先生早年弃儒习医，精研方药，道乃大行，人咸称之。后传业于子健哉、侄剑农。其侄孙阮亦周，早年拜师于兴化名医顾余斋门下，尽得其传。20世纪70年代，阮亦周先生任职盐城县中医院副院长，我与之过从甚密，相知亦深。不幸亦周先生因病早逝，道归南山。更为遗憾的是，亦周先生的临床心得、学术资料和阮氏诸医家多种著述均毁于十年"文革"中。

阮宗武同志，20世纪60年代初，随父健哉公学习中医，未几，健哉公病故，乃师从堂兄亦周公学习。宗武同志少年聪慧，锐志习医，在继承家学的基础上，博极医源，精勤不倦。自《内经》以降，历代方书，无不披览，毕生摸索。数十年间，佳篇迭出，深得阮氏家学渊源。2019年秋，江苏省中医药管理局批复成立"江苏省名中医阮宗武工作室"，他奋编摩之志，多方搜集阮氏散失之学术资料、医案医话，几经整理，汇编成《笔花轩医案医话撷萃——盐城阮氏临床经验传承录》一书。

综观全书，无空论，无浮辞，字字珠玑，实为当代理论方药俱备、继承融入创新、切合实用之佳作，从中可以领略盐城阮氏医家的学术思想、辨证经验和用药特色，堪为后学临床实践之重要参考书籍。

宗武同志和我在学术界共事多年，其治学精神、学术水平、工作热情以及待人以诚、敬人以礼的品格素为我敬重，故深笃情谊常萦于胸臆。今值大著《笔花轩医案医话撷萃——盐城阮氏临床经验传承录》刊行，橘井流芳，杏林香馥。谨陈数语，乐而为医界同仁介也。

岁在辛丑，射水医叟单健民书于阜城葆元斋

时年八十又九

单健民，江苏阜宁人，主任中医师，江苏省名中医，全国优秀中医临床人才研修项目专家指导委员会委员、导师，享受国务院政府特殊津贴专家。曾任阜宁县中医院副院长，江苏省中医学会常务理事，盐城市中医学会、盐城市中西医结合学会副理事长，盐城市中医研究所副所长。家学渊源，学验俱丰，著作等身；博学多才，以诗、书、画誉满杏林；阐儒、释、道名传江淮；德艺双馨，多次获得各级政府表彰。

前　言

为了振兴和发展中医药事业，习近平总书记指示我们，"要遵循中医发展规律，继承精华，守正创新"。守正就是要继承中医药学经典理论精华与临床诊治经验。在守正的基础上，不断运用科学的思维方法，加强理论与实践相结合，从而在临床工作中更好地取得显著疗效，使传承与创新不断得以发展，更好地推进中医药事业的发展。

中医学是一个伟大的宝库。自神农尝百草、"四大经典"问世，上下五千年。中医古籍，浩如烟海，其中流传下来的历代名医医案更是汗牛充栋。它积淀了中医学家丰富的学术理论和临床经验精华，系统展现出历代医家对各种疾病病因病机逐步认识的发展规律，治则治法不断演变的历史脉络，选方用药的时代特点及药物的功效拓展。国学大师章太炎先生曾说："中医之成绩，医案最著，欲求前人之经验心得，医案最有线索可寻，循此钻研，事半功倍。"

近200年来，盐阜地区名医辈出，首推"阮氏世医"，其在盐阜地区中医药事业发展中具有较大的影响。特别是阮剑农、阮健哉、阮亦周叔侄三人，于20世纪50年代初便积极响应党和政府的号召，放弃个人高薪收入，集资创建了盐城中医联合诊所（即现在盐城市中医院前身）。三位先生均擅长中医内、妇科，因其诊病疗效显著而闻名乡里，对促进盐城市中医院的发展壮大作出了积极贡献。其事迹在盐城市、县两志均有记载。由于昔日诸老忙于诊疗，无暇著述，绝大部分医案及学术资料俱毁于"文革"期间。

为了进一步传承名老中医药学专家学术思想和临床经验，加强中医人才队伍培养，根据江苏省中医药管理局文件批复，我们成立了"江苏省名中医阮宗武传承工作室"，旨在整理和传承阮氏世医的中医临床经验。

　　近年来，经过多方收集，拾遗补阙，我们将其经验汇纂成编。本书以原案分门，不加增删，保留原貌，由于十年"文革"及医院数次搬迁，原有病历和医案大多散佚殆尽。本书所收集的医案多为首诊病例，二诊病案较少，因而缺乏疾病诊治的系统性和连贯性，故在每篇疾病证候后面做了简要学习体会，俾后学者能从中分析了解诸位老先生诊治疾病的辨证特点和用药特色。书中有些疾病的诊治认识与西医学的观点存在差异，鉴于当时的历史条件，不能以西医学的要求苛求于前人。

　　由于学识所限，加之时间仓促，不足之处，敬望同道斧正。

　　本书出版之际，我们特别荣幸恭请了国医大师路志正教授为本书题写书名；全国名中医、江苏省中医院原院长刘沈林教授，盐城市卫生健康委员会党委书记、主任、盐城市中医管理局局长崔国静均应邀为本书题词，并予以热情鼓励；江苏省名中医、90岁高龄的单健民先生特为本书作序；江苏省著名书法家凌震三先生亦题赠贺词，在此一并致以最诚挚的感谢。

盐城市中医院院长　　顾月星

2022 年 2 月 18 日

目　录

·医话辑存·

·阮健哉医案医话·

医案汇录·内科

医案汇录·妇科

产后病

·医话辑存·

·阮亦周医案医话·

医案汇录·内科

医案汇录·妇科

医案汇录·儿科

·医话辑存·

阮亦周手录临证经验方

一、内科

二、五官科

三、外科

四、皮肤科

五、妇科

·阮宗武医案医话·

医案汇录·内科

医案汇录·妇科

附：文章选录

阮颐仙传略

　　阮颐仙，名寿民，幼承庭训，早年弃儒习医，术源淮扬。精究方药，道乃大行，人咸称之，求诊者踵趾而来，西至高宝湖，东濒射阳。其学验俱丰，胆识过人，擅长中医内妇科，兼治外科病患。对《伤寒》研究心得颇著。光绪年间，时值苏北瘟疫流行，善用辛凉透泄之法，屡起沉疴。曾删补《伤寒辨证歌诀》一书。其入门弟子有阮健哉、阮剑农、王亮臣、缪夫人等七人。清末民初，欧风东渐，国学有沉沦之势，为振兴国粹，联合盐城中医界同仁组织中医公会。《续编盐城县志》载："民国十三年，本县中医成立医药联合会。票选正副会长宋景程、阮颐仙等。"出版报纸、学术交流、广收弟子，促进了盐阜地区中医药事业发展和进步。

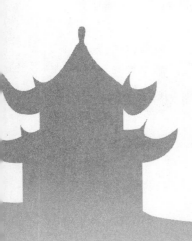

·阮颐仙医案医话·

医案汇录·内科

温热病

【案1】

陈某，男，28岁，肖家舍人。温邪夹湿，兼之素来肝胃气滞，留连上中二焦，蕴酿化燥。遂致头眩如刺，胸闷烦躁不宁，已延六日。苔黄舌绛，刺红少津，便利红水，小溲浑赤，拟辛凉之剂，佐以宣化湿邪，速解为是。

金银花三钱	连　翘三钱	桑　叶钱半	白菊花二钱
炒黄芩钱半	薏苡仁三钱	苦桔梗二钱	炒山栀三钱
黄郁金钱半	白蒺藜三钱	冬瓜子三钱	竹　叶三十片
通　草八分	荷叶包烧陈米三钱		

三贴，水煎服，早晚各1次。

体会： 温邪入里，湿浊蕴中。湿热缠绵，久延易于化燥伤阴。湿热熏蒸，神明被扰，症见头眩如刺，烦躁不宁。肺胃热邪不从外解，内结下移大肠，而见溲利红水。苔黄、舌绛为热邪内迫之象。本案以金银花、连翘、黄芩、山栀清热透邪外达；桑叶、菊花清空明目；薏苡仁、桔梗宣通肺气；气化湿行，配以冬瓜子、通草利湿下行；取荷叶清凉包烧陈米健胃助脾，使便利红水可愈。先生用此法治疗泄泻、痢疾均取得很好疗效。

【案2】

王某，男，27岁。温邪夹湿，兼之素来肝气郁结，头眩胸烦，腹痛已延七八日，身热不退，苔白腻，脉滑，拟方宣化。

藿　香二钱	醋香附三钱	炒薏苡仁三钱	粉葛根三钱
炒枳壳钱半	黄郁金钱半	苏　梗一钱	制半夏钱半
通　草七分	省头草钱半	灶心土五钱（煎汤代水）	
甘露消毒散三钱（布包）			

三贴，水煎服，早晚各1次。

【案 3】

程某，女，23 岁。风寒外来，加以湿积中州，延及两旬未解，酿成湿邪，身热肢酸，头眩，胸脘阻闷，苔白，脉滑，又值经期适至。拟方宣化之。

藿 香钱半	苏薄荷钱半	桑 叶钱半	赤茯苓钱半
炒枳壳钱半	炒山栀三钱	炒黄芩钱半	通 草七分
牡丹皮钱半	省头草钱半	荷 叶半元	苦丁茶钱半
川黄连五分（姜汁炒）			

三贴，水煎服，早晚各 1 次。

【案 4】

凌某，男，39 岁。温邪旬日，壮热口干，头疼肢节酸楚，咳逆，作泛呕吐，苔干起刺，拟方生津为是。

金银花三钱	连 翘三钱	元 参三钱	大麦冬三钱
鲜生地三钱	天花粉二钱	淡黄芩钱半	鲜石斛三钱
川黄连五分	炒山栀三钱	桑 叶钱半	竹 茹八分
芦 芽尺许			

三贴，水煎服，早晚各 1 次。

【案 5】

夏某，男，41 岁。温邪旬日，身热不解，头眩、胸痛，干呕、呃逆，拟方进步为是，恐延成陷，苔微腻浮黄，脉滑，治拟芳化和中。

金银花三钱	连 翘二钱	炒黄芩钱半	炒山栀三钱
苏薄荷二钱	制半夏钱半	川黄连七分	牡丹皮二钱
炒枳实钱半	瓜蒌皮钱半	射 干八分	刀豆子一钱
竹 茹一钱	枇杷叶三片（布包）		

两贴，水煎服，早晚各 1 次。

【案 6】

韩某，男。温邪上受，先犯肺胃，咳逆、身热不解、干呕不已，已延有日，苔白微黄，脉象浮数。拟方辛凉之剂。

金银花三钱	连 翘二钱	炒黄芩钱半	炒山栀三钱
射 干一钱	川黄连七分	桔 梗二钱	郁 金钱半
元 参二钱	通 草八分	竹 叶二十片	桑 叶钱半
枇杷叶三片（去毛，布包）			

三贴，水煎服，早晚各 1 次。

体会：叶天士说："温邪上受，首先犯肺、逆传心包。"肺位最高，主气属卫，外合皮毛。卫气通于肺，温邪袭表，卫气开阖失司，故见发热微恶寒，肺气失宣而见咳嗽；邪热扰胃，而见胸次懊憹，作泛呕吐。邪热由表，渐已入里，而见身热不退。本组病例多为温热病邪入于卫表之阶段，故先生取轻清宣透之剂，多用银翘散、桑菊饮加味。诚如《素问·至真要大论》说"风淫于内，治以辛凉，佐以苦甘，以甘缓之"，亦即此意。秽浊阻内加藿香、省头草、甘露消毒散。热邪较盛可以加山栀、炒黄芩、竹叶、荷叶以清内热。邪热入里而伤营阴，加生地黄、麦冬清热滋营。

中　暑

【案1】

陈某，男，52岁。暑湿内伏，兼感新凉，致头眩畏寒，肢体倦怠酸楚，谷纳不香，舌苔薄白腻，脉滑。拟方先予疏风宣达。

藿　香钱半	粉葛根三钱	防己风各钱半	苏薄荷钱半
制半夏钱半	炒枳壳钱半	赤茯苓三钱	木　瓜三钱
晚蚕沙三钱（布包）	通　草七分	苦丁茶钱半	六一散三钱（布包）

三贴，水煎服，早晚各1次。

体会：暑湿内遏，复感新凉，风邪束于肌表，病位在卫分，治当疏风达表，用苏薄荷、防风、葛根之类以解表邪；木瓜、蚕沙祛湿通络；通草、六一散淡渗利湿。药物轻灵，归于平正。

【案2】

李某，男，46岁。暑湿内伏，复感新凉，致头眩、身热不退已有五日，肢体倦怠，纳谷不香，舌苔薄白腻，脉滑。湿浊中阻，拟方宣化，兼以透邪外达，以防久延成湿温之虑。

藿　香钱半	赤茯苓二钱	炒黄芩钱半	制半夏钱半
省头草钱半	炒山栀三钱	橘　红钱半	炒枳壳钱半
苦桔梗钱半	苦丁茶钱半	冬瓜子三钱	荷　叶半元
甘露消毒散三钱（布包）			

三贴，水煎服，早晚各1次。

咳 嗽

【案1】

韩某，男。肝失条达，肺失宣达，呛咳少痰，痰滞不利，鼻塞不畅，头目间有不适，胸中懊侬，迄今有日，舌苔薄白，脉滑。拟方宣肺化痰。

瓜蒌霜一钱（布包）	法半夏钱半	云茯神三钱	化橘红钱半
射　干一钱	苏　梗一钱	佛　手钱半	象贝母三钱
白蒺藜三钱	菊花炭钱半	甘　草八分	

枇杷叶三片（去毛，布包）

四贴，水煎服，早晚各1次。

体会：肺为五脏华盖，司呼吸。肺失宣达，而见呛咳少痰。肺开窍于鼻，肺气失宣，而感鼻塞；痰湿蕴中而见胸中懊侬。先生用二陈汤止咳化痰；瓜蒌霜清热化痰；菊花能清肝火并疗鼻塞；射干、枇杷叶亦有宣通肺气、止咳化痰之效。

【案2】

魏某，男，29岁。劳力思虑，加之肝胃气滞，头眩咳逆，胸闷不适。苔白，脉滑。气痰互郁，治宜理气化痰。

云茯神三钱	制半夏钱半	化橘红钱半	苦桔梗二钱
射　干一钱	炒枳壳钱半	黄郁金钱半	省头草钱半
苏　梗一钱	桑　叶钱半	甜瓜子三钱	香橼皮钱半

枇杷叶三片（去毛，布包）

三贴，水煎服，早晚各1次。

腹 胀

【案1】

李某，男，56岁，陈庄。两湿泛潮，外来水谷，聚湿内结；邪结膀胱，气机不畅，于是胸腹胀膨，神疲身倦，谷食不香，感凉腹痛甚，得暖则已，小溲色黄且痛，舌苔薄滑，脉细弦。肝脾失调，久延恐有鼓胀之虑。

苏　梗钱半	制半夏钱半	川厚朴八分	赤　苓三钱
炒枳壳钱半	猪　苓三钱	泽　泻二钱	大腹皮二钱
白蔻衣一钱	香　附三钱	薏苡仁三钱	广陈皮钱半
冬瓜仁三钱	香橼皮钱半	车前子三钱（布包）	

三贴，水煎服，早晚各1次。

【案2】

韩某，男。原有腹胀旧疾，前经服药痛减，未经继续消磨，此刻又举复发，脘腹胀痛且膨，头目眩晕，症经有日，拟方先予舒化。

瓜蒌皮三钱	制半夏二钱	炒枳实一钱	郁　金钱半
川楝子三钱	延胡索钱半	伽南香二分（磨冲）	广陈皮钱半
旋覆花五分（布包）	娑罗子二枚（杵）	苏　梗一钱	佛　手一钱
香橼皮钱半			

三贴，水煎服，早晚各1次。

体会：经云："诸湿肿满，皆属于脾。"脾为阴土，位居中焦，转输水谷精微，易留内湿。外来湿浊，两气相交，"浊气在上则生䐜胀"，症见胸腹胀膨；气化不及州都，故尿黄。先生以苏梗、川厚朴、陈皮、大腹皮行气消胀，猪苓、泽泻、车前子渗湿利水。延及不愈，恐有黄疸、鼓胀之虑。

痞　满

【案1】

陈某，男，26岁。肝胃不和，湿痰内扰，经受邪风，头眩胸满，懊憹不宁，痰滞不利。舌苔薄腻，脉象弦滑。拟方化痰畅中。

苏薄荷钱半	制半夏钱半	炒枳壳钱半	冬瓜子三钱
郁　金钱半	通　草七分	苦丁茶钱半	茯　苓三钱
橘　红一钱	桑　叶钱半	丝瓜络二钱	葛　根三钱
荷　叶一角			

三贴，水煎服，早晚各1次。

【案2】

杨某，男，46岁。湿邪蕴中，肝胃违和，气滞不舒，头眩，胸痛，干呕，舌苔薄腻，脉滑。拟方徐图。

苏　梗钱半	制半夏钱半	木　香一钱	川厚朴八分
郁　金钱半	广陈皮钱半	省头草钱半	赤茯苓三钱
川楝子三钱	制香附三钱	延胡索钱半	香橼皮钱半

三贴，水煎服，早晚各1次。

【案3】

肖某，男，48岁。湿痰滞于气分，气不舒展，以致胸中鼓胀且痛，甚则上逆，呕吐黏涎。迄今半载，拟方徐图，宜远烦戒怒为是。

瓜蒌皮三钱	薤白头三钱	制半夏钱半	茯　苓三钱
射干片一钱	黄郁金钱半	苏　梗一钱	川黄连五分
砂　仁七分（后下）	延胡索钱半	佛　手一钱	

三贴，水煎服，早晚各 1 次。

【案 4】

吴某，男，42 岁。湿蕴中州，气滞不化，头眩腹痛，肢节酸楚，脉象弦滑，拟方舒化之。

苏　梗钱半	制半夏钱半	川厚朴一钱	木　香一钱
炒枳壳钱半	新会皮钱半	川楝子二钱	延胡索钱半
瓜蒌皮三钱	赤　苓三钱	省头草钱半	制香附三钱
冬瓜子三钱	香橼皮钱半		

三贴，水煎服，早晚各 1 次。

【案 5】

钱某，男，51 岁。肝脾不和，营卫两伤，时行烘热，肢倦嗜卧，已历年余。此乃湿痰困中、肝热上炎之故，拟方两调之。

桑　叶钱半	炒黄芩钱半	黄郁金钱半	粉丹皮钱半
薏苡仁三钱	通　草七分	炒山栀三钱	苏　梗钱半
豨莶草钱半	绵茵陈三钱	滑　石三钱（布包）	
荷　叶半元	冬瓜子三钱		

三贴，水煎服，早晚各 1 次。

体会：痞满是指以心下痞塞、胸膈满闷、触之无形不痛为证候特点的疾病。《素问·至真要大论》说"厥气上行……心胃生寒，胸膈不利，心痛痞满"，概述了痞满症状。其病缘由情志不和，七情郁结，气机逆乱，升降不利而见胸胁胀痛，脾失健运，胃失顺降，以致痰湿内生，清浊升降失常，而见胸中懊恼，呕吐痰涎。浊气上逆，可见头昏眩晕。先生治胸膈不利，选瓜蒌薤白汤加减，意在宽胸开结豁痰。苏梗、橘红、佛手能理气化痰和络；香附、枳壳以消胀满；郁金、延胡索均为理气止痛之药。

结胸证

【案例】

赵某，男，41 岁。初诊：温邪七日，郁于中州，气逆作呃，汗出身热不退，肢体酸楚，胸次阻痛。舌苔薄黄腻，脉弦滑。湿热内蕴，热入胸膈，拟方清热化痰和中。

瓜蒌皮三钱	制半夏二钱	川黄连七分	炒枳实一钱
金银花三钱	连　翘三钱	炒黄芩钱半	炒山栀三钱
公丁香六分	柿　蒂五枚	竹　茹一钱	沉香花十朵
刀　豆七粒（三生，四熟）			

三贴，水煎服，早晚各1次。

二诊：服前方呃逆得止，身热渐退，苔腻化而未净，再从前法去丁香、柿蒂、刀豆，加茯苓三钱、活水芦芽五钱、象贝母三钱。

三贴，水煎服，早晚各1次。

体会：温邪入内，热邪郁于胸膈，病在上焦，热盛于里，而见胸膈痞满阻痛，实为痰热结胸之证。痰热内阻，胃气上逆，失于通降，而见气逆作呃。而本案无腹痛、便秘阳明腑实证，而以痰热结于胸脘，胸次阻痛为主，故邪不在肺。先生治用小陷胸汤加枳实汤清热化痰开结。非清热则邪热不除，非化痰则痰浊不清。《名医方论》谓："以半夏之辛散之，黄连之苦泻之，瓜蒌之苦润涤之，所以除热散结于胸中也。"加金银花、连翘、黄芩、山栀辛凉以透湿热之邪外达；丁香、柿蒂、刀豆降逆止呃；沉香花有降气顺气之效；竹茹清化痰热，故能克奏其功。

中　风

【案1】

韩某，女，58岁，阜宁。初诊：体本多湿多痰，阳明不充，湿痰因之入络，浮易上扰，肝胃不和，遂致胸中阻闷，懊恼莫名，左肢麻木，遍身瘙痒，甚则头眩目痒，肌面似若虫行，脉象滑结。症经载余，拟方速图，延久恐有类中之虑。

牵正散三钱（布包）	涤饮散二分（布包）	炒山栀三钱	白蒺藜三钱
法半夏二钱	广橘络一钱	云茯苓三钱	当归身三钱
霜桑叶三钱	粉丹皮钱半	石决明三钱	

三贴，水煎服，早晚各1次。

二诊：服药后头目清爽，胸以宽畅，左肢亦能举措，脘中有痰聚，再从前方加减进之。去桑叶、涤饮散、牡丹皮，加通络散三分，络石藤二钱。

五贴，水煎服，早晚各1次。

【案2】

倪某，男，48岁。血不涵养肝木，湿痰入络，头眩咳逆，痰滞不利，手足麻木不仁，于是胸腹有形，拒按作痛，已延多日，拟方徐调。

当　归三钱	天仙藤三钱	木　瓜三钱	茯　神三钱
制半夏钱半	桔　梗二钱	橘　络八分	橘　红一钱
桑　叶钱半	牡丹皮钱半	郁　金钱半	苏　梗一钱
瓜蒌霜一钱（布包）	荷　叶一角	枇杷叶三片（布包）	

三贴，水煎服，早晚各1次。

【案3】

吴某，女。肝胃不和，湿痰入络，头眩胸满，懊恢不宁，右手麻痹不仁，夜间寤不成寐。迄今有日，脉象弦滑，拟方化痰和络。

云茯神二钱	制半夏钱半	广橘红二钱	黄郁金二钱
霜桑叶钱半	络石藤二钱	防　己钱半	八楞麻三钱
天仙藤三钱	瓜蒌霜一钱（布包）	宣木瓜一钱	荷叶筋三钱
佛　手一钱			

五贴，水煎服，早晚各1次。

体会：《金匮要略》曰："风之为病……邪在于络，肌肤不仁；邪在于经，即重不胜。"患者土虚木旺，湿生痰、热生风，风从内起，上扰清空，则感头昏眩晕；痰湿内蕴，症见胸闷懊恢；风痰入络，症见肢体麻木。此当息虚风而化痰热。先生以桑叶、山栀、瓜蒌霜清化痰热；取牵正散、石决明平肝息风；涤饮散合二陈汤涤痰和络；当归、牡丹皮和血。通过息肝风、化痰浊，冀免久延有类中之虑。

咯　血

【案1】

陈某，男，46岁，南洋。木火上凌，咳逆音嘶伤络、痰中带血，日晡夜分潮热，侧卧自汗，已延有日，脉象细数，苔薄少津。虚损已著，拟方养阴清火，久延非宜。

青　蒿三钱	炙地骨皮三钱	桑　叶钱半	南沙参三钱
川贝母二钱	牡丹皮钱半	茯　苓三钱	白　芍三钱
炙紫菀钱半	桔　梗二钱	甘　草七分	佛手露一小匙（兑服）
枇杷叶三片（去毛，布包）			

三贴，水煎服，早晚各 1 次。

体会：木火上凌，肺失清肃，咳嗽声嘶，亦即"金破不鸣"。浊痰郁热熏灼肺络而见痰中带血。先生用青蒿、地骨皮、桑叶清火而退内热；沙参益肺气；川贝母、紫菀润肺止咳化痰；桔梗宣通肺气，气顺则痰消；佛手露有理气止咳化痰之效。案语理明，方药合拍。

【案 2】

张某，男，29 岁。恙由劳累，木火刑金，肺络受损，咳逆时作，痰中带红，时有血来盈口，胸胁疼痛，舌苔薄黄、脉弦滑。拟方清热化痰，宁络止血。

瓜蒌霜一钱（布包）　法半夏钱半　　　川贝母二钱　　　粉丹皮钱半
炒山栀三钱　　　　炒黄芩钱半　　　花蕊石三钱　　　海浮石三钱
青黛粉三分（布包）　炒地榆三钱　　　延胡索钱半　　　姜竹茹八分
三七粉三分（兑冲服）

医案汇录·妇科

月经病

【案 1】

陈某，女，32 岁。血不养肝，肝热内炽，始而咳逆，刻值经事先期，时行烘热，肚腹胀痛。舌苔薄滑，脉细弦。拟方清热和胃，理气消胀。

当　归二钱	苏　梗钱半	大腹皮三钱	黄郁金钱半
桑　叶三钱	炒黄芩钱半	广橘红钱半	白蒺藜三钱
络石藤钱半	炒山栀三钱	荷叶筋一钱	香橼皮钱半

三贴，水煎服，早晚各 1 次。

【案 2】

夏某，女，27 岁。肝脾不和，气滞不畅，血不循行，经事愆期，脘腹胀痛，时行寒热。舌苔薄滑，脉象弦滑。拟方行气和血。

当　归三钱	炒白芍二钱	川　芎七分	郁　金钱半
苏　梗钱半	炒山栀二钱	川楝子三钱	延胡索钱半
云茯苓三钱	淡黄芩钱半	炒枳壳钱半	荷　叶半元
香橼皮钱半			

三贴，水煎服，早晚各 1 次。

【案 3】

吴某，女。肝脾不和，肝热内炽，烘热时行，头眩，月事失常，历延有日，脉象弦滑，拟方徐图。

丹　参三钱	当　归三钱	白　芍三钱	粉丹皮钱半
黄郁金钱半	桑　叶钱半	大腹皮三钱	炒黄芩钱半
炒山栀三钱	金钗石斛三钱（先煎）	香橼皮钱半	荷　叶半元
泽兰草钱半			

五贴，水煎服，早晚各 1 次。

【案 4】

李某，女，36 岁。居经四月，气滞湿积，肚腹坠胀，漏下时有，肢体倦怠，谷纳不香。舌苔薄滑，脉象弦滑。拟方理气消胀。

| 当　归三钱 | 白　芍三钱 | 制半夏钱半 | 制香附三钱 |

炒枳壳钱半	省头草钱半	炙鸡内金钱半	云茯苓三钱
大腹皮三钱	广陈皮钱半	络石藤钱半	香橼皮钱半
荷　叶半元			

五贴，水煎服，早晚各 1 次。

体会：妇人月经不调，责在冲任。气血不和与肝、脾、肾关系密切。诚如王肯堂所言："妇人童幼天癸未行之前，皆属少阴，天癸既行，皆属厥阴，天癸既绝，乃属太阴经也。"故五脏安和，气血通畅，而经事如期。先生妇科医案遗存不多，调理月经病，先生首重调理气血，多选当归、赤芍、白芍、川芎、丹参、牡丹皮养血和血之品，阴虚内热者常用青蒿、地骨皮、山栀、黄芩清热除烦。对于闭经诊治，认为有寒热虚实之别；有不通经者经自通，有通经而经不通，贵在权衡达变。观先生及其后世治疗妇科疾病，习以气血调治，首重肝之疏泄，对于气机郁结，取疏肝理气之剂，少用阴柔滋腻之味，令其气机条达。药味清不过寒，温不宜燥，多用轻灵之品；活血化瘀宜"和""化"流畅；不用苦寒峻下之药，同时兼顾脾胃，资生化源。

产后心悸

【案例】

戴某，女。产后百脉空虚，加之劳辱内伤，头眩，寒热自汗，咳逆，怔忡不宁。苔薄，脉细数。拟方益气养心，徐调为是。

箱当归三钱	西洋参一钱	川杜仲三钱	熟地黄三钱
焦白术二钱	姜半夏钱半	抚川芎八分	粉甘草七分
橘　红一钱	荷　叶一角	枇杷叶二片（去毛，布包）	

三贴，水煎服，早晚各 1 次。

阮剑农传略

阮剑农，名德钧，受业于其叔父颐仙公。时至中年，渐起声望。且有昌明医学之志。《续编盐城县志》载："中医公会，十七年（一九二八）改委员制，阮剑农任主任委员，十八年改名全国医药总会江苏省盐城支会，筹备医药局，二十四年（一九三五）改名中医公会。"阮剑农先生一直任主任委员。1929年国民党政府第1次中央委员会议，通过了余岩等提出《废止旧医以扫除医事卫生之障碍案》的决议，并规定了六项具体办法来消灭中医。全国中医界舆论哗然，先生受命毅然赴沪，代表盐城中医界同仁，抗议国民党政府取消中医的错误。新中国成立以后，先生响应党和政府的号召，与其弟阮健哉、其侄阮亦周、其入室弟子王雨生等中医界同道共11人集资创办盐城县中医联合诊所，即盐城市中医院前身。曾任盐城县中医院医务副主任、政协盐城县一届委员。先生熟谙经典，学识渊博，治学谨严，擅长中医内妇科。治疗内伤杂病常以痰湿为因，习用温胆汤加味，颇多获效。治疗湿温秉承家学，法以宣化透托为主。临诊案要不繁，而方中肯綮。药多平稳轻灵、园机活法、常忌猛峻攻伐之品，乃为后学治方之准绳。

·阮剑农医案医话·

医案汇录·内科

风 温

【案1】

冬温七日，过卫入营，汗不退热，诚恐逆传膻中，致生他变。

| 金银花 | 连翘 | 炒黄芩 | 粉葛根 | 炒牛子 | 苏薄荷 |
| 杏 仁 | 川贝母 | 炒枳壳 | 甘 草 | 竹 茹 | 枇杷叶 |

【案2】

冬温夹湿，化热不透，苔黄腻不宣，渴饮不多，湿与温合互病，诚恐逆传膻中，致生肢冷呃逆。

| 西豆豉 | 炒山栀 | 川黄连 | 苏薄荷 | 川贝母 | 瓜蒌仁 |
| 连翘 | 木 通 | 枳 壳 | 川厚朴 | 竹 茹 | 枇杷叶 |

甘露消毒散

【案3】

风化为热，热化为痰，痰热相搏，心中不安，此症亦在冬温诊之。

柴 胡	黄 芩	制半夏	连 翘	炒山栀	瓜蒌仁
川贝母	薏苡仁	枳 壳	川厚朴	通 草	甘露消毒散
竹 茹					

【案4】

冬温夹湿，身热咳嗽，苔黄滑腻，表里两重。

| 瓜蒌仁 | 干 葛 | 杏 仁 | 川贝母 | 法半夏 | 薏苡仁 |
| 通 草 | 炒黄芩 | 炒枳壳 | 茯 苓 | 竹 茹 | 甘露消毒散 |

【案5】

冬温夹肝郁，表里两重，有化热之势，夹襟之象，谨防神经生变。

西豆豉	炒山栀	藿 香	粉葛根	苏薄荷	川贝母
连 翘	瓜蒌仁	川厚朴	炒枳壳	甘 草	茯 苓
竹 茹					

体会：近代中医名家时逸人在伤寒、温病讨论中曾提出，"古医皆以伤寒

为新感，温病多伏邪。或疑温病有伏邪，又有新感。余则以为新感、伏邪二项为四时六气所同具。正不必以伤寒、温病限之"。在治疗上，时氏认为，"伤寒以辛温发散为主；温病以辛凉发散为主；暑温以清暑、宣达为主；伏暑以清透伏热为主；秋燥以润燥、宣肺化痰为主；冬温以利咽通便为主；滋阴生津之方法为温病所必须。但必须斟酌病情，适宜用之可也"，诚为斯言。

风温是由风热之邪引起的一种以肺系病变为中心的外感热病，多发于冬春季节。前贤谓："冬初气，气暖多风，亦可导致风从热化，形成负热病邪，故冬多；亦有因感受非时之暖气而发生风温的，因其发于冬季，故亦称为冬温"。现代教科书已将冬温列入风温范畴。本病起于急骤，传变迅速，发热恶风、咳嗽口渴为主要表现。先生治疗温病遵叶氏卫气营血学说为指南，方药简洁。温热邪气初入肺卫，治拟辛凉解表，疏风泄热。方选银翘散加葛根、杏仁宣通肺气，透邪外达；加川贝母、枇杷叶清肺止咳化痰；温热之邪，内传入气，湿与热合，多用栀豉汤轻清泄热，解热除烦；夹湿苔黄腻者，多用甘露消毒散芳化而清秽浊之气；薏苡仁、竹茹、瓜蒌仁、黄芩清热化痰止咳，开通上焦肺气。气化湿化，肺热得清，庶可病愈。

暑　温

【案1】
伏邪十余日，化热自利，胸次结痞，有逆传昏痉之势。

柴 胡	炒黄芩	制半夏	干 葛	黄 连	干 姜
郁 金	茯 苓	甘 草	枳 壳	竹 茹	

【案2】
温邪九日，表不外达，故以开泄法，以冀速解为顺。

藿 香	苏薄荷	黑山栀	西豆豉	制半夏	川厚朴
茯 苓	枳 壳	葛 根	牛 子	甘 草	连 翘
蔻 衣	桔 梗				

【案3】
伏暑内结化热，不透气分，伤津耗液，每日似疟，非正疟也，仍从伏暑，佐以育阴清热法，速退乃吉。否则热深厥亦深，有肢冷之危。

柴 胡	炒黄芩	炙鳖甲	滑 石	甘 草	茯 苓
制半夏	常 山	贝 母	青 蒿		

【案4】

暑邪内伏化热，神志不清，语言謇涩，身不壮热，问之不答，脉象沉数。有逆传心包之势，再添呃逆肢冷，难以为方也。

| 瓜蒌仁 | 川贝母 | 法半夏 | 制南星 | 连翘 | 郁金 |
| 川黄连 | 炒山栀 | 知母 | 木瓜 | 茯苓 | 竹茹 |

【案5】

血崩两次，百脉空虚，又加暑湿内伏，头眩心悸，感冒正不胜邪，虑其气喘大汗，势则危矣。

西洋参	藿香	琥珀	苏薄荷	制半夏	牡丹皮
泽泻	佩兰叶	白蔻衣	茯苓	六一散	童便
荷叶					

【案6】

由四月间，经水血热妄行，大都长夏易变。暑湿内蕴三焦，至今寒热不清，胸次不宽，热甚自汗，谷食不香。三焦之邪不从外解，蕴内而伤血分，姑拟芳香宣化法，俾邪气外达，表里自和。

柴胡	制半夏	炒黄芩	炒山栀	藿香	瓜蒌皮
川贝母	通草	茯苓	枳壳	薏苡仁	蔻仁
枇杷叶	竹茹	六一散（布包）			

【案7】

暑湿困中，脘腹作痛，痛甚诚恐伤胎。

| 藿香 | 干葛 | 大腹皮 | 青蒿 | 建曲 | 砂仁 |
| 木香 | 川厚朴 | 陈皮 | 冬瓜子 | 六一散（布包） | |

【案8】

暑湿困中，气不舒展，素有劳伤，诚思蓄瘀不散，先拟芳香理气，随后再议。

| 藿香 | 制半夏 | 蔻仁 | 六和曲 | 川厚朴 | 滑石 |
| 郁金 | 苏薄荷 | 贝母 | 炒枳壳 | 茯苓 | 通草 |

【案9】

暑毒见于皮外，无汗，苔白，脉数。拟桂枝白虎汤加味。

| 藿香 | 桂枝 | 知母 | 甘草 | 郁金 | 杏仁 |
| 石膏 | 滑石 | 粳米 | | | |

【案10】

暑毒内束，鬼门不关，净腑不闭，舌上无苔，脉象如丝，危如朝露。

川黄连　　炒白术　　麦冬　　炒薏苡仁　茯苓　　干姜
沙参　　　木瓜　　　枳实　　甘草　　　童便

【案11】

误服生冷，邪毒郁于胸次，脉象不齐，有肢冷呃逆之危。

石膏　　　知母　　　生地黄　　木瓜　　甘草　　藿香
郁金　　　晚米

【案12】

伏邪有化热之势，姑从银翘散加减。

金银花　　连翘　　　苏薄荷　　炒牛子　藿香　　甘草
荆芥　　　川厚朴　　茯苓　　　桔梗　　郁金　　炒枳壳

【案13】

伏邪经旬不解，身热耳聋，入夜神志不清，有逆传膻中之势，姑拟银翘散合温胆法获效乃吉。

银翘散　　浙贝母　　瓜蒌仁　　郁金　　茯苓　　炒枳壳
甘草　　　白蔻衣　　六一散

【案14】

寒邪伏暑，呕泄兼作，四肢不暖，脾胃阴阳乖格，危险之势，姑拟一方以尽人力。

藿香　　　炒黄芩　　黄连　　　干姜　　柴胡　　白芍
炒枳壳　　川厚朴　　泽泻　　　芦秫根　甘露消毒散

【案15】

阳气内闭，暑邪外加，肢冷脉伏，有阳夺阴位之势。

西豆豉　　炒山栀　　瓜蒌仁　　炒枳实　赤茯苓　柴胡
赤芍　　　郁金　　　川盐　　　甘草　　连翘　　竹茹
甘露消毒散

注：川盐，指四川井盐。

【案16】

伏邪有化热之势，神志不清，耳聋，苔黄带灰，脉散，再加肢冷，难以为力。

葛根　　　黄连　　　黄芩　　　连翘　　浙贝母　瓜蒌仁

木 瓜　　枳 壳　　茯 苓　　通 草　　枇杷叶　　竹 茹

体会： 仲景《金匮要略》曰："太阳中热者，暍是也，汗出恶寒，身热而渴，白虎加人参汤主之。"中热即中暑，暍即暑之气也，提出了暑温之病证的病机认识和治疗原则。暑温以壮热、口渴口干、胸次痞满等阳明胃经证候为主症。暑必夹湿，而易耗气伤津。因此，张凤奎在《伤暑全书》提出的"暑病首用辛凉，继用甘寒，终用甘酸敛津，不必用下"的原则为后世所公认。综合先生病案，治疗暑温有以下特点。

1. 考虑夏日炎热，暑气从口鼻而入，必先犯肺，故先生常用金银花、荷叶、绿豆衣、西瓜翠衣、竹叶皆轻清之味以解暑邪。

2. 暑邪内伏，邪不外达，初起兼夹表邪为最多，先生主用辛凉开泄法，方选银翘散，配以藿香、苏薄荷、葛根、牛子、杏仁宣通肺卫，清泄邪热，以得汗为宜。并常用栀豉汤疏解表邪，透泄内热。

3. 暑必夹湿，先生以藿香正气散合三仁汤加减，轻开上焦肺气，气化则湿化，配以茯苓、六一散淡渗利湿。

4. 温邪郁于少阳，流连三焦，症见寒热起伏、口苦脘痞、泛恶腹胀、苔腻者，先生往往以小柴胡汤合蒌贝温胆汤加减，宣泄气机，化痰利湿，以分消走泄三焦气分热邪。

5. 案中所见暑热之邪，逆传心包，神志不清，语言謇涩者，先生用温胆汤加金银花、连翘、山栀、南星、郁金等清热涤痰之味。由于暑邪易于耗气伤津，先生尤为重视生津养液，方选清暑益气汤或玉女煎，酌加西洋参、麦冬、石斛等养阴生津。

湿 温

【案1】

湿温弥漫，已延十余日，舌腻苔白不宣，脉象沉濡，再延神昏，势趋增剧。

藿 香　　黄 连　　杏 仁　　象贝母　　通 草　　郁 金
白蔻仁　　制半夏　　瓜蒌仁　　川厚朴　　枳 壳　　竹 茹
枇杷叶　　甘露消毒散

【案2】

伏邪十余日不解，斑隐皮肤不出，神志不清，仍在险途。

藿 香　　郁 金　　金银花　　连 翘　　苏薄荷　　木 通

瓜蒌皮　　象贝母　　生地黄　　茯苓　　通草　　竹茹

【案3】

温邪犯肺，经旬不解，热逼血上，咳嗽，寒热不清，舌苔腻干微黄，脉象浮数。发斑不透，由气入营之势，姑拟白虎汤加减治之，获效乃吉。

桑叶　　葛根　　川贝母　　甘草　　石膏　　牡丹皮
知母　　天花粉　　银花露　　杏仁　　粳米

【案4】

温邪化热入于血分，发斑不透，神志不清，苔黄干燥，大便不通，有神昏内陷之象。拟清营法加味，以观进退。

苏薄荷　　连翘　　炒山栀　　瓜蒌仁　　生地黄　　麦冬
炒枳实　　炒黄芩　　炒黄连　　川贝母　　木通　　元参
甘草　　竹茹

【案5】

湿温感冒复萌，苔腻罩灰，津液受伤，仅添寒热往来，谷食不进，胸口痞结，脉沉细，再添肢冷呃逆，难以为力也。

柴胡　　炒黄芩　　川黄连　　瓜蒌仁　　炒枳壳　　竹茹
制半夏　　浙贝母　　干姜　　薏苡仁　　通草　　茯苓
枇杷叶　　甘露消毒散

体会： 陈光淞说："至于湿温所感之气最杂，湿多热多，治法迥异。化热化燥，传变无定。清热太过，留湿致困。养阴不当，反成蒙蔽。见证施治，用药最难。"湿温病最怕发热不退及痉厥昏蒙。先生治疗湿温，着重叶氏"在卫者汗之可也"之说。湿热之气留连于卫气相交阶段，热邪郁结，身热口渴，心中懊侬，舌苔白腻微黄，方选银翘散加减，配以藿香、苏薄荷、竹茹微辛疏邪达表，加以瓜蒌仁、杏仁轻开肺气；症见胸次痞满懊侬，予以栀豉汤清热除烦，表里双解。湿温一症，湿性黏腻，难以骤解，先生喜用甘露消毒散芳化湿浊，用茯苓、荷叶、六一散淡渗利湿；而见到阳明热盛，汗多烦躁，咳逆，发斑不显，苔黄腻，仍以叶氏"到气才可清气"，方选白虎汤加减，甘寒清气，配合杏仁、贝母、竹茹清热化痰，宣通肺气，金银花露清热除烦。病案中症见高热不退，心烦不寐，斑疹隐隐，舌质红绛，以清营汤为主方随症加减，配以玉女煎养阴生津。治疗湿温，先生用药进一层始转一法，权衡达变，而收其效。

【案6】

湿温延及二十余日，正虚不能胜邪，刻下自汗不止，脉细弱无力，有内闭外脱之势。况半途中加腹胀大，乃土败之象。病情若此，风烛之险。姑拟育阴和阳，以杜内风，是否候酌。

鳖甲、牡蛎、荷叶露炖温徐徐饮之。

二诊：今予复脉，病势转平，所虑者自汗太多，阳病得阴脉；邪热伤于真阴，壮火复炽，再拟救逆法。俾气复则阳邪不战自退。若再添呃逆，仍属厥深热亦深。殊为掣肘。

桑　叶　　大麦冬　　天花粉　　牡　蛎　　阿　胶　　牡丹皮
生地黄　　鳖　甲　　甘　草　　荷叶露　　破蒲扇

体会： 温病热邪久羁下焦，热灼真阴，重伤阴液，故见神倦，自汗不止，脉气虚弱。邪深厥深，时有内闭外脱之象，以二甲复脉汤加减，滋阴复脉，潜阳息风。荷叶轻清气浮，透邪外出。药后病势得缓，再予三甲复脉汤加养阴生津之麦冬、花粉、生地黄、阿胶等味，滋阴柔肝，益气养血复脉，缓图其功。

疟　疾

【案1】

间疟热重，邪气深伏所致。

柴　胡　　槟　榔　　干　葛　　黄　芩　　制半夏　　甘　草
青　皮　　川厚朴　　茯　苓　　神　曲　　枳　壳　　茶　叶

【案2】

寒轻热重，谓之暑疟，已延经旬不解，诚恐深入三阴。

柴　胡　　黄　芩　　制半夏　　常　山　　陈　皮　　五灵脂
炙鳖甲　　枳　壳　　茯　苓　　生　姜　　青桃枝

体会： 叙证简洁，方药中綮。

痢　疾

【案1】

疟情已属三阴，未时，戌亥之间已经八次，邪留阴分，湿亦不化，脾阳不升，亦及为滞下，腹痛内急，所下类于痰涎，湿凝气滞可知，先拟舍疟治痢，应乎乃吉。

炒苍术　　川厚朴　　香　附　　白　芍　　木　香　　猪　苓

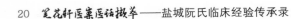

荷　蒂　　防　风　　肉　桂　　陈　皮　　羌　活　　枳　壳
泽　泻　　陈仓米

二诊：下痢渐减，三疟昨晚似是而非，寒少热多，热甚神志恍惚，痰邪逗留中焦，不克从募原补逆，再拟舍痢治疟，以期应乎乃吉。

制半夏　　炙鳖甲　　橘　皮　　青　蒿　　常　山　　炒枳壳
柴　胡　　炒黄芩　　威灵仙　　木　瓜　　茯　苓　　生　姜
甘　草　　桃树枝

【案2】

滞下白多红少，乃暑湿内束曲肠，脉象弦滑，正虚不能敛邪所致也。

炒白术　　海南子　　木　香　　白　芍　　防风根（煨）
黄　连　　炒枳壳　　茯　苓　　砂　仁　　陈　米　　萝卜缨
煨　姜

【案3】

湿邪不化，内束变痢，谷食不思，有噤口之势。

煨葛根　　炒黄芩　　黄　连　　干　姜　　当　归　　茯　苓
桃　仁　　泽　泻　　炒枳壳　　川厚朴　　焦　楂

二诊：服药以来，病势渐减，滞下未已，但肝病传脾则痛，戊病传癸，则痢，滞下间有红白者，湿热余气未尽也，后坠里急，食不甘味，胃阳不升也，缠绵而已。正虚不能胜邪也，再拟扶正祛邪法，俾调饮食，适寒温，佐以药饵，徐徐图之。

冬白术　　淡苁蓉　　木　香　　白　芍　　粉甘草　　干　姜
西洋参　　破故纸　　地榆炭　　炙升麻　　柴　胡　　炒枳壳
荷叶包烧陈米（存性）

【案4】

始而患痢，继而脘腹作痛，谷食不甘，肝、脾、胃三经互病，虑其气喘发肿。

南沙参　　干　姜　　麦　芽　　甘　草　　冬白术　　吴茱萸
陈　皮　　茯　苓　　荷　蒂

【案5】

怀孕患痢已延数月，诚恐致伤胎元。

党　参　　川羌活　　川黄连　　木　香　　炒枳壳　　广陈皮
甘　草　　炒白术　　防　风　　干　姜　　炒地榆　　荷　蒂

【案6】

由暑湿变疟痢，肝脾气血两伤，所致便纯红。血室不藏，脾经不统，渗入大肠而下，脉象细濡，有土败木贼之虞。

| 太子参 | 炒白术 | 侧柏炭 | 干　姜 | 赤石脂 | 枸杞根 |
| 地榆炭 | 胡黄连 | 槐　花 | 黄　连 | 茯　苓 | 木耳炭 |

【案7】

暑湿伤于阴络，滞下带红，久则脾阳受伤，诚恐木乘土位。

| 椿根皮 | 金银花炭 | 干　姜 | 白　芍 | 炒黄柏 | 地榆炭 |
| 山　楂 | 黄　连 | 炒白术 | 炒枳实 | 糯稻根须 |

噤口痢

【案1】

乳食停中，胃寒便泄，始而稀溏，继而五色，痢下未已，身热未退。稚年若此，最忌身热脉大，似如噤口。谓之阴证，姑拟生姜泻心汤加减，以消息之。

黄　连	半　夏	白　芍	炒白术	防　风	南沙参
茯　苓	干　姜	黄　芩	木　香	陈　皮	甘　草
干　葛	生　姜	荷叶包烧陈米（存性）

【案2】

伏邪不得外越，内束伤于阴络，滞下纯红，谷食不思，噤口痢之势。

| 藿　香 | 制半夏 | 黄　连 | 川厚朴 | 茯　苓 | 枳　壳 |
| 郁　金 | 木　香 | 干　姜 | 黄　芩 | 泽　泻 | 甘　草 |

【案3】

腹痛后坠，暑湿内蕴曲肠所致，大便滞下红白，纳谷不香。

| 炒黄芩 | 白　芍 | 川厚朴 | 茯　苓 | 炒枳壳 | 泽　泻 |
| 槟　榔 | 木　香 | 陈　皮 | 黄　连 | 防　风 | 萝卜缨 |

休息痢

【案1】

中有肝胃不和，下增滞痢纯红，痰湿蕴于曲肠，已延1月余，休息之根已萌。

| 太子参 | 於　术 | 川黄连 | 干　姜 | 羌　活 | 防　风 |

椿根皮　　　地榆炭　　　乌　梅　　　黄柏炒　　　赤石脂　　　荷　蒂

【案2】

休息痢三年，脾气两亏，遍身浮肿，脘腹作胀，清气在下，浊气在上，阴阳反作，病之逆从也。

太子参　　　於　术　　　炙升麻　　　柴　胡　　　陈　皮　　　山茱萸
白　芍　　　防　风　　　木　香　　　鸡冠花

【案3】

休息痢经旬不愈，刻下复发，伤于阴分，正气不支，左脉如丝，有脉无神，清阳下陷，浊阴上冲，口生糜斑，谷食勉进。病势如斯，危险之象，姑拟一方，以尽人工。

西洋参　　　熟地黄　　　炙升麻　　　知　母　　　甘　草　　　於　术
柴　胡　　　橘　皮　　　黄　柏　　　肉　桂　　　糯稻根须

【案4】

湿蕴曲肠，阴络受伤，已数月之久，乃休息之渐。

椿根白皮　　　炒黄芩　　　黄　连　　　银花炭　　　侧柏炭　　　炒白术
山楂炭　　　干　姜　　　地榆炭　　　陈老米

体会：痢疾一症的治疗，《河间六书·滞下》主张"后重则宜下，腹痛则宜和，身重则除湿，脉弦则去风"。前人谓"行血则便脓自愈，调气则后重自除"的法则直到现在还属治痢之正法，为后世医家所宗。

先生认为，痢疾虽多属感受湿热疫毒之邪而起，亦可因寒湿之邪内侵而发。主要责之脾胃不健、运化失司。治疗上去滞、调气、和血为其大法。先生绝不滥用大苦大寒攻伐过重之药物，以免伤正。

1. 感受寒凉、痢下白多红少，伴有恶寒发热，先生多用平胃散合小柴胡汤加减，和解枢机，燥湿止痢。寒湿偏重，先生选用香砂胃苓汤加肉桂、炮姜温中祛寒。

2. 痢疾由于多发夏秋二季，外感暑湿，内蕴曲肠，恶寒发热，腹痛，里急后重，大便滞下红白黏冻，先生方选葛根黄芩黄连汤，表里双解，清肠化湿；用木香槟榔丸清滞而除后重。先生喜用红白扁豆花、红蓼花、荷叶包烧陈米，功在清化湿热，有止痢之效。

3. 噤口痢，余读浙江名医《叶熙春医案》按载，"痢有三忌，高热不食，下多恶臭。又有五难治：一腹痛如绞，痢下无度；二者下痢脓血，身热脉大；三者痢下五色，或如屋漏；四者下如脂膏；五者噤口呃逆"，可谓积经验之述。

先生治疗噤口痢实证初见，多用黄连泻心汤加减，泄热和胃。虚者多用六君子汤健脾和胃，再加降逆止呕如左金丸、灶心土之类。

4.休息痢，痢疾未愈，时发时作。发时如见湿热之症，先予清肠化湿，加槐花、地榆等止血药物。恙愈，继用香砂六君子汤、痛泻要方随证化裁，缓图其本。

霍 乱

【案1】

暴来霍乱，肢冷脉伏，正气素亏，虑其内闭外脱。

藿 香　　郁 金　　黄 连　　制半夏　　乌 梅　　茯 苓
灶心土　　芦秫根

二诊：药后脉象未起，食谷即吐好转，再添呃逆，难以为力也。

四逆汤加桂枝、通草、乌梅、花椒、甘草、芦秫根、童便。

三诊：霍乱稍转，津液被劫，苔黄，最怕呃逆肢冷。

藿 香　　制半夏　　杏 仁　　甘 草　　郁 金　　通 草
滑 石　　生地黄　　荷叶露　　甘露消毒散

【案2】

阳初内闭，呕泻并作，四肢厥冷，舌薄滑，脉细，似有霍乱之虑。拟方回暖则吉。

四逆汤加桂枝　　藿 香　　神 曲　　黄 连　　干 姜
川厚朴　　　　　茯 苓　　甘 草　　芦秫根

体会：《灵枢·五乱》曰："清气在阴，浊气在阳……清浊相干……乱于肠胃，则为霍乱。"其症以突然发病、来势凶险、上吐下泻、腹痛剧烈为主，历代著作各有阐述。临床分型有"干霍乱""寒霍乱""热霍乱"之别。该病案患者感受寒湿秽浊之气，清浊不分，上吐下泻，肢冷脉伏。先生立方予芳香化浊之味加半夏、灶心土温中止呕，初服药后稍有起色。再加桂枝、川椒目温阳散寒，四逆汤回阳固脱，病情有转效之机。

咳 嗽

【案1】

经闭两月余，咳嗽稀痰，甚则呕哕，肺胃合病。

桑 叶　　牡丹皮　　干 姜　　五味子　　蛤 粉　　川贝母

榧子仁　　知　母　　麦　冬　　瓜蒌皮　　桔　梗　　法半夏
炙紫菀

【案2】

中脘作痛，痰瘀互结无疑。咳嗽，寒热往来，由外邪引动内伤，内外交病，姑拟清金制木，作以利痰祛瘀，徐图可也。

当　归　　制半夏　　郁　金　　川贝母　　涤饮散　　甘　草
杏　仁　　旋覆花　　桃　仁　　炙紫菀　　款冬花　　云茯苓

【案3】

表邪渐退，内热未除，咳嗽频频，谷食不进，姑拟清化，以消息之。

杏　仁　　川贝母　　黄　连　　瓜蒌仁　　法半夏　　炒山栀
黄　芩　　茯　苓　　连　翘　　甘　草　　炒枳实　　橘　皮
竹　茹　　枇杷叶

【案4】

咳久金伤，天癸不至，有劳怯之势。

生地黄　　沙　参　　炒黄柏　　知　母　　桑　叶　　杏　仁
天　冬　　橘　红　　川贝母　　炙款冬花　　枇杷叶

【案5】

外邪已退，余热未清，微咳微哕，气机不宣，姑拟清热消导，以冀挽回。

藿　香　　黄　连　　茯　苓　　竹　茹　　甘　草　　竹　茹
法半夏　　瓜蒌仁　　广陈皮　　枳　壳　　川厚朴　　枇杷叶

【案6】

肝火射肺，咳嗽胁痛，耳聋气急音嘶，因感而发，引动劳伤，脉象滑数。虑其喘汗血溢，则危如风烛。

桑　叶　　牡丹皮　　郁　金　　参　须　　川贝母　　杏　仁
旋覆花　　薏苡仁　　炒枳壳　　竹　茹　　枇杷叶

【案7】

形瘦脉数，咳嗽胁痛，易于感寒受热，皆由正气不能敌邪。

桑　叶　　杏　仁　　柴　胡　　玉　竹　　瓜蒌皮　　川贝母
法半夏　　茯　苓　　川厚朴　　甘　草　　枇杷叶

【案8】

脉象沉细，细为藏阴之亏，又为营液之耗，每咳夜轻白重。脾、肺、肾三经受伤，加之木叩金鸣，遂令咳则呕秽，间有寒热，乃营卫紊乱，气不生阴，补阴不易。姑拟固土生金法。俾金水相生，脾肾相资。

西洋参　　　百部　　　榧子仁　　　饴糖　　　山慈菇　　　生姜汁

冬虫夏草　　枇杷叶

【案9】

脾肺两虚，痰湿内著，每咳无痰，津液不归正化。刻下天气渐寒，正虚不能胜邪也。

苏梗　　　川厚朴　　　干姜　　　制半夏　　　茯苓　　　薏苡仁

杏仁　　　炙款冬花　　川贝母　　於术　　　甘草　　　海蛤粉

枇杷叶　　　生姜汁

【案10】

经以阳络伤则血外溢，强壮年华，不免饥饱劳伤所致也。加以先天不足，后天不振，二阴受病，阳不潜藏，阴液日渐消耗，以致火灼金伤，咳嗽频频，胸膈隐痛，屡年服药未效者，肝肾两脏不相滋养，营卫悖乱，与其交待病势，莫如服药争光。鄙见如斯，再酌高明。

黄芪　　　当归尾　　　百部　　　饴糖　　　白芍　　　桂枝

甘草　　　大红茶花　　白茅根

【案11】

两年前咳嗽，至今未已，肺胃两伤，营卫紊乱。晨见寒热往来，间有盗汗，夜卧不安，刻下木叩金鸣，转瞬火令司权，仅防肺痿。

西洋参　　　生地黄　　　紫菀　　　当归　　　百部　　　茯神

枇杷叶　　　天冬　　　炙冬花　　玉竹　　　白芍　　　桑叶

牡丹皮　　　生姜汁　　　白蜂蜜

【案12】

脾虚泄泻已愈七八，病久气分不固，易于感冒外邪，遂令寒热咳嗽，土不生金之象。今早痰中带血，犹虑阳络伤有损怯之虞。

炙冬花　　　北沙参　　　干姜　　　桔梗　　　白芍　　　川贝母

百部　　　白术　　　五味子　　　罂粟壳　　　山药　　　茯神

枇杷叶

【案13】

燥气化火，咳嗽不已，脉象弦数，诚恐肺胀，姑拟一方，治之不易。

苏子　　　杏仁　　　法半夏　　　川厚朴　　　川贝母　　　茯苓

炙紫菀　　　桔梗　　　甘草　　　枇杷叶

【案 14 】

诸恙悉退，咳嗽未已，劳伤之末，拟方徐图之。

| 南沙参 | 橘 皮 | 干 姜 | 白 芍 | 茯 苓 | 甘 草 |
| 榧子仁 | 冬白术 | 法半夏 | 五味子 | 炙冬花 | 枇杷叶 |

【案 15 】

劳碌咳嗽，谷食不思，老年非所宜也。

| 杏 仁 | 川贝母 | 前 胡 | 蔻 仁 | 川厚朴 | 茯 苓 |
| 郁 金 | 法半夏 | 紫 菀 | 桔 梗 | 甘 草 | 竹 茹 |

【案 16 】

老年咳嗽，肺胃两伤，脉象弦滑，难以杜患。

| 大麦冬 | 百 部 | 干 姜 | 海蛤粉 | 杏 仁 | 薏苡仁 |
| 沙 参 | 海浮石 | 五味子 | 法半夏 | 茯 苓 | 鲜枇杷叶 |

【案 17 】

嗽久金伤，咳逆不已，肺胃两伤，痰少沫多，脉象沉细，诚恐气逆血溢。

| 当 归 | 陈 皮 | 旋覆花 | 白 芍 | 法半夏 | 川厚朴 |
| 桃 仁 | 川贝母 | 百 合 | 郁 金 | 苏 梗 | 枇杷叶 |

【案 18 】

劳伤咳嗽，脘中作痛，大便溏稀，小便红。火郁于内，诚恐肢冷改变。

杏 仁	半 夏	干 葛	黄 连	枳 壳	川厚朴
甘 草	郁 金	防 己	川贝母	干 姜	茯 苓
桔 梗	枇杷叶				

【案 19 】

咳嗽已属痼疾，寒热往来，脉象细数，再延有损怯之虑。

| 桑 叶 | 半 夏 | 桂 枝 | 沙 参 | 茯 苓 | 甘 草 |
| 杏 仁 | 百 部 | 川贝母 | 薏苡仁 | 橘 皮 | 枇杷叶 |

【案 20 】

外感已退，痰热犹存，姑拟和中渗利。

半 夏	厚朴花	瓜蒌仁	石 斛	白蒺藜	茯 苓
竹 茹	苏 梗	白蔻衣	川贝母	砂 仁	薏苡仁
麦 芽					

【案 21 】

肺肾两伤，子盗母气，咳嗽多年，间有夹红。水虚于下，火灼金伤，入暮则咳嗽犹甚，脉象沉细无加。刻届火金司权，极宜滋水涵木，佐以宁嗽保肺，徐徐图之。

| 沙参 | 五味子 | 薯蓣子 | 乌梅 | 甘草 | 枇杷叶 |
| 白术 | 干姜 | 川贝母 | 花椒 | 茯苓 | 蜂蜜 |

早服琼玉膏、左金丸，晚服六味地黄丸。

【案22】

交冬肾气不司约束，咳出稀痰，乃老年之痼疾。

| 麦冬 | 北沙参 | 川贝母 | 蛤粉 | 蜂蜜 | 海浮石 |
| 杏仁 | 半夏 | 茯苓 | 枇杷叶 |

【案23】

木叩金鸣，金破则嘎；水亏于下，火甚于上，干咳无痰，由春至今未已，按脉两部弦细，气伤阴，津液不能上承，急宜禅心静养，佐以药饵，再观动静。

| 炙诃子 | 沙参 | 玉竹 | 川贝母 | 茯苓 | 桔梗 |
| 苏梗 | 半夏 | 桑叶 | 马勃 | 甘草 | 枇杷叶 |
| 鸡蛋清 |

【案24】

周翁湿痰射肺，营卫两不和煦，日晡寒热，咳嗽气粗，脘闷不宽，苔腻脉滑。拟宁嗽化痰法，以消息之。

| 制半夏 | 云茯苓 | 杏仁 | 天门冬 | 川桂枝 | 干姜 |
| 枇杷叶 | 福橘红 | 苏梗 | 沙参 | 杭白芍 | 郁金 |
| 五味子 |

【案25】

上损于下，肺胃两伤，幸喜胃得冲和，后天有建运之机。土为万物之母，亦为肺金之母，生化之源，有金生水旺之权。奈观咳嗽声嘶、音不外扬，有咽喉碍痛；金空则鸣，金实则哑，金破则著声。唯脉象六部，按之虚数不静，主三阴，阴分内亏，水不配火，阴不潜阳，虚火升腾，咽痛便作。所服之法，得药效在。盖病势深沉，药饵难于争胜耳。姑拟葛可久先生法，补坎填离，育阴降火，俾火生土，土生金，金生水，阴能复振。伏思阁下远涉就医，诸多不便，勤以静与心谋，鄙见浅陋，再求明君斧正。

| 天冬 | 砂仁 | 生地黄（水炒） | | 知母 | 桔梗 |
| 甘草 | 冬虫夏草 | 西洋参 | 沙苑子 | 肉苁蓉 | 炒黄柏 |

淮山药　　茯　神

【案 26】

肝郁化火，营卫紊乱，乳房结核，咳嗽痰多，外卫困倦不舒，间有微寒微热，病起于肝，传之于肺，已延日久，非旦夕所可捷也。

半　夏　　茯　苓　　桔　梗　　当　归　　蔻　仁　　石　斛
青　蒿　　香橼皮　　陈　皮　　甘　草　　贝　母　　瓜蒌仁
苏　梗　　佛　手

【案 27】

先后两天不足，木叩金鸣为咳，去冬带血数次，咳逆不已。水亏，木失营养，火虚，土不生金。外缠日久，气极之势。姑拟壮水之主，佐以资生脾土，俾二天源源有道，则病当渐解。三才汤加当归、半夏、茯苓、山药、款冬花、枸杞子、南烛叶、梨。

【案 28】

由季春后经闭咳嗽，日晡潮热。平时热退汗出，诊脉细数无力，乃先天不足，后天不振之质，抑或怫郁，则木火凌金，金被火灼，咳则尤甚。姑拟清营热，兼之豁痰，以消息之。

桑　叶　　半　夏　　炒山栀　　川贝母　　薏苡仁　　炙鳖甲
枇杷叶　　牡丹皮　　青　蒿　　炙冬花　　瓜蒌仁　　地骨皮
茯　苓　　竹　茹

【案 29】

病势渐渐轻松，肝经胃络所以受伤，刻下劳烦，稍有隐痛，饮食下胃舒畅，二便如常。脉象软弱无力，神明不振。伏思贼去城空，极宜善后调理，兼逐余邪，徐图进步。

太子参　　川楝子　　延胡索　　橘　皮　　吴茱萸　　降　香
冬白术　　白　芍　　半　夏　　茯　苓　　薏苡仁　　甘　草

【案 30】

外邪已退，余热未清，咳嗽不已，谷食不思，邪气伤于正气。以食则安，失谷则危。

沙　参　　麦　芽　　玉　竹　　茯　苓　　橘　皮　　桑　叶
杏　仁　　甘　草　　枇杷叶　　荷　叶

【案 31】

木火凌金，咳嗽两月余，始而身热中喝，继而大便不实，脾虚、胃虚，脾不健运。姑拟滋水益气，佐以宁嗽培虚。

| 麦 冬 | 桑 叶 | 半 夏 | 白扁豆 | 甘 草 | 麦 芽 |
| 西洋参 | 淮山药 | 川贝母 | 茯 苓 | 杏 仁 | 枇杷叶 |

【案32】

劳力伤中，气滞血瘀，咳逆日久，诚恐失血成痨。

杏 仁	当 归	天门冬	款冬花	生地黄	法半夏
郁 金	桃 仁	川贝母	紫 菀	木 通	茯 苓
饴 糖	枇杷叶				

【案33】

木火凌金，间有咳嗽，火升于上，肺阴不降，谷食减少。肝、肺、胃三经互病，怡悦情志，佐以药饵，以消息之。

| 当 归 | 玉 竹 | 瓜蒌仁 | 谷 芽 | 白 术 | 柴 胡 |
| 白 芍 | 川贝母 | 茯 苓 | 炒枳实 | 梨 | |

【案34】

本质素亏，易于受暑，暑伤气，木叩金鸣，痰中有味，肺失清肃之权，泄气没得下降，酿久有肺痈之虑。

| 桑 叶 | 葶苈子 | 法半夏 | 薏苡仁 | 茯 苓 | 枇杷叶 |
| 地骨皮 | 苏 梗 | 川贝母 | 杏 仁 | 川厚朴 | |

体会：咳嗽一症，叶天士《临证指南医案》说："内伤外感之因甚多，确不离乎肺脏为患也。"纵观先生治疗咳嗽病例30多例，先生认为，肺为五脏之华盖，是为娇脏，不耐邪侵，司呼吸，外合皮毛，主一身之表，因此先生治疗外感咳嗽多用宣通肺气、疏解外邪之法。昔时苏北医生善用苏杏二陈汤加防风、葛根之属。先生常用杏苏散、止嗽散加味，痰湿重加用川厚朴、杏仁、薏苡仁；痰热内蕴、肺失清肃选用清金化痰汤，以山栀、黄芩、知母清热肃肺，以瓜蒌仁、桔梗、贝母润肺化痰。所遗存医案，内伤咳嗽亦见多例。《素问·咳论》曰："五脏六腑皆令人咳，非独肺也。"而五脏六腑之咳"皆聚于胃，关于肺"。五脏六腑皆禀水谷，肺为百脉朝会之处。五脏六腑感邪皆能聚于胃，而循肺经以影响肺。先生治疗内伤咳嗽，权衡症情，知常达变。痰湿内蕴多以蒌贝温胆汤加减，肺胃两伤以二陈汤为主，加以养阴润肺的沙参、麦冬、百合、百部之类；肝火犯肺、木火刑金者取清金化痰汤方加蛤粉、桑叶、青蒿、地骨皮、梨皮清热止咳化痰；秋燥之气伤于肺络常用二冬（天冬、麦冬）、二母（知母、贝母）加清燥养阴的沙参、生地黄、麦冬等药；肺肾两伤，病久不

愈常用三才汤加冬虫夏草、肉苁蓉滋补肾气，结合培土生金的薏苡仁、山药等味。诸法相连，用药丝丝入扣，故而奏效。

咳 喘

【案1】

早年经营劳碌，致肺肾两伤，痰与气搏，升而不降，每遇受寒则咳喘不安，痰不易化，脉象弦滑，固因肺虚，气不下降，亦缘肾不纳气所致。姑拟纳气归窟法，徐图可也。

| 熟地黄 | 白石英 | 炒白术 | 熟附片 | 白 芍 | 当 归 |
| 肉桂子 | 半 夏 | 茯 苓 | 橘 络 | 青 铅 | |

注：白石英归肝、肾、心经，有温肝肾、安心神、利小便之效，痰热咳嗽者不宜。

【案2】

呼出心与肺，吸入肾与肝，呼吸短促、不能相续，提之不能升、咽之不能降，是为子母不交，六海无根，法当纳气归原，寻龙入海。盖肾不纳气，本属危疴，谨防大汗。

熟地黄（沉香水炒）		胡桃肉	山茱萸	牡丹皮	熟附片
吉林参	当 归	鹿 茸	肉 桂	枸杞子	茯 苓
甘 草					

【案3】

脾不能为胃行其津液，则上凌为痰湿，九月咳嗽至今未已，喘不能卧，脉象沉滑，饮邪入络之势，不增肺胀乃吉。

枇杷叶	杏 仁	细 辛	青 铅	五味子	干 姜
半 夏	川贝母	川厚朴	茯 苓	熟附片	甘 草
苏 子（沉香水炒）		白 芍（桂枝水炒）			

【案4】

肺肾两亏，气不主宣，似乎气喘，非真喘也，乃痰湿蕴于上焦，遂令气机不宣，内有心悸。姑拟逐痰理气，先治其标，本证待到秋冬再行议治。

| 半夏粉 | 远 志 | 茯 苓 | 杏 仁 | 川贝母 | 瓜蒌皮 |
| 西洋参 | 白石英 | 甘 草 | 竹 茹 | | |

【案5】

宿饮复萌，喘不能卧，肾气不纳，肺失下降也。

天　冬　　　半　夏　　　川厚朴　　　益智仁　　　干　姜　　　五味子
细　辛　　　海浮石　　　茯　苓　　　枇杷叶

【案6】

交冬肾气不司约束，咳喘稀痰，乃老年之痼疾。

麦　冬　　　北沙参　　　川贝母　　　海蛤粉　　　蜂　蜜　　　海浮石
杏　仁　　　半　夏　　　茯　苓　　　枇杷叶

【案7】

宿饮上干，咳嗽气喘，肢面浮肿，诚恐肺胀。

苏　叶　　　杏　仁　　　炙冬花　　　半　夏　　　干　姜　　　五味子
白　果　　　细　辛　　　川厚朴　　　射　干　　　茯　苓　　　薏苡仁
甘　草　　　枇杷叶

【案8】

寒湿伏于太阴，遍身浮肿，咳嗽气喘，畏风形寒，脉象细濡，虑其水溢高原，致生肺胀。

苏薄荷　　　杏　仁　　　防　风　　　羌　活　　　桂　枝　　　吴茱萸
冬瓜子　　　茯　苓　　　大腹皮　　　通　草　　　泽　泻　　　薏苡仁
川厚朴　　　花　椒

【案9】

痰湿不化，安于上中焦，咳喘浮肿，大便不爽，诚恐水溢高原，致生肺胀。

苏　叶　　　防　风　　　干　姜　　　木　香　　　茯　苓　　　川花椒
白　果　　　杏　仁　　　大腹皮　　　五味子　　　厚朴花　　　泽　泻
薏苡仁　　　枇杷叶

【案10】

哮喘有年，气不归窟，验方。

白芥子、饴糖、萝卜挖空，将上述两味药盛于内，饭上蒸熟，同杵，取汁拌米饮汤，临睡服。

体会： 咳喘一病，临床辨证以虚、实二者为纲。实者为感受外邪，肺失清肃；虚者为精气内虚，肺肾出纳失常，系关肺、脾、肾三脏。上则肺伤不能降气；中则脾虚不能运气；下则肾虚不能纳气。因此，叶天士说："在肺为实，在肾为虚。"窃思先生病案，凡咳喘实证者，咳嗽气喘，肢面浮肿，以风邪入表，首犯肺卫，肺失肃降辨证。方选小青龙汤加减，解表蠲饮，止咳平喘，配以茯苓、通草、泽泻利水消肿。夹有痰湿，苔腻，咳痰不爽加瓜蒌皮、川贝母、二陈汤加减。由于虚喘，病在脾肺，化源未亏，根蒂未伤，其病尤浅。在肾者，病出下焦。经云"肾者主蛰，封藏之本"。精闭蛰于内，表固于外。肾本空虚，一至秋冬，气不收藏，为咳为喘者多之。由于肾不纳气，阴阳枢纽失交，其病期深，多有危殆。先生用药以景岳右归饮加白石英、南烛叶等加减，是以肺得清宁，肾得蛰藏。如虚喘，症见面青、肢冷脉微，则一线孤阳已将垂绝，故急进大剂参、附以峻补元阳，镇固摄纳。

肺　痈

【案1】
寒火郁结，咳嗽不已，痰带臭味，肺痈之象。

桔　梗	川贝母	防　己	葶苈子	白　芍	甘　草
鱼腥草	桑白皮	瓜蒌仁	荆　芥	通　草	炒枳实
薏苡仁	枇杷叶				

【案2】
咳嗽吐浊痰，痰中有臭味，由风火郁结肺胃所致，久则不宜。

| 瓜蒌仁 | 桔　梗 | 当　归 | 杏　仁 | 麦　冬 | 桑白皮 |
| 川贝母 | 防　己 | 炙紫菀 | 射　干 | 茯　苓 | 薏苡仁 |

【案3】
劳伤因感而发，身热咳嗽，痰带臭味，欲作肺痈之象。

紫　菀	川贝母	桑白皮	杏　仁	瓜蒌仁	防　己
薏苡仁	前　胡	茯　苓	枳　壳	甘　草	桔　梗
鱼腥草	枇杷叶				

【案4】
邪郁犯肺，咳嗽带红，痰中有味，肺痈之象。

桔　梗	瓜蒌仁	杏　仁	桑　叶	炙桑白皮	川贝母
鱼腥草	枇杷叶	葶苈子	桃　仁	当　归	防　风
薏苡仁	甘　草				

体会：肺痈之成因，风热病毒，熏蒸于肺，肺受热灼，热壅血瘀，血败化脓，郁结成痈。诚如仲景所说："热之所过，血为之凝滞，蓄结痈脓。"症见咳嗽胸痛，吐痰腥臭，或咳吐脓血。先生治疗本病多用清热解毒化瘀之品，亦用千金苇茎汤加味化浊行瘀。配合桔梗汤排脓解毒，再取鱼腥草、金银花以助清

热。上溯经典，下验临床，故能克奏其功。近代南通运用金荞麦验方治疗肺痈，其效卓然。可加蒲公英、败酱草、生薏苡仁清热解毒排脓。

胃　痛

【案1】

脘中及喉燥阻碍，乃肝气逆行上冲之，则液枯气结。

| 白　芍 | 牡　蛎 | 蔻　仁 | 川贝母 | 石　斛 | 夏枯草 |
| 木　瓜 | 黄　连 | 射　干 | 茯　苓 | 竹　茹 | 金橘叶 |

【案2】

气逆于中，肝失条达，谷食减少，胃气不展。

| 四七汤加砂蔻仁 | | 佩　兰 | 石　斛 | 竹　茹 | 青　蒿 |
| 橘　皮 | 木　瓜 | | | | |

【案3】

劳力伤中，气滞血瘀，咳逆日久，诚恐失血成痨。

杏　仁	当　归	天　冬	款冬花	生地黄	半　夏
枇杷叶	郁　金	桃　仁	川贝母	紫　菀	木　通
茯　苓	饴　糖				

【案4】

气郁不和，食入不适，肝胃兼病。

| 苏薄荷 | 瓜蒌皮 | 川厚朴 | 杏　仁 | 竹　茹 | 制半夏 |
| 川贝母 | 炒山栀 | 橘　皮 | 茯　苓 | | |

【案5】

劳力伤中，痰瘀互结，脘中作痛，气逆于上，肝胃兼痛，诚恐血溢之虑。

| 苏薄荷 | 当　归 | 川厚朴 | 丹　参 | 茯　苓 | 茜　草 |
| 制半夏 | 桃　木 | 延胡索 | 郁　金 | 豆蔻衣 | 降　香 |

【案6】

气郁动肝，瘀痰凝于中焦，食入防凝，有木乘土之势，怡情善调，以消息之。

| 瓜蒌皮 | 薤白头 | 制半夏 | 川贝母 | 白　芍 | 延胡索 |
| 石　斛 | 茯　苓 | 郁　金 | 香附子 | 佛　手 | 竹　茹 |

【案7】

脘中刺痛，食入不适，已历多年，诚恐呃逆之虑。

| 橘 皮 | 制半夏 | 威灵仙 | 防 己 | 贝 母 | 牡 蛎 |
| 茯 苓 | 川厚朴 | 芒 硝 | 白蒺藜 | 甜瓜子 | 木 瓜 |

【案 8】

脘痛由肝气犯胃所致。

| 黄 连 | 吴茱萸 | 郁 金 | 制半夏 | 乌 梅 | 蔻 仁 |
| 延胡索 | 白 芍 | 茯 苓 | 益智仁 | | |

【案 9】

劳力伤脾,少腹气冲于上,甚则呕吐,脾病迁延胃也。

| 川黄连 | 制半夏 | 延胡索 | 炒枳壳 | 川厚朴 | 香 附 |
| 干 姜 | 青 皮 | 茯 苓 | 橘 皮 | 甘 草 | |

【案 10】

朝食暮吐,或食入反出,谓之反胃,火不生土所致。经以得谷者昌,失谷者亡,失者即中和失职耳。

大半夏汤加味

【案 11】

脘中胀痛,食入不适,间或作呕,气逆于中,刻下经停一月余,似有怀妊之象,乃劳伤所致。

制半夏	苏 梗	蔻 仁	橘 皮	乌 梅	益智仁
川厚朴	炒枳壳	建 曲	郁 金	茯 苓	香 附
灶心土					

【案 12】

素有阴虚火旺,兼之肝气上逆于喉,似乎食入受阻,乃气有余便是火也。

| 四七汤加蔻衣 | | 砂 仁 | 省头草 | 青 皮 | 川厚朴 |
| 橘 皮 | 木 香 | 石 斛 | 茯 苓 | 竹 茹 | |

【案 13】

嗜欲伤中,胃气不振,间有呕痰,阴阳两伤。

| 川 芎 | 山 栀 | 郁 金 | 炒白术 | 制半夏 | 川厚朴 |
| 砂 仁 | 建 曲 | 黄 连 | 吴茱萸 | 白 芍 | 竹 茹 |

【案 14】

年甫五旬,正气就衰之年,加以肝气扰胃,右胁窜至中脘作痛。胃以下行为顺,上逆非佳症也,脉象弦滑,久延诚恐关格之虞。

| 桑白皮 | 蔻 仁 | 郁 金 | 旋覆花 | 玫瑰花 | 射 干 |

延胡索　　　通络散　　　川贝母　　　瓜蒌仁　　　香附子　　　苏梗

【案 15】

情怀抑郁，气勃于中，痰与气搏，升而不降，气有余便是火也。火升则脘中懊憹，痰凝则瘤结显见，舌下有形，操劳抑郁所致。姑拟利气豁痰法，调饮食，慎起居，佐以药饵，以期渐入佳境。

茯　苓　　　制半夏　　　川贝母　　　瓜蒌仁　　　磁　石　　　山　栀
川石斛　　　蔻　仁　　　牡丹皮　　　佛　手　　　炒枳壳　　　橘　络
省头草　　　竹　茹

【案 16】

素有气滞血瘀，又兼抑郁动肝，肝气扰胃，胃失下行之顺，气胀脘痛，咽喉似有物阻，舌尖作麻。盖胃司九窍，心主舌中，种种见症，心、肝、胃三经互病，治之不易。

川黄连头　　　干姜　　　乌梅　　　玫瑰花　　　川花椒　　　白芍
茯　神　　　酸枣仁　　　炒枳实　　　茶石斛　　　桂圆肉

【案 17】

情怀抑郁，气化为火，火灼咽喉作痛，类如物阻，食下不能健运，有气逆上冲之势。姑拟柔肝降气法，怡情适志，佐以药饵，以杜后渐。

川贝母　　　元参　　　牡蛎　　　桑叶　　　川石斛　　　牡丹皮
杏　仁　　　白芍　　　射干　　　青果核　　　降香　　　枇杷叶

【案 18】

人身赖谷食为宝，得谷则昌，失谷则逆气胃反，由去岁至今未已，病当增剧，佐以资生胃气下行，能进谷食，病当渐减。

西洋参　　　制半夏　　　茯　神　　　白蜂蜜　　　牛嚼草　　　小金丹

二诊：服药数贴，脉象较平，肝阳稍衰，近来水液日衰，不宜烦劳抑郁，郁则生火，火旺内风掀动。腹中有风过膈伤胃，饮食不思，纳谷不运。况胃属阳明而司束筋骨，流利机关；又加烟雾伤气，气伤形神不振。年甫花甲，极宜保守天和，恬恢虚无，肝阳不动，佐以药饵，庶几却病延年。鄙见如斯，候酌明哲再服。

四制於术　　　薯蓣子　　　橘　络　　　玉竹　　　淡苁蓉　　　茯　神
甘草　　　荷蒂　　　西洋参　　　沙苑子　　　茶石斛　　　旱莲草
薏苡仁　　　木瓜　　　络石藤　　　竹　茹

注：薯蓣子系山药之别名。

【案 19】

向有湿痰旧恙，曾因肝阳扰胃，胃失下行之顺，先有酸水上泛，甚则食入反出。经以阳经为病著寒热，曲直太过，下侮土位，时行作酸。姑拟仲景大半夏汤。

姜半夏　　　茯　苓　　　西洋参　　　白　蜜

用长流水扬多遍，煎药徐徐饮之。

【案 20】

肝胃不和，脾湿生痰，痰凝坠道，气塞不宣，食不下运，脘胁胀痛，痰与湿交互，清阳不升，浊阴凝聚中宫，致成腹胀，但气分不宣，则正虚不能胜邪也，先拟补泻兼施法，俾气顺痰消，气升湿降。

於　术　　　蔻　仁　　　半　夏　　　建　曲　　　香附子　　　冬瓜子
苏　梗　　　葶苈子　　　防　己　　　花　椒　　　茯　苓　　　川厚朴
佛手露

二诊：药后痛稍缓，夜不安卧，但肝病胆亦病，气凝血亦凝，服通络法颇合机宜，暂拟温胆汤加味以祛痰热，复以通络，清瘀生新。俾气顺血活，自可渐入佳境。

牡丹皮　　　炒山栀　　　瓜蒌皮　　　川贝母　　　制半夏　　　桔　梗
竹　茹　　　九香虫　　　橘　络　　　炒枳实　　　茯　神　　　白蒺藜
首乌藤　　　玫瑰花

【案 21】

抑郁动肝，肝气扰胃，微痛。气机不宣，姑拟越鞠丸加味治之。

炒苍术　　　制半夏　　　炒山栀　　　川厚朴　　　建　曲　　　丹　参
香附子　　　降香屑　　　川　芎　　　延胡索　　　苏　梗　　　茯　苓
甘　草　　　金橘叶

二诊：药后诸恙悉退，仍有咳嗽未已，拟方增易图之。

【案 22】

向有湿疮，肝胃不和，痰、湿、热三气扰胃，中虚火不降，姑拟苦降辛通法，以冀和中调胃。

黄　连　　　炒山栀　　　制半夏　　　瓜蒌仁　　　冬瓜子　　　炒谷芽
干　姜　　　石　斛　　　川贝母　　　橘　皮　　　炒枳实　　　省头草

【案 23】

两胁隐痛，食入不运，痰瘀互结于中，间有呕吐，脾胃不和，诚恐呃逆。

| 当 归 | 旋覆花 | 制半夏 | 橘 皮 | 茯 苓 | 川厚朴 |
| 桃 仁 | 郁 金 | 五灵脂 | 乌 药 | 甘 草 | 降 香 |

【案 24】

气逆于胃,肝失疏泄,呕吐饮食,气未降也。

| 黄 连 | 半 夏 | 川贝母 | 山 栀 | 代赭石 | 甘 草 |
| 干 姜 | 南沙参 | 瓜蒌皮 | 旋覆花 | 豆蔻衣 | 竹 茹 |

【案 25】

气逆于胃,食入作阻,老年液枯,诚恐关格。

| 制半夏 | 旋覆花 | 川厚朴 | 木 瓜 | 白 芍 | 碓头糠 |
| 代赭石 | 延胡索 | 西洋参 | 牡 蛎 | 香橼皮 | |

注:碓头糠,又叫"谷白皮",是指舂谷杵头上黏着的糠末,可入药。

【案 26】

由脾泄后,正阴两伤,间有寒热,气虚易载也。姑拟升阳益胃汤加减治之。

| 南沙参 | 制半夏 | 柴 胡 | 白 芍 | 羌独活 | 於 术 |
| 黄 连 | 防 风 | 陈 皮 | 茯 苓 | 生 姜 | 红 枣 |

【案 27】

肝郁乘胃,脘胀气阻,谷食畏进,干呕频频,拟四七汤加味治之。

| 苏 梗 | 制半夏 | 茯 苓 | 陈 皮 | 丹 参 | 豆蔻衣 |
| 炒山栀 | 益智仁 | 郁 金 | 炒谷芽 | 煨 姜 | 灶心土 |

【案 28】

腹痛作酸,呕吐痰涎,经以曲直太过,下侮土位也,加之天癸不调,拟抑肝调经法治之。

| 制半夏 | 橘 皮 | 黄 连 | 山 药 | 川贝母 | 甘 草 |
| 茶石斛 | 白 芍 | 吴茱萸 | 珍珠母 | 益智仁 | 竹 茹 |

【案 29】

由去秋食不下运,气逆上冲;肝阳扰胃,胃失下行之顺,甚则哕唾痰涎,脘中不畅,脉象弦滑。刻届木旺于春,诚恐三阳痹结之势。

代赭石	旋覆花	制半夏	川贝母	川厚朴	甘 草
建神曲	茯 苓	益智仁	花 椒	吴茱萸	苏 梗
五灵脂	碓头糠				

【案 30】

劳力伤中，痰瘀互结，纳食作呕，肝脾并病。

制半夏　　黄连　　瓜蒌仁　　黑白丑　　苏梗　　冬瓜子
香附子　　防己　　干姜　　　五灵脂　　川厚朴　煨姜

【案 31】

湿痰停中，气不主宣，脘中胀痛，谷食减少，肝脾并病，胃不舒展。先拟方治标，本证天癸失调再议。

苏梗　　茯苓　　郁金　　麦芽　　炒薏苡仁　制半夏
风化硝　豆蔻仁　五灵脂　炒枳实

【案 32】

肝阳扰胃，胃失下行之顺，于是腹痛，汩汩有声，犯上则呕涎，延下则泄，肝脾并病。肝主痛，脾主泄，姑拟降阳和阴法，以消息之。

花椒　　吴茱萸　干姜　　南沙参　白芍　　茯苓
乌梅　　黄连　　白术　　制半夏　甘草　　灶心土
煨姜

【案 33】

木旺土亏，食不下运。姑拟戊癸化火。俾火能生土，则万物资生矣。

炒白术　益智仁　蔻仁　　麦芽　　干姜　　冬瓜仁
陈皮　　炒枳实　霞曲　　茯苓　　薏苡仁　木香

【案 34】

素有腹痛，纳食运迟，肝木乘脾，食入发出，非僻积也。

炒白术　黄连　　蔻仁　　炒麦芽　砂仁　　甘草
浙贝母　吴茱萸　白芍　　橘皮　　制半夏　香附子

【案 35】

抑郁动肝，肝木制中，谷食懒进，脾胃阴阳两伤，津液不能上承，舌苔中黄边赤。内脏空为，火腑有热，姑拟橘皮竹茹汤，以消息之。

橘皮　　沙参　　大麦冬　瓜蒌仁　木瓜　　茯苓
制半夏　石斛　　生地黄　川贝母　郁金　　甘草

【案 36】

胃虚肝逆，食不下运，午后嘈杂，气横中宫也。上逆胸前胀闷，下降则大便飧泄，入夜犹甚。火不生土，土虚木侮，转瞬阳气升腾，致生枝节。

制半夏　炒白术　浙贝母　苏梗　　通络散　甘草

茯　苓　　　炒山栀　　　石　斛　　　煨　姜　　　竹　茹　　　佛手露

【案 37】

因上年气逆填胸，服辛温药见效。至今饮食如常，起居亦旧。所患者脉象弦滑，诚恐痼疾举发。但肝为刚脏，非柔不和；胃为柔腑，非刚不健。姑拟顾土伐木，以赖资生资本，源源有道，痛当渐解。

炒白术　　　南沙参　　　川楝子　　　玫瑰花　　　木　瓜　　　甘　草
橘　皮　　　炒枳实　　　延胡索　　　苏　梗　　　白　芍　　　茯　苓
佛手露

【案 38】

脾虚肝旺，气滞血瘀，胃失中和，痰湿互结。本症因痛而起，由左肋窜至中脘，谷食不香，时行眩晕，大都由饥饱劳伤，土被木贼所致。姑拟扶土伐木，佐以祛瘀生新，以观消息。

太子参　　　制半夏　　　九香虫　　　延胡索　　　牡　蛎　　　白　芍
金橘叶　　　於　术　　　茯　苓　　　橘　皮　　　川楝子　　　木　瓜
降　香

【案 39】

由去冬暴厥，厥中犯胃，随食随呕。两部脉象弦数。肝热生风，痰凝内扰，虽呕非胃病，乃肝病反胃，是其明验矣。姑拟仲景法，俾胃能复味。纵有肝厥，土不病，肝亦可平。

姜醋煮透锦大黄、粉甘草、白蜂蜜，用长流水扬数十遍煎服。

【案 40】

木旺土亏，食不下运，嗳气脘胀，佐拟戊癸化火。俾火能生土，则万物生矣。

炒白术　　　益智仁　　　蔻　仁　　　炒麦芽　　　干　姜　　　冬瓜子
陈　皮　　　炒枳实　　　采云曲　　　茯　苓　　　薏苡仁　　　木　香
红　米

【案 41】

本症天癸先后不一，辰下痰湿著内，先后脘腹胀痛延今，胃失中和，间有四肢、面目浮肿，每日寒热无汗，表病及里。先拟达邪治表完后，再以治内。

四七汤加茯苓　　　　　　瓜蒌皮　　　大腹皮　　　冬瓜子　　　杏　仁
蔻　仁　　　薏苡仁　　　通　草　　　竹　茹　　　枇杷叶

【案 42】

抑郁动肝，肝气横逆，脘腹作胀，甚则呕吐酸水，阻则频频食出，有时寒热往来。肝病传脾，脾病传胃，三经互病已历多年，拟方徐图之。

制半夏	川黄连	川厚朴	石斛	牡丹皮	茯苓
竹茹	通草	橘皮红	吴茱萸	苏梗	炒山栀
薏苡仁	佛手

【案 43】

病起于右，横逆于左，甚则窜至中焦，其痛异常，大都七情之病，兼之劳谋思虑太过，斯症举发，唯少壮之年，不足为病。若年五十是火衰候，要以劫劳、远烦，庶服有济。

| 炒枳实 | 制半夏 | 延胡索 | 牡蛎 | 木瓜 | 山茱萸 |
| 降香 | 於术 | 川楝子 | 玫瑰花 | 橘络 | 茯苓 |
| 丝瓜络 |

【案 44】

本质气滞血瘀，在右胀，而且痛，痛甚逆气上冲，食下作呕，脘中气闷，谷食不佳，脉象弦滑。肝为起病之源，胃为受病之所，姑拟苦降辛通法，先治其逆，余从后议。

藿香	川黄连	蔻仁	川花椒	石斛	橘皮
玫瑰花	制半夏	干姜	乌梅	川厚朴	苏梗
茯苓	牡蛎

【案 45】

气逆于中，肝失条达，谷食减少，胃不舒展。姑拟桑丹温胆汤加味。

| 桑叶 | 牡丹皮 | 炒山栀 | 制半夏 | 橘皮 | 建曲 |
| 川厚朴 | 茯神 | 炒枳实 | 甘草 | 浙贝母 | 竹茹 |

【案 46】

肝气扰胃，胃失下行之顺于膺胸，懊㤖哕吐酸水，食入不适。此乃手足厥阴、阳明交病，症情调和，可愈此疾。

| 制半夏 | 橘皮 | 黄连 | 吴茱萸 | 山栀 | 瓜蒌皮 |
| 茯苓 | 薏苡仁 | 甘草 | 竹茹 |

体会：胃痛证治要点。

脾主运化，载运谷物，健行不息，故脾宜升宜健。胃者水谷之海，容积糟粕，以下行为顺，故胃宜降宜和。自李东垣《脾胃论》传世，多以劳倦内伤立论，治从升阳益气为主，实补前人未备。其主治在脾，而疏治在胃。自叶天士《临证指南医案》脾胃分析而论，提出"太阴湿土，得阳始运；阳明燥土，得阴自安。以脾喜刚燥、胃喜柔润是安"。首倡"胃阴"之说，独抒己见，识超千古。

纵观先生治疗胃病医案颇多，上溯仲景，师古人意，而不泥古人之方，留有叶氏学说之痕。胃病先生多以气、痰、瘀辨证施治，认为脾胃同居中焦，为升降出入枢纽，以"通"为治疗原则，以平为安。

一是肝木失疏，气机郁结，横逆犯胃，症见胃痛、嗳气频频。多拟四七汤加减，配以陈皮、橘叶、佛手清香理气畅中；气逆向上可加代赭石、旋覆花降逆和胃。

二是脾失健运，水谷精微失输易生痰浊，而见胃脘疼痛，心下痞满，嘈杂泛酸，苔腻浮黄，先生治以寒热并用，苦降辛开，以半夏泻心汤加减；痰湿偏重，配以温胆汤加减使用，亦可配用椒梅饮；木侮土位，酸水上泛，食入迫出，予仲景大半夏汤。

三是清肝泄热。肝木横逆，逆犯胃土，症见胃脘疼痛、口苦作干、有灼热感。先生选用越鞠丸肝脾同调，佐以左金丸辛升苦降，同时亦注意胃阴不足的情况下酌加沙参、石斛、麦冬等养阴生津之品。

四是叶天士在《临证指南医案》中提出："凡六腑以通为补，黄连味苦能降。"而创泄肝和胃法，苦降辛通。先生案中时用椒梅饮。戴元礼云："诸寒药皆凝涩，唯有黄连不凝涩。有姜、椒、归须气味之辛；得黄连、川楝之苦，仿《内经》苦与辛合，能降能通。芍药酸寒，能泄土中乘，又能和阴止痛。当归血中气药，辛温上升，用须力薄，其气不升。梅占先春，花发最早，得少阳生气，非酸敛之收药，得连、楝苦寒，《内经》所谓酸苦泄热也。"

五是理气化瘀。久痛入络，痛有定处，时有针刺感，以四逆散加丹参、桃仁、五灵脂、九香虫理气活血化瘀而收功。

六是温中补虚，降逆止痛。中阳衰微，心胸寒痛，干呕或泛清水，畏寒肢冷，苔薄脉细，选用大建中汤温建中阳，补虚散寒；配用金铃子散，随证理气止痛。泛酸清水先生喜用螺丝壳、灶心土抑酸和胃。得愈再从六君子汤调理脾胃，以善其后。治疗胃病先生用药味数不多，药量轻灵。辛温大热之剂很少使用，以平和为度，以免耗气伤津。

腹　痛

【案 1】

客寒内伏，劳伤引动腹痛不已，大便不畅，痛甚防厥。

熟附片	吴茱萸	川花椒	大　黄	甘　草	干　姜
白　芍	防　己	葶苈子	炒枳实	长流水煎	

【案 2】

肠鸣腹痛，汩汩有声，大便秘，小便赤，间有寒热，痰湿着内为患。

柴　胡	炒黄芩	葶苈子	炒枳实	大　黄	茯　苓
半　夏	川贝母	防　己	川厚朴	川花椒	冬瓜子

【案 3】

由左腹痛至中脘，乃肝气夹饮所致。

川楝子	延胡索	当　归	赤　芍	桃　仁	九香虫
苏　梗	川厚朴	半　夏	五灵脂	香附子	白芥子

【案 4】

湿邪着里，胸次不宽，由少腹痛至中脘，天癸不行三月。湿瘀气滞，势属掣肘。

黄　连	制半夏	海金沙	猪　苓	川厚朴	通　草
干　姜	炙鸡内金	郁　金	蚕　沙	建　曲	陈大麦

【案 5】

寒热郁结，绕脐疠痛，切勿以浅视，虑其四肢厥逆。

当　归	熟附片	大　黄	南沙参	干　姜	白龙粉
甘　草					

【案 6】

本质素亏，命火不足，湿痰凝聚少腹似痛。姑拟益火之源，以消阴翳。

熟地黄	肉　桂	牡丹皮	熟附片	益智仁	川花椒
山　药	木　香	山茱萸	茯　苓	泽　泻	

【案 7】

胸腹作胀，少腹作痛，痛甚大便不畅，久延有休息之虑。

冬白术	干　姜	炒地榆	炒枳实	川厚朴	砂　仁
甘　草	荷　蒂	南沙参	黄　连	陈　皮	白　芍
茯　苓	陈老米				

【案8】

纳食运迟，肝木乘脾，食入反出，非癖积也，素有腹痛。

| 白 术 | 黄 连 | 蔻 仁 | 麦 芽 | 砂 仁 | 甘 草 |
| 象贝母 | 吴茱萸 | 白 芍 | 橘 皮 | 半 夏 | 香附子 |

【案9】

寒火郁结，绕脐作痛，痛极防厥。

温脾汤加味。

【案10】

食滞停中，发腹痛，慎口为要。

| 藿 香 | 制半夏 | 连 翘 | 莱菔子 | 炒枳壳 | 柴 胡 |
| 建 曲 | 茯 苓 | 砂 仁 | 甘 草 | 生 姜 | |

【案11】

腹痛呕逆，乃肝气犯胃所致也。

| 干 姜 | 吴茱萸 | 当 归 | 白 芍 | 细 辛 | 黄 连 |
| 制半夏 | 炒山栀 | 木 香 | 枳 壳 | 煨 姜 | 灶心土 |

【案12】

寒火郁结，腹痛胸痞，大便自利，四肢不温，厥逆之象，拟生姜泻心汤加减。

| 制半夏 | 干 姜 | 木 瓜 | 蔻 仁 | 炒枳壳 | 黄 连 |
| 白 芍 | 泽 泻 | 川厚朴 | 茯 苓 | 生 姜 | 陈 米 |

体会：《临证指南医案》说："腹处于中，病因非一，须知其无形及有形之为患。而主治之机宜已先得其要点矣。所谓无形为患者，如寒凝火郁、气阻营虚及夏秋暑疹秽之类是也；所谓有形为患者，如蓄血、食滞、癥瘕、蛔、蛲、内疝及平素偏好成积之类是也。"叶氏之说，令人豁然开朗。先生诊治腹痛，在脏者以肝、脾、肾为主，在腑者以胃、肠为先。治寒热郁结，中阳受戕，气机升降失常，腹痛较剧，大便不通者，选用大黄附子汤及温脾汤加味，温里散寒，清泄肠腑，寒热并用，而能收效。气滞腹中肠鸣，肢体不温，大便自利，常用生姜泻心汤，腹部胀满加木香、川厚朴、枳实等药，配以金铃子散行气止痛。至于热瘀、虫积虚实夹杂，寒热混淆等证，亦要随证详察，不可执行一方一法。

鼓　胀

【案1】

肝肾不足，湿困脾阳，少腹肿胀，气不归原。

熟地黄　　山茱萸　　熟附片　　肉　桂　　川牛膝　　淮山药

牡丹皮　　川椒目　　泽　泻　　茯　苓　　冬瓜子　　砂　仁

车前子

【案2】

症见腹中胀痛，汩汩有声，如水之状，甚则哕吐酸水，已历两年之久。此乃真阳欠亏，脾土不强。若不速解，诚恐土败木贼之虞。

茯　苓　　白　术　　白　芍　　熟附片　　川花椒　　煨　姜

【案3】

寒凝气滞，血亦滞积于少腹，形如复碗，尚未可攻之，则成鼓胀。拟消补兼施法治之。

制香附　　炒枳实　　白　芍　　建　曲　　红花子　　砂　仁

白　术　　川厚朴　　冬瓜子

【案4】

火不生土，土不克水，腹胀如鼓，谓之土虚木贼。

金匮肾气丸，花椒、冬瓜子煎汤送下。

【案5】

脾泄八九年，火不生土，遂令面浮腹胀，脘中坚硬，乃戊病传癸，木横中宫，枢机失于健运。虑其脾阳下陷，致成败象，仍蹈前辙，治以攻补兼施，佐以渗利，徐图进步。

於　术　　炒枳实　　砂　仁　　干　姜　　益智仁　　茯　苓

木　香　　橘　络　　川花椒　　苏　梗　　厚朴花　　泽　泻

白米饭（荷叶包好，烧灰存性）

【案6】

痰湿在里，脾不健运，肝失条达，少腹作胀，汩汩有声，大便秘，谷食减，皆气不宣畅所致。

冬白术　　蔻　仁　　防　己　　大　黄　　冬瓜仁　　茯　苓

炒枳实　　川椒目　　川厚朴　　苏　梗　　橘　皮　　煨　姜

【案7】

劳力伤脾，湿邪内著，腹中作胀，有木乘土位之象。

炒苍术	橘皮	苏梗	川厚朴	木瓜	藿香
海南子	蔻仁	郁金	茯苓	通草	生姜皮
枇杷叶	六一散

【案8】

湿凝气滞，少腹作胀，拟温通法加减治之。

| 木香 | 炒枳实 | 苏薄荷 | 川厚朴 | 茯苓 | 砂仁 |
| 白术 | 干姜 | 甘草 | 香橼皮 |

【案9】

病后失调，气滞湿凝少腹，坚硬，按之触手，肝脾并病。

天台乌药散加贝母、苏梗、川厚朴、香橼皮、冬瓜子。

【案10】

蒸炕一月，气胀在腹，谷食减少，肝脾并病，胃不舒展。

| 当归 | 鳖甲 | 知母 | 白芍 | 银柴胡 | 何首乌 |
| 葛根 | 秦艽 | 茯苓 | 竹茹 |

注：蒸炕，喻油酱黏腻一起。

【案11】

木乘土位，腹胀如鼓，脾阳不运所致，势在危险。

炒白术	草果	木香	大腹皮	茯苓	花椒
槟榔	木瓜	蔻仁	干姜	川厚朴	苏叶
泽泻	冬瓜子

体会：鼓胀之称单腹胀。肝、脾、肾三脏受病，气、血、水等癖积于肠内，日渐胀大，而成鼓胀。前人"有气臌、血臌、水臌、虫臌"之分，后人根据病因病机及治疗概括分为实胀、虚胀。其本质为虚，症状往往表现多实。由于气、血、水关系互相关连，治疗亦难以分舍。先生治疗气滞湿阻者，方选平胃散合枳术丸加味；症见腹大胀满，如囊裹水，形寒尿少，寒湿困脾者以实脾饮加椒目、熟附片、煨姜，以助阳化气，气行水行；如见脾肾阳虚，神倦怯寒，肢冷，下肢浮肿，尿少脉细，选用金匮肾气丸加味，或济生肾气丸加味，温补脾肾之阳，化气行水而消胀满；肝肾阴虚之证时，先生思肝肾同源，方选六味地黄丸合二至丸，并加牡蛎、鳖甲咸寒软坚之品，衄血者配以白茅根、仙鹤草、藕节炭之类药物。

泄 泻

【案 1】

寒湿着里，身热腹痛，大便不实。拟芳香分利法。

| 藿香 | 柴胡 | 黄芩 | 制半夏 | 川厚朴 | 蔻仁 |
| 茯苓 | 甘草 | 葛根 | 六和曲 | 橘皮 | 炒枳壳 |

【案 2】

感冒暑邪，身热便泄，纵有他歧，随后再议。

| 柴胡 | 炒黄芩 | 砂仁 | 制半夏 | 神曲 | 木香 |
| 陈米 | 杏仁 | 川厚朴 | 茯苓 | 泽泻 | 生姜 |

六一散

【案 3】

时感疫邪，呕泻交作，脘中闷乱，小便短少。不增枝节，方可无虑。

| 藿香 | 黄连 | 橘皮 | 木瓜 | 贯众 | 甘草 |
| 制半夏 | 干姜 | 郁金 | 蔻仁 | 建曲 | 秫秫根 |

新稻根须

【案 4】

阴暑内伏中焦，肠鸣便泻。拟六和汤治之。

| 藿香 | 川厚朴 | 制半夏 | 炒苍术 | 茯苓 | 木香 |
| 泽泻 | 大腹皮 | 木瓜 | 干姜 | 六一散 | 荷蒂 |

【案 5】

脾泄半年，清气在下，腹大鼓胀，内热蒸烧，脉象细濡，有土败木贼之势。

陈皮	炒白术	苏梗	大腹皮	干姜	吴茱萸
木香	豆蔻衣	泽泻	炒枳壳	川厚朴	茯苓
花椒	伏龙肝

【案 6】

水湿伤脾，运化不健，复受外感，而发身热便泄。拟仓廪法治之。

| 羌活 | 独活 | 茯苓 | 柴胡 | 炒黄芩 | 苏薄荷 |
| 防风 | 木香 | 炒枳壳 | 桔梗 | 川厚朴 | 甘草 |
| 荷蒂 |

注：仓廪，储藏米谷之所；仓廪法，这里指健脾升清助运而治泄泻。

【案 7 】

脾胃之理，最详东垣；阴阳之理，贯通《内经》。盖脾为已土，胃为戊土；脾喜刚燥，胃喜柔润；纳谷主胃，运化主脾；脾宜升则健，胃宜降则和。辰下脾气不升，大便不实，幸喜胃得中和，谷食如旧。暂拟益气补虚，未知当否?

东洋参	零余子	橘 皮	甘 草	野於术	乌饭子
荷 蒂	白 芍（桂枝水炒）		炒谷麦芽	茯 苓	

注：零余子，别名薯蓣果，首见于《本草纲目拾遗》。云："味甘，温，无毒。"主补虚，强腰脚，肾虚耳鸣。

乌饭子，始载于《滇南本草》，别名乌饭果、沙果、纯阳子。味酸、甘，功能安神止咳，主治心悸、怔忡、久咳。

【案 8 】

精、气、神乃人身之宝，为先天立命之机。"阴精上乘者寿，阳气下陷者危"。素本二气充盈，因幼年嗜欲太过，伤乎肺肾。由烟瘾断后，真阳日衰。数年来，屡进温补剂，服则平平，止则阴精不固，大便溏泄、间有稀水。火不生土，土不制水，水积中焦。泄则脾阳日薄，久则正气不支。所幸强壮年华，生生之气来复。若为衰年之候，阴气不来，阳气不复，致有颓危之势。姑拟益火之源，佐以培土之剂。俾资生之本恒通，而气液源源有道矣。鄙见如斯，高明斧酌。

熟地黄	山茱萸	煨肉果	肉 桂	益智仁	知 母
锁 阳	炒黄柏	熟附片	干 姜	淮山药	龙 齿
牡丹皮	於 术	补骨脂	毛角片	枸杞子	泽 泻
茯 苓	大 枣				

二诊：案列前方，诸恙好转，兹不复赘，酌可也，丸方缓图。

别直参	野於术	煨肉果	枸杞子	上油肉桂	木 香
干 姜	淮山药	补骨脂	熟地黄	甘 草	大 枣
升 麻	柴 胡	山茱萸	泽 泻	橘 皮	茯 苓
黄 芪	苍 术	煨 姜	荷 蒂		

以陈仓米煎汤，去渣，泛丸。

【案 9 】

素有肝气旧疾，因外加寒邪，遂令寒热往来。前二十日滞下纯红，一日十余次。因吸洋烟，两便正，余邪蓄内未尽。姑拟达表分利法，以消息之。

藿香	制半夏	干葛	豆蔻衣	黄连	干姜
通草	川贝母	茯苓	川厚朴	炒枳壳	橘皮
薏苡仁	竹茹	泽泻	煨姜		

【案10】

血不养肝，肝气横逆，脾虚生湿，湿蕴中焦，遍身疼痛，少腹亦痛，痛则必泻，肠鸣，木乘土位。以前肝风鼓动，皆因脾虚不能培木也。以后腹痛肠鸣者，亦因寒湿寒痰蕴遏脾土也。拟培土温中，俾后天有健运之机。

黄芪	防己	羌活	片姜黄	冬术	鹿衔草
当归	威灵仙	防风	海桐皮	薏苡仁	豨莶草
川厚朴	陈皮				

另桑枝打绒以醋、酒浸透一夜同煎。

【案11】

脾虚湿盛，湿盛则便泄。姑拟扶土分利法治之。

| 南沙参 | 冬白术 | 茯苓 | 山药 | 煨肉果 | 干姜 |
| 陈皮 | 破故纸 | 白芍 | 木香 | 荷蒂 | 陈老米 |

【案12】

入夏暑湿未清，天癸不调，大便溏泄，脘腹胀痛，表里兼病，治之不易。

| 炒白术 | 南沙参 | 白蔻仁 | 甘草 | 冬瓜仁 | 砂仁 |
| 干姜 | 橘皮 | 茯苓 | 香橼皮 | | |

【案13】

暑湿伤于阴络，滞下带红，久则脾阳受伤，诚恐木乘土位。

| 椿根皮 | 银花炭 | 干姜 | 白芍 | 炒黄柏 | 炒地榆 |
| 山楂 | 黄连 | 炒白术 | 炒枳实 | 糯稻根 | |

【案14】

腹胀便泄日久，有土败木贼之虑。

冬白术	木香	生地黄	干姜	冬瓜子	木瓜
炒黄芩	大腹皮	花椒	泽泻	制附片	
阿胶（蒲黄粉炒）					

【案15】

阳邪内闭，呕泻并作，四肢厥冷。拟方回暖则先。

| 四逆汤加橘皮 | | 藿香 | 神曲 | 黄连 | 干姜 |
| 川厚朴 | | 茯苓 | 甘草 | 芦秫根 | 制半夏 |

【案16】

脾阳不足，命火衰微，肝气乘虚入内，始而滞下，继而便泄。脾肾两伤，清阳失于升降，极难奏效。益火之源，徐图可安。

炒白术	山茱萸	补骨脂	肉桂	薯蓣子	甘草
太子参	沙苑子	胡桃肉	橘皮	白扁豆	荷蒂
蒸笼绳					

【案17】

由脾泄后，气阴两伤脾胃，间有寒热，气虚易感也。姑拟升阳益胃汤加减之。

| 南沙参 | 制半夏 | 柴胡 | 白芍 | 羌独活 | 白於术 |
| 黄连 | 防风 | 陈皮 | 茯苓 | 生姜 | 红枣 |

【案18】

脾泄日久，诚恐浮肿。

| 白芍 | 泽泻 | 柴胡 | 干姜 | 木香 | 羌活 |
| 炒白术 | 吴茱萸 | 甘草 | 猪苓 | | |

【案19】

脾虚蕴湿，清阳不升，大便不实。拟升清降浊法治之。

| 沙参 | 炒白术 | 破故纸 | 茯苓 | 山药 | 柴胡 |
| 干姜 | 肉果 | 陈皮 | 泽泻 | 甘草 | 炙升麻 |

【案20】

水湿伤脾，因感而发，身热便泄。拟仓廪法治之。

| 羌独活 | 茯苓 | 炒黄芩 | 防风 | 炒枳壳 | 川厚朴 |
| 柴胡 | 苏薄荷 | 木香 | 桔梗 | 甘草 | 荷蒂 |

【案21】

寒邪伏暑，呕泻并作，四肢不温，脾胃阴阳相抗。危险之势，姑拟此方，以尽人力。

| 藿香 | 黄连 | 柴胡 | 炒枳壳 | 泽泻 | 炒黄芩 |
| 干姜 | 川厚朴 | 芦秫根 | 甘露消毒散 | | |

体会：经云："湿胜则濡泻。"《景岳全书·泄泻》曰："泄泻之本，无不由乎脾胃。"先生治疗泄泻，重点在运脾化湿。脾胃升降失司，清浊不分，而见腹痛肠鸣，大便溏稀，舌苔薄白腻。先生习用平胃散加减，另加生姜、肉桂温中散寒；茯苓、滑石淡渗利湿。夹感表邪，恶寒发热，加葛根、防风、羌活之

类，疏解表邪，亦是风能胜湿之意。

外感暑湿、饮食不洁而致泄泻，乃暑伤其外，湿蕴其中。先生喜用藿香正气散加减。热邪偏重，用芩芍汤及香连丸；五苓散用于分清利湿。

惯性泄泻，脾气虚弱，中阳不运，先生常用参苓白术散加椒目、煨姜、熟附片温阳祛寒，健运中州。

五更泻责之于脾肾。张景岳谓："今肾中阳气不足，则命门火衰，而阴寒独盛，故于子丑五更之后，当阳气未复，阴气盛极之时，即令人洞泄不止也。"先生主用四神丸加参、芪、术、益智仁益气升阳，补脾助运；气虚下坠，酌加炙升麻、柴胡升提之品。

便　秘

【案1】

老年血液不足，大便秘塞。

更衣丸加当归	肉苁蓉	熟地黄	火麻仁	茯　苓
甘　草	炒枳实			

注：更衣丸，出自《先醒斋医学广笔记》，由朱砂、芦荟等药物组成，功能泻火通便。

【案2】

表邪内束，湿郁下焦，州都之气不化。大便不通已延九日，腹痛胀大；脉濡不数。诚恐逆气上干，致肢冷喘促。急开支河法是否？再酌高明。

西当归	制附片	炙甘草	干姜	大黄	白龙粉
河水煮					

【案3】

肝木侮土，脘中作痛，食入迫出，大便结如羊粪。此乃三阳结痹之势。

姜半夏	西洋参	茯　苓

白蜂蜜用长流水和匀，扬多遍同煎。

体会：病例2患者脾阳不足，寒从中生，致冷积内停，阻于肠道，大便秘结，九日未通，不通则痛，气滞湿积而见腹大胀满。单补温阳，滞积难去；一味攻下，更伤中阳。先生予以寒热并用，方选温脾汤加减，以附子、干姜温阳祛寒；当归和血润肠；大黄、白龙粉荡涤积滞通便；甘草健脾益气，脾阳复，寒邪祛，诸症可愈。

淋 浊

【案 1】

热伤阴络，湿郁膀胱，血从内溢，血后白浊。肝肾两亏，湿热不化，宜清心静养，佐以药饵消息之。

知 母	黄 柏	炙鳖甲	肉苁蓉	山 药	白 芍
牡丹皮	生地黄	茯 苓	川萆薢	泽 泻	贯 众
旱莲草	木 耳				

【案 2】

去秋溲血，伤于阴络，致遍身痿软无力。肝肾两亏，加痰湿着中，遂令胸次不舒，气机不达。姑拟培土伐木法，佐以通利湿痰。

当 归	白 芍	醋柴胡	炒山栀	生地黄	琥 珀
炒黄柏	茯 苓	木 通	甘 草	莲子心	淡竹叶
郁 金	青 皮				

【案 3】

痛淋，湿热下注州都所致。

| 龙胆草 | 瞿 麦 | 大 黄 | 生地黄 | 黄 连 | 萹 蓄 |
| 炒山栀 | 木 通 | 炒黄芩 | 炒黄柏 | 六一散 | |

【案 4】

气横中焦，脘腹胀痛，小便亦痛。肝脾兼病，蕴热蕴湿，蓄于膀胱，气化不及州都也。

| 当 归 | 桂 枝 | 白 芍 | 木 通 | 苏 梗 | 六一散 |
| 细 辛 | 炒山栀 | 琥 珀 | 瞿 麦 | 香附子 | 淡竹叶 |

【案 5】

时感疫邪，身痛溲痛，寒邪伏暑也。

藿 香	炒山栀	瞿 麦	滑 石	龙胆草	苏薄荷
淡竹叶	陈 皮	柴 胡	青 皮	木 香	茯 苓
甘 草					

【案 6】

情志抑郁，气勃于中。肾为起病之源，肝为受病之所，始而小溲浑浊，便时遍身经络皆不自如，大便亦艰。肾司二阴，阴虚州都之气不化，每服药皆导利之品，利甚，阴液更伤，以致肾气权衡失守，补阴不易，利湿尤难。暂拟和剂，以冀阴平阳秘，再看病势如何耳。

猪　苓　　建泽泻　　阿　胶（蛤粉炒）　茯　神　　滑　石　　猪脊筋

【案7】

便数茎痛，立夏带红，至今未已。此乃湿热伤于阴络，肝脾心包被火熏灼，以致清浊混淆。脉象细濡，久则膀胱气化失司，有癃闭之虑。

桑螵蛸　　炙鳖甲　　炙远志　　茯　神　　石菖蒲　　川　草

西洋参　　益智仁　　生地黄　　龙　骨　　木　通　　甘　草

另琥珀安神片

注：川草为治疗摔伤去痛的中药，味苦，性寒，入肺、肝经。不宜长期服用，易头晕脑胀。

【案8】

湿热下注膀胱，便痛，胸闷。拟分利法治之。

当　归　　山　栀　　生地黄　　海金沙　　木　通　　香　附

柴　胡　　瞿　麦　　车前子　　琥　珀　　茯　苓　　灯心草

【案9】

血凝湿蕴，阴络受伤，小便淋痛，治之不易。

小蓟根　　生地黄　　炒山栀　　琥　珀　　贯　众　　旱莲草

蒲　黄　　黄　柏　　木　通　　当　归　　甘　草　　藕　节

【案10】

近来膀胱湿郁不化，遇寒气不宣通，每逢浊气下降则病霍然而安，因命火不足所致。

黄　芪　　萆　薢　　川楝子　　甘　草　　炙升麻　　木　香

茴　香　　淡茱萸

【案11】

溲血多年，阴络受伤，延已有日，极难霍然。

知　母　　当归尾　　生地黄　　炙鳖甲　　木　通　　牡丹皮

茯　苓　　炒黄柏　　桃　仁　　川草薢　　琥　珀　　炒山栀

建　曲　　淮山药　　海　参

【案12】

溲血后，阴液血气两伤，脉象沉细，皆由劳力太过所致。

知　母　　牡丹皮　　金樱子　　当　归　　生地黄　　萆　薢

泽　泻　　炒黄柏　　山　药　　芡　实　　白　芍　　旱莲草

蚕　沙　　茯　神

【案 13】

绕脐气不化，小便淋痛，有湿郁横痃之象。

龙胆草　　炒黄柏　　车前子　　木　通　　蚕　沙　　琥　珀

炒山栀　　当　归　　大　黄　　通　草

注：横痃，又称便毒，指各种性病所致的腹股沟淋巴结肿大。初期形如杏核，渐大如鹅卵，坚硬疼痛，红肿灼热。破溃后流脓块不易收口，称为"鱼口"。一说生于左侧为鱼口，右侧为便毒。

【案 14】

湿热下注膀胱，便痛，淋浊。拟八正导赤散治之。

木　通　　瞿　麦　　萹　蓄　　生地黄　　木　香　　琥　珀

炒山栀　　车前子　　甘　草　　大　黄　　龙胆草　　淡竹叶

体会：淋浊一症，《外台秘要·诸淋》谓："五淋者，石淋、气淋、膏淋、劳淋、热淋也。"巢元方《诸病源候论·诸淋病候》中提出"诸淋者，由肾虚而膀胱热故也"，阐发了该病病机有其共同特点。

先生认为，该病大多为湿热内蕴下焦，膀胱州都气化失司，症见尿痛、尿急、尿血等，治以清热利湿。方选龙胆泻肝汤加减，或用小蓟饮子、导赤散。加茅草根、炒地榆清热止血。肝肾不足，阴虚火旺均伤阴络，见低热、尿频尿痛、尿血，取知母、炒黄柏、生地黄养阴清热，加八正散清热利湿；尿痛加琥珀；尿血加小蓟炭、地榆炭、茅草根等凉血止血之品。阳气不足，气化不及州都，则腰酸、下腹胀满、尿频尿少、无痛无血，主拟温阳化气法，方选桂枝五苓散。气行水行，小溲自畅。

癃　闭

【案例】

命门真火不固，则肾气失于权衡，每溲不能畅行，州都之气不化，以之余热余湿亦不通，标病耳。

熟地黄　　山　药　　知　母　　白　芍　　炒黄柏　　冬葵子

寒水石　　牡丹皮　　茯　苓　　桑螵蛸　　泽　泻　　油桂肉

川花椒

体会：肾主水液而司二便，与膀胱互为表里，正常小便通畅，全赖三焦气化正常。年老体虚，肾阳不足，命门火衰，所谓"无阳则阴无以生"，而致州都气化无权，而溲不得畅行。久治不愈，津液耗损，累及肾阴不足，所谓"无阴则阳无以化"，而致小便不畅。本案先生拟方滋肾通关丸加减，取知母、黄柏苦寒滋阴清热；更配肉桂温命门真阳，蒸化水气，小便自通；熟地黄、山药、桑螵蛸滋补肾阴，配合白芍敛阴；冬葵子、茯苓、泽泻通利小便。

遗 尿

【案例】

遍考医书，遗尿一症乃肝肾二经虚极，正气不固。《素问·灵兰秘典论》曰："膀胱者，州都之官，津液藏焉，气化则能出矣。"又如水泉，水泉不止者，膀胱不藏也。得守者生，失守者死。又曰"不约为遗溺"，乃命门火衰之故耳。此段经文谓遗尿之紧要。服坚固肾关之品，诸症皆有效机，唯遗溺未见进步。所考医经之旨，唯有补肝肾，或可挽回之，否则时止时遗，终非佳境。再拟益火补肾法，渐入佳境乃幸矣。诚恐仍蹈前辙，当请高明裁之。

| 别直参 | 菟丝子 | 煅龙骨 | 黄白丝蚕壳 | 熟地黄 | 桑螵蛸 |
| 益智仁 | 蛇床子 | 小茴香 | 韭菜籽 |

体会：先生论病清晰，随其因，究其证，推其源，立方熨贴。遗尿一症多为肾阳不足，正气不固，先生以桑螵蛸散加益气补肾之味而治遗尿。别直参大补元气；熟地黄、益智仁益肾滋阴；煅龙骨、桑螵蛸固精缩尿；菟丝子、韭菜籽、小茴香温补升阳；丝蚕壳甘温无毒；配以蛇床子补肾壮阳，功治便血、尿血、消渴，亦有温补肾阳之用。

遗 精

【案1】

先天不足，后天不振。屡有遗精，虚火升腾莫制，间或脘中干涸，痰带血丝血点已见四次，此乃脏阴营液不藏。少壮之年，清心寡欲，佐以药饵，以杜此患。

| 生地黄 | 青蒿 | 山药 | 芡实 | 茯神 | 明党参 |
| 白芍 | 金樱子 | 旱莲草 | 冬瓜子 |

【案2】

火掩精关，肾不封藏，则虚阳上冲，水亏所致。

| 知母 | 生地黄 | 山药 | 沙苑子 | 芡实 | 冬葵子 |
| 天冬 | 金樱子 | 旱莲草 | 炒黄柏 |

【案3】

相火内寄于肝，听命于心，有梦遗精乃心肾之病。法当清心固肾，守固关元，佐以药饵，徐图可也。

天　冬　　西洋参　　生地黄（砂仁水炒）　　莲子心　　薯蓣子
五味子　　茯　苓　　菟丝子　　黄　柏　　芡　实　　甘　草
金樱子

【案4】

本赋不足，先后天不壮，法当固本。

南沙参　　白　芍　　当　归　　陈　皮　　薏苡仁　　生　姜
冬白术　　留余子　　茯　苓　　山　药　　甘　草　　红　枣

【案5】

有梦遗精乃心肾病。法拟清心固肾，徐图可也。

川连头　　炒黄柏　　金樱子　　天　冬　　生地黄　　莲子心
莲　须　　砂　仁　　芡　实　　太子参　　益智仁　　山　药

【案6】

心肾不交，水火不济，寤不成寐，常多梦泄，饮食不思。此乃虚火蔓延于上，心火交杂，脾阳不运，胃失下行。种种见症，根蒂已亏，速当清心静养，方能有济。

天　冬　　东洋参　　菟丝子　　沙苑子　　茯　神　　甘　草
熟地黄（砂仁水炒）　　桑螵蛸　　黄　柏　　山　药　　旱莲草
鱼鳔胶

【案7】

先天不足，后天不振。每逢六气内侵，即胸闷不舒，致有遗精，盗汗不尽。干于本质，当从标病治之。

白　术　　苏　梗　　芡　实　　金银花　　茯　苓　　省头草
橘　皮　　白　芍　　南烛叶　　益智仁　　沙　参

【案8】

咳嗽已减，平素水亏木旺，劳则夜遗，精关不固，心烦不宁。姑拟壮水济火，佐以坚固肾水为丸，缓缓图之。

三才汤　　黄　连　　酸枣仁　　麦　冬　　冬青子　　海金沙
芡　实　　朱茯神

体会：遗精有梦遗与滑精之分，有梦而遗者名为梦遗。不同梦感或见色而精自滑出者，名为滑精。《景岳全书》云："梦遗滑精，总皆失精之病。虽其证有不同，而所致之本则一。"前人有"有梦为心病，无梦为肾病"之说。总之，遗精发病机理主要责之于心、肝、肾。经云："肾者，主蛰，封藏之本，精之处也。"临床所见先生病案，多为心肾不交，心火不能下交于肾，肾水不能上济于心。水亏火旺，扰动精室，而精液走泄。先生治从滋阴清火入手，处方多以三才封髓丹随症加减运用，配以五子衍宗丸益肾固精，并嘱服中成药金锁固精丸，以善其本。

痹 证

【案1】

脾阳不运，多湿多痰，面目浮肿，右臂屈伸不便，苔色黧黑，便秘不通，水极似火，火显于外，寒甚于内，脉象沉濡，如油入面，勉拟宣清导浊法，以消息之。

| 杏 仁 | 川桂枝 | 川厚朴花 | 薏苡仁 | 茯 苓 | 防 己 |
| 制半夏 | 大豆黄卷 | 通 草 | 九节菖蒲 | 甘露消毒散 | |

【案2】

痰湿着里，督脉经酸痛，大都不外劳伤也。

| 金毛狗脊 | 天仙藤 | 干 姜 | 小茴香 | 独 活 | 豨莶草 |
| 防 己 | 炒苍术 | 薏苡仁 | 橘 络 | 桑寄生 | 络石藤 |

【案3】

湿郁不化，因寒举发，筋络拘弛，法当疏解。

苏 梗	制半夏	桂 枝	川牛膝	木 瓜	络石藤
炒白术	威灵仙	防 己	白 芍	川续断	甜瓜子
白花酒	葱 白				

【案4】

风寒湿袭于阳明，遍身作痛，盖阳明司束筋骨，不利机关所致。

| 黄 芪 | 防 风 | 海枫藤 | 秦 艽 | 海桐皮 | 鹿衔草 |
| 防 己 | 羌 活 | 威灵仙 | 豨莶草 | 甜瓜子 | 嫩桑枝 |

【案5】

两脉弦，致肝肾不足，肝虚则营卫不和，肾虚则腰胁酸痛。年逾六旬，二气俱虚，兼之湿痰逗留，亦当固本，正气壮，邪气亦能容也！姑拟乙癸同源法，辅以豁痰祛湿徐图之。

熟地黄（砂仁水炒）		淮山药	冬葵子	冬瓜子	乌饭子
山茱萸	橘核子	木香	狗脊	茯神	薏苡仁
旱莲草	辰盐				

注：乌饭子属于一种水果，具有安神解郁、止咳润肺功效。

【案6】

素有肝风旧疾，脾土日衰，风翻胃海，症见四肢痿软，屈伸不能自如。盖阳明主肌肉，以贯四旁，即不能束筋骨，以利关节所致也。法拟治风先治血，血行风自灭。

当归	川芎	羌活	熟附子	菟丝子	木瓜
白芍	熟地黄	防风	肉苁蓉	天麻	威灵仙
豨莶草					

【案7】

腿软，血不荣筋。

当归	桃仁	川芎	木瓜	五加皮	甜瓜子
白芍	杜仲	熟地黄	川牛膝	红花	橘皮
嫩桑枝					

【案8】

血不荣筋，遍身疼痛，先予养血祛风，血行风自灭。

| 当归 | 秦艽 | 羌活 | 白蒺藜 | 白术 | 海桐皮 |
| 黄芪 | 胡麻 | 防风 | 何首乌 | 川芎 | 防己 |

体会：先生治疗痹证，详于辨证。如素体虚弱，气血不足，腠理空疏，阳虚者多感风寒湿之邪，系属风寒湿痹，以蠲痹汤加减，祛风散寒；湿重加苍术、薏苡仁、防己。

久痛入络，血虚络涩，加用当归、桃仁、红花养血和血，以通经络，寓"治风先治血、血行风自灭"之意。

先生治疗痹证，首重脾胃。经曰："阳明者，五脏六腑之海，主润宗筋，宗筋主束骨而利机关也。"足阳明胃经与脾相表里，内藏水谷之精气。先生认为，脾胃为后天之本，输布水谷精微，主肌肉，主润宗筋，束机关，以利关节。脾胃失健，留湿留痰。案中宣痹化痰、祛湿通络为数不少。

先生治疗痹证，对于风寒湿痹证，很少用麻黄、桂枝等发散风寒之药，以防再泄其阳，更少用附子、川乌、草乌等辛热温燥之品，以免耗气伤阴。药主平和，祛邪养正，宣通经脉，此为常用之法，而收其效。

附：药酒方

主治：风寒湿痹证。

潞党参一两	黄　芪一两	汉防己五钱	涤饮散二钱
当　归一两	新会皮一两	杭白芍一两	藏红花二钱
桂枝尖三钱	宣木瓜一两	娑罗子五钱	川续断五钱
丝瓜络一条	路路通五钱	豨莶草一两	仙鹤草五钱
制乳没各四钱	上血竭三钱（研末）	络石藤一两	鹿衔草五钱
嫩桑枝四两			

上味拣选上等药品，置瓷瓶内，用大麦酒五斤，浸七日。瓶口当固，隔水煮一炷香，每日烤温，随量饮之。每次一小杯，约三钱，每日1次。

主治：风湿入络，肢体酸痛，遇寒加重。

潞党参一两	杭白芍一两	路路通五钱（杵）	上绵芪一两
藏红花二钱	九制豨莶草一两	涤饮散二钱	桂枝尖三钱
仙鹤草五钱	汉防己五钱	宣木瓜一两	制乳没各四钱
箱当归一两	娑罗子五枚（杵）	上血竭三钱（研末）	
新会皮一两	络石藤一两	川续断一两（盐水炒）	
丝瓜络三条	鹿衔草五钱	嫩桑枝四两（切碎）	

上味拣选上等药品，置瓷瓶内，用大麦酒五斤，浸七日。瓶口封固，隔水煮一炷香，每日烤温，随量饮之。每次一小杯，约三钱，每日1次。

心　悸

【案例】

上焦如雾，虚里穴动，若稍烦劳，则跳动犹甚，或曰是痰凝结属实，气之跳动属虚。此乃先天不足，肝肾内亏，兼固后天，培养本元。治病必求其本。

东洋参	野於术	茯苓	制半夏	甘草	橘皮
山药	苏梗	川楝子	金橘叶		

体会：经云："胃之大络，名曰虚里。"虚里位于左乳下心尖搏动处，是宗气所居之处。因宗气以胃气为本，故称虚里穴为胃之大络。虚里可以治疗胸肺疾病、脾胃疾病、心之疾病等。本案可见先后天不足，先生立足于调补后天之本，用六君子汤加减亦是治病必求于本的体现。

失　眠

【案1】

阴不潜阳，寐不成寐，则虚火上冲，火生痰，痰热内扰，致有嘈杂心悸之患。此乃肝肾不足，胆胃蕴痰热所致。若不调治，诚恐热则生风，风火盘旋，有类中之虑。

桑　叶	牡丹皮	灵磁石	白　薇	炒山栀	川贝母
制半夏	茶石斛	炒知母	炒黄柏	茯　神	竹　茹

【案2】

昔瘦今肥，积热于痰，痰热内扰，心悸不安，寐不成寐，皆缘胃气不和所致。

制南星	橘　络	瓜蒌霜	首乌藤	甘　草	白　薇
牡丹皮	竹　茹	半　夏	炒枳实	川贝母	茯　神
合欢花					

【案3】

痰热伏于肝胆，因郁内热自生，恒有寐不成寐，头眩心悸，谷食不香，舌苔水黄不宣，脉象弦滑不数，显是痰热蕴于上中二焦，且有他之见症。先治其标，再议调理。

桑　叶	茯　苓	白　薇	瓜蒌仁	首　乌	蒲　黄
牡丹皮	川贝母	磁　石	石　斛	炒枳实	海　蜇

【案4】

操劳过度，肝虚胆怯，寐寐不宁，已延两月。但肝旺则土虚，土虚则发肿，虽有痰湿，皆由正气不支所致也。拟先扶土伐木法，以祛痰利痰，以观动静。

四制於术	苏　梗	杏　仁	橘　皮	薏苡仁	甘　草
制半夏	谷　芽	吴茱萸	木　香	茯　苓	川椒目
冬瓜皮					

体会：经云："胃不和，则卧不安。"仲景《伤寒论》记载，"少阴病，得之二三日以上，心中烦，不得卧，黄连阿胶汤主之"，指出少阴病热化伤阴的阴虚火旺之证治。《金匮要略》有"虚劳，虚烦不得卧，酸枣仁汤主之"的论述。特别是林珮琴在《类证治裁·不寐》中说："由胆火郁热，口苦神烦，温胆汤加丹皮、山栀、钩藤、桑叶。"先生崇尚其说，认为不寐多由虚火内扰，心

中不安，思虑过伤，火炽痰郁所致，常用温胆汤加减。方中知母、黄柏、白薇退虚热；半夏降逆和胃；陈皮、枳实顺气，痰随气下；山栀、竹茹清化痰热；酸枣仁宁心安神。痰热甚者，先生用雪羹汤、海蜇、荸荠，水煎服，以清痰化结。

胁　痛

【案1】
努力伤络，左胁作痛，舌苔薄滑，脉弦。

| 川　芎 | 川贝母 | 苏　梗 | 蔻　仁 | 甘　草 | 醋香附 |
| 橘　皮 | 制半夏 | 川厚朴 | 茯　苓 |

【案2】
气滞血瘀，痰凝互结，右腹作痛。

| 桑　叶 | 牡丹皮 | 郁　金 | 苏薄荷 | 川贝母 | 炒枳壳 |
| 制半夏 | 川厚朴 | 豆蔻衣 | 茯　苓 | 建　曲 |

【案3】
努力伤络，气滞血瘀，虽肿非湿气也。

| 鹿　角 | 桃　仁 | 红　花 | 当　归 | 功劳叶 | 薏苡仁 |
| 炒山栀 | 泽　泻 | 茯　苓 | 旋覆花 | 郁　金 | 延胡索 |
| 怀牛膝 |

【案4】
饥饱劳伤，痰瘀互结在络，膺胸作痛，脘中亦然，脉象弦数，诚恐气逆血上。

| 桑　叶 | 豆蔻衣 | 川厚朴 | 茯　苓 | 枳　壳 | 香附子 |
| 郁　金 | 川贝母 | 瓜蒌仁 | 荆　芥 | 橘　皮 | 降　香 |

【案5】
气逆填胸，脘胁胀痛，肝脾并病。

| 当　归 | 川楝子 | 延胡索 | 牡丹皮 | 苏　梗 | 五灵脂 |
| 橘　皮 | 炒黄芩 | 炒山栀 | 川厚朴 | 香附子 | 沉　香 |

【案6】
气滞血瘀，左胯坚硬，积瘀已著，治之不易。

| 牡丹皮 | 桃　仁 | 五灵脂 | 炙鳖甲 | 琥　珀 | 芒　硝 |
| 木　通 | 柴　胡 | 山　甲 | 当　归 | 荆　芥 | 薏苡仁 |

大 黄　　　降 香

【案7】

肝郁气滞，脉络瘀阻，以致左肢麻木，兼胁刺痛，非风也。

| 当 归 | 桂 枝 | 白蒺藜 | 川楝子 | 通 草 | 木 瓜 |
| 丝瓜络 | 白 芍 | 细 辛 | 延胡索 | 旋覆花 | 降 香 |

【案8】

气滞痰瘀，右胁胀痛，姑拟消补兼施治之。

| 冬白术 | 制半夏 | 川楝子 | 川厚朴 | 茯 苓 | 苏 梗 |
| 香附子 | 炒枳实 | 旋覆花 | 瓜蒌仁 | 橘 皮 | 降香屑 |

【案9】

右胁隐痛，脉象弦滑。痰湿蕴结在络，肝失条达，气机不宣。姑拟通络理气法，以消息之。

| 川楝子 | 延胡索 | 白蒺藜 | 川贝母 | 通络散 | 沉 香 |
| 天仙藤 | 旋覆花 | 苏 梗 | 川 芎 | 瓜蒌仁 | 茯 苓 |

【案10】

因感寒引动劳伤，机窍不灵，又兼两胁作痛，表里并病，势属掣肘。

| 藿 香 | 川贝母 | 炒山栀 | 杏 仁 | 苏 梗 | 枳 壳 |
| 郁 金 | 瓜蒌仁 | 射 干 | 旋覆花 | 茯 苓 | 通 草 |

【案11】

体质太虚，身热咳嗽，左胁疼痛，夜不安卧，正不胜邪之势。姑拟一方，以尽人力。

| 四七汤 | 川 芎 | 枳 壳 | 山 栀 | 黄 连 | 牡丹皮 |
| 贝 母 | 射 干 | 瓜蒌皮 | 竹 茹 | | |

【案12】

由脐上动气横逆，两胁作胀，胀甚蔓延于上，乃水亏肝旺，木横中宫，极宜柔肝扶土，否则木乘土运，有碍饮食矣。

| 东白芍 | 牡 蛎 | 川楝子 | 延胡索 | 磁 石 | 金橘叶 |
| 宣木瓜 | 乌饭子 | 苏 梗 | 白蒺藜 | 玫瑰花 | 佛手露 |

【案13】

饥饱劳伤，肝胃不和，胸次胀痛，气横两胁，固属痰湿蕴于经络，又为肝木制于中土，已延日久，徐以消息之。

| 杏 仁 | 知 母 | 太子参 | 炙冬花 | 橘 络 | 黄 精 |

川贝母　　茯苓　　甘草　　薏苡仁　　茨菇　　枇杷叶

【案 14】

劳伤蓄瘀，左胁作痛，脉象芤细，有痰厥之势。

柴　胡　　穿山甲　　延胡索　　降　香　　大　黄　　五灵脂
竹　茹　　当归尾　　川楝子　　苏　梗　　桃　仁　　花　粉
甘　草　　香附子

体会：《灵枢·五邪》说："邪在肝，则两胁中痛。"胁痛一症多属厥阴。《素问·举痛论》说："厥阴之脉者，络阴器系于肝，寒气客于脉中，则血泣脉急，故胁肋与少腹相引痛矣。"胁痛有寒热虚实之辨，先生自当详察，深入洞旨，诸法多备。

治肝失疏泄、气机郁结，方选四七汤加香附旋覆花汤及陈皮、金橘叶理气和络；胁痛痛甚，以四逆散疏肝理气，合金铃子散辛温活血止痛。叶天士谓"久痛入络"，气郁日久，瘀滞络脉，先生在理气和络的基础上加五灵脂、炮山甲、桃仁、玫瑰花活血化瘀。跌打损伤、瘀血较重者，用复元活血汤，活血化瘀，疏肝通络。案中见阳气虚弱、易感寒邪胁痛、四肢不温者，先生多用当归四逆汤温经散寒，养血通脉。

眩　晕

【案 1】

年六十阴气自半，理当阴亏。辰下痰居于中，气不运化，兼之肝气上逆。气有余便是火也，以致虚阳不得受阴潜藏，冲逆于颠，头晕耳轰，脉象弦滑不弱。虚不受补，补则有倾仆之虑。

桑　叶　　制半夏　　川石斛　　川贝母　　菊　花　　灵磁石
牡丹皮　　黄　柏　　炒山栀　　建　曲　　炒枳实　　竹　茹

【案 2】

肝气上冲于胃，因热酿痰，时行头眩、耳轰、遍身筋惕肉瞤，兼有哕吐，食不甘味，夜不安卧，种种见症皆属痰热所致。经以九窍不和都属胃，宜怡情适志，慎口远烦，佐以药饵徐图进步。

桑　叶　　牡丹皮　　半　夏　　川贝母　　白蒺藜　　磁　石
竹　茹　　菊　花　　炒枳实　　夜合花　　石决明　　炒山栀
首乌藤

【案3】

由去冬服药以来，诸恙悉平，饮食渐增，唯气滞不畅，少腹左右微胀，得清气则稍松，间有更衣不畅，时而头轰耳鸣。当此花甲，阴不足，阳有余。拟从育阴潜阳进步。刻届火金司权，以冀水火既济。

桑 叶	牡丹皮	石 斛	白 芍	当 归	磁 石
木 香	冬瓜子	炒枳壳	橘 皮	茯 神	泽 泻
首乌藤					

【案4】

由去秋疟后失调，头目眩晕，延今未已。似觉上实下虚，盖肝木失荣，易于动风，肾水不涵，易于生火，痰与火相扇则眩晕。姑拟乙癸同源法，佐以利气豁痰，徐图进步。

首 乌	菊 花	半 夏	白蒺藜	磁 石	白 芍
稽豆衣	桑 叶	沙苑子	石决明	木 瓜	茯 神
荷叶筋					

头　痛

【案1】

肝阳化风，痰热内扰，两太阳间有作痛，溲红。湿与热搏，清浊混淆。

当 归	半 夏	蔓荆子	黄 芩	橘 皮	茯 苓
旋覆花	石 斛	川 芎	菊 花	白 芍	薏苡仁
荷 叶					

【案2】

便血，血生风，耳轰头眩。肝阳不息，脾不统血，三阴俱亏。

白 芍	石决明	磁 石	酸枣仁	淡 菜	阿 胶
艾 叶	甘菊炭	鳖 甲	生地黄	茯 神	铁 落

【案3】

本赋不充，内风上干，头疼，先治其标，兼之固本。

桑 叶	制白附子	蔓荆子	细 辛	苏薄荷	茯 苓
菊 花	炙僵蚕	川 芎	香白芷	制半夏	荷叶筋

体会：经云："诸风掉眩，皆属于肝。"眩晕一症，前贤各有阐述，朱丹溪首重痰论。其云："头眩，痰夹气虚并火，治痰为主，挟补气药及降火药。无痰则不作眩，痰因火动。"张景岳则认为"无虚不能作眩，当以治虚为主"。观

先生案多为肝风夹痰，上扰清空。先生认为，眩晕多系肝阳上扰，肝火偏亢，风阳夹痰，清空失旷。选方多以桑菊温胆汤加减，随症加天麻、钩藤、石决明之类；清泄肝火则加山栀、黄芩；痰浊内蕴、上蒙清阳、眩晕泛吐者多以半夏白术天麻汤加味，宣化痰浊；烦劳过度，肾气不足，肝阳不息，耳聋眩晕以小定风味，取淡菜、鳖甲、阿胶、熟地黄、山茱萸，以介类咸酸之味沉潜真阳为宜；至于天麻、僵蚕、钩藤、菊花、石决明均随症用之。先生治头痛医案不多，其辨证及其治疗特色与眩晕辨治有异曲同功之妙。药不多赘。

中 风

【案1】

猝然肢酸在右脾经，内蕴痰湿，姑拟星附六君汤加味治之。

| 胆南星 | 附 子 | 焦白术 | 党 参 | 半 夏 | 元 参 |
| 羌 活 | 泽 泻 | 甘 草 | 桔 梗 | 木 瓜 | 甜瓜子 |
| 桑 枝 |

【案2】

虚火生痰，血亏生风，痰风交互，顷刻昏厥，间有头眩心悸，遍身麻木。病起肝胆，移于阳明，已历多年，极难杜患，致重就轻耳。

| 白蒺藜 | 牵正散 | 川贝母 | 瓜蒌仁 | 石菖蒲 | 川石斛 |
| 竹 茹 | 桑 叶 | 半 夏 | 白 薇 | 远 志 | 猪牙皂 |
| 橘 络 |

【案3】

内风稍定，痰邪弥漫肝胆、包络兼病，仍蹈前辙，佐以涤痰利气，以杜复萌。

| 灵磁石 | 黄 连 | 瓜蒌仁 | 橘 皮 | 牡丹皮 | 川贝母 |
| 半 夏 | 郁 金 | 茯 苓 | 石菖蒲 | 肥皂子 | 制南星 |
| 涤饮散 |

【案4】

情怀抑郁，气勃于中。气有余便是火，火盛生痰，痰热蒙闭清阳，头目如蒙，舌苔中干，两天大便、结燥。欲言则口流清涎，一派痰热，翻于胃海。胃属阳明，司束筋骨，以流利机关，症见九窍不和，胃病何疑？致瘰疬病，再为议诊。

半　夏　　　白蒺藜　　　石　膏　　　茯　苓　　　竹　茹　　　牵正散
橘　络　　　川贝母　　　甘　草　　　姜　汁

【案5】

素来操劳抑郁，气火升腾莫制，由去冬类中后，至今虚阳不息，嗳气频来。盖肝虚必生风，火甚必生痰，痰火燔旋，心神荡漾。舌赤无苔，言语不爽，病势若此，恐类中复萌。

川知母　　　川黄柏　　　炙鳖甲　　　灵磁石　　　秋石霜　　　石决明
阿　胶　　　茯　神　　　淡　菜

【案6】

经云肥人多痰，因火而生。加之操劳太过，则木叩金鸣，咳逆痰多，痰因火动，致伤阴络。日前溲血数次，又加神志不清，每痛时呓语频频，自觉神昏颠倒，非风之病，久则有类风之变。姑拟豁痰息风法，节饮食，慎起居，庶冀与药饵并功。

白蒺藜（去刺）　　　涤饮散　　　菊花炭　　　瓜蒌仁　　　郁　金
薏苡仁　　　炒枳实　　　半夏粉　　　白　薇　　　川贝母　　　茯　苓
橘　络

【案7】

形半脉软，气勃于中，因外邪遏伏，化热酿痰，凝于肝胆，移于包络，神志模糊，语言错乱，舌苔白腻不宣，口干舌燥。病热传内，再加呃逆气喘，危如风烛，拟方应手乃吉，否则掣肘矣。

半　夏　　　川贝母　　　炒枳实　　　涤饮散　　　茯　苓　　　甘　草
薏苡仁　　　益智仁　　　制南星　　　郁　金　　　瓜蒌仁　　　牙　皂
橘　皮　　　竹　茹

【案8】

患者中风，呃逆频作。

制半夏　　　银条参　　　紫石英　　　广陈皮　　　旋覆花　　　茯　神
鲜竹茹（姜汁炒）

二诊：药后呃逆已平，而中枢转输乏权，右手足举动维艰，握管乏力，有偏枯之势。

《素问·痿论》云："阳明者，五脏六腑之海，主润宗筋，宗筋主束骨而利机关也。"脾胃正气未复，不能转达四肢，治以慎起居，调饮食。佐以大活络丹缓缓调治，自能渐入佳境。

【案9】

《素问·生气通天论》云："大怒则形气绝，而血菀于上使人薄厥。"皆因于平素谋虑太过所致，姑拟葛可久法徐徐图之。极宜远房室，绝嗜欲，心如铁石，耳目清静。庶几服药见功，否则仍蹈前辙，旧疾亦发。有诸鄙见，浅陋候酌。

花蕊石　　血见愁　　侧柏叶　　童子胎发（研细末）

瓷瓶内存，每服二钱，米汤送下。

【案10】

风中血脉，舌强肢酸疼，已经四日，虑其肝风复萌再厥，非所宜也。

顺风匀气散加减。

注：顺风匀气散出自《苏沈良方》，由白术、乌药、沉香、白芷、紫苏叶、木瓜、甘草、青皮、天麻、人参组成，主治㖞僻偏枯。

【案11】

卒然暴厥，神志模糊，服苏合香丸得苏未明，乃风痰入于包络，拟涤痰重镇，佐以宁神平肝，以冀息风为要。

桑　叶　　砂　仁　　磁　石　　远　志　　川贝母　　石菖蒲
羚羊角　　制南星　　牡丹皮　　半　夏　　白　薇　　天竺黄
茯　神　　竹　菇

【案12】

患者中风已有旬日，右手足牵动为艰，呃逆频频，食入时吐，舌苔薄腻，脉细弦。气痰互郁，胃气上逆，治拟理气化痰。

制半夏　　银条参　　紫石英　　鲜竹茹（姜汁炒）　　广陈皮
旋覆花　　荷　叶

二诊：药后呃逆已止，而中枢转输乏权，右手足牵动为艰，握管乏力，有偏枯之势。《素问·痿论》云："阳明者，五脏六腑之海，主润宗筋，宗筋主束骨而利机关也。"脾胃正气来复，不能转达四肢，拟慎起居，调饮食，佐以大活络丹微调，自能渐入佳境。

脉证互参，方药合拍，处方简洁。

体会：中风一症，金元以前医家都以"内虚邪中"立论。至明代张景岳指出，"本皆内伤积损颓败而然，原非外感风寒所致"，为中风发病之因。清代叶天士阐述了"精血衰耗，水不涵木，木少滋荣，故肝阳偏亢"的发病机理。

中风一症，临床以病位之深浅分为中经络和中脏腑。中脏腑又分为闭证、脱证。细研先生医案，总不离乎于本，为阴阳偏盛，气血逆乱；在标为风火相扇，痰气壅塞，为本虚标实、上盛下虚之证。先生治疗中风，对肝阳偏亢，内风时起，头晕耳轰者，方用天麻钩藤饮加石决明、磁石之类；风阳上潜，痰火阻窍，药用石膏、山栀、知母、黄柏辛凉，清泄肝火；痰湿蕴中喜用蒌贝温胆汤清热豁痰；脾虚痰湿为重，以六君子汤健脾化痰；风邪入络酌用羌活、附子祛风通络，配以牵正散、涤饮散息风豁痰；精血亏耗，水不涵木，治以育阴潜阳，常用淡菜、鳖甲、石决明介类之品；如见中风后半身不遂，口眼㖞斜，步行维艰，乃痰火壅塞、营卫不和、气虚血瘀之象，拟王清任补阳还五汤加味，配以针灸，以达康复。

癫　痫

【案例】

癫痫由童年而起，间数年又发。痰郁包络，引动肝风，则神昏、四末抽掣。所喜少壮年华，若或衰年，即有终身之累。

羌独活	当归	半夏	远志	橘络	白蒺藜
石菖蒲	川芎	白薇	细辛	川贝母	茯神
甘草	竹茹				

疝　气

【案例】

脉弦数，于偏坠五年，肝肾不足，寒湿下注睾丸，姑拟乙癸同源而治。

| 茜草 | 山药 | 荜茇 | 香附子 | 炙全蝎 | 生地黄 |
| 胡芦巴 | 川楝子 | 木香 | 僵蚕 | | |

体会：疝气一症，前贤多以中气下陷为治，亦多用升提之法，肝经不疏以橘核丸加减。此案为阳虚寒疝之证，先生此方立在疏肝通阳，搜邪治疝。立意颇佳，足以后人为法。

脚　气

【案例】

鸡鸣散加当归、五加皮、五灵脂、川牛膝。

郁 证

【案1】

气逆于中，肝失条达，谷食减少，胃不舒展。姑拟桑丹温胆汤加味。

桑 叶	粉丹皮	炒山栀	制半夏	橘 皮	建 曲
川厚朴	茯 神	炒枳实	甘 草	浙贝母	竹 茹

【案2】

抑郁动肝，气逆喉燥，食下作阻，道路窄隘，脉象沉结。胃气下行为顺。

射 干	制半夏	豆蔻衣	西洋参	昆 布	海 藻
川贝母	苏 梗	白 芍	槟 榔	蛤 粉	金橘叶

【案3】

正不胜邪，脾不健运，纵有湿痰，以未治之，姑拟固本祛邪法。

藿 香	郁 金	沙 参	炒白术	橘 皮	制半夏
豆蔻衣	省头草	川厚朴	茯 苓	生 姜	荷 蒂

【案4】

气横于胃，懊憹嘈杂，即痰凝气滞也，已延一月之久。肝为起病之源，胃为传病之使，大都郁结之病，必须心境开展，佐以药饵，庶几却病，纵有寒热，便秘亦无妨也。

川黄连	制半夏	川贝母	涤饮散	五灵脂	竹 茹
干 姜	防 己	瓜蒌仁	木 通	炙甘草	枇杷叶

【案5】

抑郁动肝，气火升腾莫制，食不甘味，拟降火疏肝，佐以和胃。

黄 连	橘 皮	谷 芽	制半夏	甘 草	干 姜
郁 金	瓜蒌皮	茯 苓	荷 蒂		

【案6】

郁痰由肝，痰热内蕴所致，情志不舒患病。

橘 红	白 薇	川贝母	郁 金	甘 草	茯 苓
石菖蒲	炒山栀	竹 茹	制半夏	桑 叶	瓜蒌仁
炒枳实					

【案7】

曲直太过，则肝木无以发荣，郁则生痰生酸，皆情志不遂所致。古人治木不治土非其治，今从培土伐木，似合病机。

| 党 参 | 於 术 | 川黄连 | 吴茱萸 | 白 芍 | 益智仁 |
| 乌 梅 | 公丁香 | 茯 苓 | 甘 草 | 橘 皮 | 生 姜 |

【案 8】

肝阳愈而复发，由于忧郁太过，肝阳逾炽，逆气逾横，少腹下按之有形，咽喉间如物作阻，种种见症，肝不平，脾不运，气滞血瘀。再拟柔肝理气，俾悦情志，乃克有济。

桑 叶	牡丹皮	旋覆花	琥 珀	炒山栀	茯 神
牡 蛎	丹 参	川贝母	苏 梗	白 芍	香附子
佛手露	青果核

【案 9】

气升于喉，似如物阻，乃肝邪上冲所致。

| 桑 叶 | 川石斛 | 牡 蛎 | 川贝母 | 夏枯草 | 香附子 |
| 牡丹皮 | 白 芍 | 白蔻仁 | 瓜蒌仁 | 木 瓜 | 金橘叶 |

【案 10】

肝阴不足，内热自生。恒见咽喉、胸胁有物作阻，乃横逆于上，间有虚火上升，血不养肝，气不归原，势属内伤。

| 桑 叶 | 川贝母 | 巨胜子 | 茶石斛 | 牡 蛎 | 制半夏 |
| 牡丹皮 | 瓜蒌仁 | 炒山栀 | 白 芍 | 木 瓜 | 茯 苓 |
| 竹 茹 |

注：《本草新编》载："巨胜子，非胡麻也，味甘，气温平，无毒，丹溪盛赞之。入心、肾二经。"《丹溪心法·卷三》载有巨胜子丸。

【案 11】

食下阻碍，气机不顺，胃失下行之旨。老年诚恐液枯气结三阳格之势，转瞬春分防变。

| 黄 连 | 益智仁 | 白 术 | 薤白头 | 牡 蛎 | 干 姜 |
| 制半夏 | 炒枳实 | 瓜蒌仁 | 橘 皮 | 灶心土 |

【案 12】

郁痰由肝郁胆虚、内蕴热痰所致。

| 桑 叶 | 半 夏 | 白 薇 | 川贝母 | 炒枳实 | 石菖蒲 |
| 竹 茹 | 粉丹皮 | 橘 皮 | 炒山栀 | 瓜蒌仁 | 郁 金 |

【案 13】

产后子殇，抑郁太过，肝胆痰热内扰，瘰疬不宁，肝旺则伤脾，脾气下陷则濡泄，阴虚生内热，热甚逼迫冲任，带下频频不断。种种见症，损怯根萌已露，速当绝去顾虑，怡情调治，庶几服药有益。

桑　叶	制半夏	川贝母	白　薇	炒枳实	郁李仁
竹　茹	牡丹皮	川黄连	瓜蒌仁	石　斛	甘　草
茯　神	荷　叶				

【案14】

脾不能为胃行其津液，致生水饮。中脘下按之汩汩有声。斯痰由于抑郁寻思太过，而脾胃两伤，阳式微矣。诊治之法，先拟打开情志，佐以药饵。俾土得敦阜之职，积水转还津液，渐渐自可平复。

| 於　术 | 橘　皮 | 半　夏 | 花　椒 | 甘　草 | 南沙参 |
| 益智仁 | 豆蔻仁 | 茯　苓 | 姜　渣 | | |

【案15】

本赋不充，由去岁抑郁起见，肝阴胆汁两伤，痰热易于内袭，遂令神志不清，言语错乱。盖肝为将军之官，主于谋虑；胆为决断之官，主于中正。大都中正失引，皆由情志所伤也。姑拟温胆汤加味，必须怡情养性，打破凝固，佐以药饵徐图，以见效机。

| 制胆星 | 天竺黄 | 石菖蒲 | 郁　金（明矾水炒） | | 竹　茹 |
| 黄　连 | 瓜蒌仁 | 远　志 | | | |

【案16】

郁痰由肝郁、胆经内蕴痰热所致，乃情志不舒之病。

| 橘　红 | 白　薇 | 川贝母 | 郁　金 | 甘　草 | 炒山栀 |
| 制半夏 | 桑　叶 | 瓜蒌仁 | 茯　苓 | 炒枳实 | 石菖蒲 |

【案17】

营卫两亏，食不甘味，乃怯症也。

六君子汤加白芍、谷芽、姜、枣。

【案18】

郁气动肝，胸闷食减，姑拟越鞠二陈。

| 白　术 | 香附子 | 白蒺藜 | 川厚朴 | 茯　苓 | 川　芎 |
| 炒山栀 | 木　瓜 | 苏　梗 | 制半夏 | 冬瓜子 | |

体会：《丹溪心法·六郁》谓"气血冲和，万病不生，一有怫郁，诸病生焉。故人身之有病，多生于郁"，而创"六郁"之说。明·徐春圃《古今医统·

郁证门》指出："郁为七情不舒，遂成郁结。既郁之久，变病多端。"

先生论治郁证多涉情志抑郁。情怀不畅，郁则化火，火灼津为痰，故治疗注重气痰辨证。气机郁结，肝郁胆热，治从宣泄少阳，方用橘皮竹茹汤；痰湿内蕴，气火升腾，多以蒌贝温胆汤加桑叶、黄连清泄内火，涤痰饮化痰逐饮；胸闷痹阻，取瓜蒌薤白汤开胸散结；脾胃不健者加薏苡仁、於术；瘀阻者配用五灵脂；并常配中成药越鞠丸理气解郁。先生用药大旨以苦辛凉润、宣通气机为主，很少投燥热、涩补之品。用药仍以轻灵为长。

水 肿

【案1】

风湿相搏，遍身浮肿，谨防气喘。

| 羌活 | 防风 | 炒白术 | 炒枳壳 | 桂枝 | 大腹皮 |
| 茯苓 | 薏苡仁 | 苏梗 | 猪苓 | 泽泻 | 冬瓜皮 |

【案2】

风邪入肺，由咳嗽渐至浮肿，胸次不开，姑拟开鬼门，运中枢，痰祛则肿自消。

| 苏薄荷 | 杏仁 | 防风 | 半夏 | 豆蔻衣 | 薏苡仁 |
| 茯苓 | 川厚朴 | 广陈皮 | 泽泻 | 甘草 | 冬瓜子 |

【案3】

病延数月，命火衰微，遍身浮肿，大腹尤甚，经以清气在下则生飧泄，浊气在上则生䐜胀。阴阳反作，病之逆从也。总之新袭暑湿，暂且治本，参以治标。鄙见如斯，候酌服之。

苏叶	杏仁	防风	炒白术	桂枝	大腹皮
赤苓	泽泻	肉桂	猪苓	防己	薏苡仁
川花椒	冬瓜皮				

【案4】

产后劳伤，脾阳不运，遍身浮肿，虑其喘促。

苏梗	防风	桂枝	大腹皮	川厚朴	桔梗
炒白术	冬瓜仁	杏仁	羌活	木香	茯苓
泽泻	生姜皮				

【案5】

始由肝、脾、肾三经起病之源，继由服药不能争胜，以致遍身浮肿，纳食不运，则痰沫上泛，大便或秘或泻，腹中辘辘有声，命门真火日衰，脾阳日耗，阴霾弥漫，浮肿所由来也。姑拟益火之源，末后能消阴翳否？

山药　　车前子　　木瓜　　川椒目　　熟附片　　肉桂
山茱萸　　茯苓　　泽泻　　冬瓜仁　　益智仁
熟地黄（沉香水炒）

【案6】

身半以上肿属风，风与气搏而不降则肿不消也。拟开鬼门法治之。

苏叶　　防风　　大腹皮　　薏苡仁　　茯苓　　川椒目
杏仁　　冬瓜子　　防己　　川厚朴　　陈皮　　生姜皮

【案7】

劳力伤脾，遍身浮肿，谷食不思，诚恐胀满。

於术　　苏梗　　制半夏　　泽泻　　建曲　　橘皮
炒枳实　　川厚朴　　炒山栀　　木通　　茯苓　　冬瓜仁

【案8】

暑湿内伏，身热浮肿，稺年防喘。

干葛　　藿香　　六和曲　　炒枳壳　　茯苓　　苏薄荷
砂仁　　香薷　　制半夏　　川厚朴　　芦秣根　　六一散

【案9】

疮湿伤脾，胃阳不振，足跗浮肿，风湿逗留所致。

当归　　羌活　　茵陈　　炒苍术　　木通　　小胡麻
黄连　　荆芥　　苦参　　黄柏　　泽泻　　冬瓜子

【案10】

病延数日，命火衰微，遍身浮肿，大腹尤甚，经以清气在下则生飧泄，浊气在上则生䐜胀。此阴阳反作，病之逆从也。纵有新袭暑湿，先治本，后治标。鄙见如斯，倾酌。

五苓散　　苏梗　　大腹皮　　花椒目　　杏仁　　肉桂
冬瓜子

【案11】

劳力伤脾，脾阳不运，遍身浮肿，拟大橘皮汤。

苏薄荷　　杏仁　　大腹皮　　防风　　炒苍术　　橘皮
川厚朴　　泽泻　　花椒　　木香　　茯苓　　冬瓜皮

【案 12】

年甫四九，血不归经，遍身面目浮肿，头眩心悸不安，肝病传脾，血不归经，姑拟十味温胆加味。

西洋参	橘 皮	酸枣仁	川贝母	生地黄	琥 珀
竹 茹	半 夏	远 志	白 芍	何首乌	甘 草
茯 苓	灯心草				

体会：仲景《金匮要略》将水肿分为"五水"（风水、皮水、正水、石水、黄汗），后世又将水肿归纳为阴水、阳水两类。《景岳全书》说："凡水肿等证，乃脾、肺、肾三脏相干之病。盖水为至阴，故其本在肾；水化为气，故其标在肺；水惟畏土，故其制在脾。"先生论治水肿，关键在肺、脾、肾。首重阳水、阴水之别。对风水相搏，流溢肌肤，治从祛风行水，宗《内经》"开鬼门，洁净腑，去菀陈莝"之法，方选越婢加术汤；伴有恶寒畏风，去麻黄、石膏，加羌活、防风；感受风热加金银花、黄芩、牛子之类。水湿久聚，必损其阳。肢体浮肿，身重而倦，多拟温阳利水，方选五苓散。五皮饮加川椒目、防己行气化湿；怯寒肢冷，酌加肉桂、附子，助阳化气而行水湿。对阴水之证，中阳不足，气不化水，腰以下肿，腹胀纳差，溲少者，法拟温脾阳，利水湿，方选实脾饮加减。对水肿屡发，病久及肾，肾阳衰微，腰以下肿甚，畏寒肢冷，小溲少，法拟温暖肾阳，化气行水，主选金匮肾气丸加味，亦用右归饮加减。

痰 湿

【案 1】

疟后失调，痰湿蕴结，渐漫三焦，舌苔白腻，痰涎甚多，湿聚热蒸，胸次不宽，纠缠之势，姑拟一方以消息之。

藿 香	川贝母	白蔻衣	半 夏	连 翘	薤白头
瓜蒌皮	郁 金	杏 仁	滑 石	通 草	枇杷叶
姜 皮					

【案 2】

脾为生痰之源，肺为贮痰之器。中宫气不运输，其痰或凝于胃，或蕴于胆，凝于胃有心悸懊憹，蕴于胆则善怯多疑。脉象弦滑且数，木叩金鸣之势。姑拟外台茯苓法，俾使治痰先治火，火平痰自清。

| 桑 叶 | 川贝母 | 炙冬花 | 海浮石 | 白 术 | 炒枳实 |
| 竹 茹 | 茯 苓 | 杏 仁 | 瓜蒌仁 | 紫 菀 | 半 夏 |

海蛤粉　　　榧子仁

【案3】

痼疾有年，气虚易感，常寒热自汗，胸次喉燥，气不宣通，痰湿虽蕴，亦由中枢健运失常。姑拟宣化先治其标，本症再为调理。

藿　梗　　白蔻仁　　半　夏　　薏苡仁　　佩兰叶　　新荷叶
郁　金　　苏薄荷　　苏　梗　　川厚朴　　茯　苓　　竹　茹

【案4】

抑郁操劳，肝胆不宁，水亏于下，火于上升，火生痰，痰不易化，每至火升时烦躁不安。年逾七旬，气不生阴，脉象弦数。诚恐气喘生变，姑拟滋水涵木，佐以理气化痰，绝去尘气，存念莫起，庶几服药有益。

桑　叶　　牡丹皮　　半　夏　　橘　皮　　川贝母　　夜合花
川石斛　　茯　苓　　夜交藤　　甘　草　　橄　榄　　竹　茹

【案5】

每发病时，灵机不活，似觉气逆咽喉，言语懒出，胸前作闷，筋惕肉瞤，身有气瘰。盖肝病必传于胃，呕之由在于胃也。气病必累及血，胀痛之病，由在于血滞也。肝虚胆亦虚，痰热乘虚袭也。痰与热搏于肝胆，传于膻中，每病有形，情呆钝状，若痼、瘰，仍拟清痰热以宁神志，疏肝郁以畅气机。俾使恬恢虚无，自开怀抱，佐以药饵，徐图却病可也。

陈胆星　　白　薇　　白蒺藜　　半　夏　　瓜蒌仁　　夏枯草
白　芍　　川贝母　　茯　神　　远　志　　石决明　　娑罗子
甘　草　　石菖蒲　　竹　茹　　青　皮　　佛手露　　涤饮散

【案6】

年近六旬，营卫不足，每遇劳顿则膺胸懊恼，此一由心营不足，一由痰热扰胃所致也。怡情适志，即可解矣。

朱茯神　　茶石斛　　酸枣仁　　半　夏　　秫秫米　　炒山栀
用长流水扬百遍，煎上药。

【案7】

痰湿内伏，懊恼不舒，胃不和也。

西豆豉　　炒山栀　　浙贝母　　制半夏　　瓜蒌仁　　炒枳实
夜交藤　　茯　苓　　竹　茹

【案8】

痰湿困中，健运失常，每咳则虚气下注，此病不尽为虚，乃湿热下泄所致。

| 西洋参 | 芡实 | 桑螵蛸 | 炒黄柏 | 益智仁 | 冬白术 |
| 沙苑子 | 蚕沙 | 薏苡仁 | 茯神 | 鲜山药 | |

【案9】

去秋溲血，伤于阴络，致遍身痿软无力，肝肾两亏，加以痰湿蕴中，遂令胸次不舒，气机不达。拟培土伐木法，佐以通利湿痰。

| 当归 | 柴胡 | 山栀 | 黄柏 | 甘草 | 莲子心 |
| 白芍 | 生地黄 | 琥珀 | 茯苓 | 木通 | 淡竹叶 |

【案10】

正不胜邪，脾不健运，纵有湿痰，以未治之，姑拟固本祛邪法。

| 藿香 | 沙参 | 橘皮 | 蔻仁 | 川厚朴 | 生姜 |
| 郁金 | 白术 | 半夏 | 省头草 | 茯苓 | 荷蒂 |

痰　饮

【案1】

水不涵木，木横中土，甚则胀阻，牵延前后背心。肝不平则气横逆，脾不运则痰湿生，姑拟张景岳指迷茯苓丸加减。

制半夏	桑螵蛸	川楝子	白芍	玫瑰花	薏苡仁
炒枳实	丝瓜络	茯苓	延胡索	苏梗	木瓜
牡蛎	佛手				

【案2】

饮邪入络，气不主宣，前胸隐痛，横逆背后，饮食如常，神不振作，邪湿困中，乃病久正伤，不能敌邪，又加烟霞之癖太深，以致纠缠不已。姑拟通络逐饮法，兼能节饮食，慎寒温，庶几与药饵并功。

茯苓	风化硝	旋覆花	半夏	赤芍	炒枳实
川贝母	瓜蒌仁	白芥子	木通	五灵脂	郁金
降香屑	大红绒				

【案3】

脾不能为胃行其津液，致生水饮，中脘下按之汩汩有声。斯痰由于抑郁，寻思太过，而脾胃两伤，阳式微矣。诊胸腹作胀，少腹作痛之甚，大便不畅，久延有休息之虑。

冬白术　　南沙参　　干姜　　黄连　　陈皮　　炒枳实
白芍　　川厚朴　　茯苓　　砂仁　　甘草　　荷蒂
陈老米

【案4】

湿痰渐化，脾胃得中和之气，九窍舒通，唯脉细濡无力，元气未复，再加补土生金。俾资生气，源之有道，不致痰凝饮聚，渐有神清气爽之征。

冬於术　　太子参　　海浮石　　陈皮　　吴茱萸　　川椒目
制南星　　茯苓　　通草　　薏苡仁　　蛤粉　　甘草
益智仁　　海蜇　　蒲荠　　姜汁

【案5】

痰湿内著，气不宣畅，辘辘有声，饮之状也。

藿香　　半夏　　苏梗　　葶苈子　　川椒目　　薏苡仁
香附子　　大黄　　橘皮　　五灵脂　　泽泻　　蔻仁
川厚朴

【案6】

水饮停中，气逆作呕，久则有反胃之势。

乌梅　　西洋参　　川花椒　　当归　　黄连　　干姜
附片　　黄柏　　肉桂　　细辛　　伏龙肝

【案7】

宿饮举发，咳嗽不能卧，诚恐水溢高原。

桂枝　　白术　　干姜　　苏子　　甘草　　白果
炙冬花　　川厚朴　　五味子　　杏仁　　茯苓　　枇杷叶

【案8】

脉滑数，胃虚伏饮，间有懊侬，历经三年，乃劳伤所致。

冬於术　　川贝母　　山栀　　益智仁　　炒枳实　　茯苓
北沙参　　瓜蒌仁　　石斛　　半夏　　甘草　　涤饮散

【案9】

素有痰饮，曾经一年未发。刻见肢麻舌强，外形类中之象，唯脉沉濡兼滑。大都肝郁不伸，气不统血之征。盖四肢属于脾，脾阳不伸，则血不荣于四末，纵有余痰余湿，扶正则邪自散矣。若一味柔肝收敛是为养贼害民，而则歧变有诸。拟东垣先生法，木郁达之，土郁夺之。然否候教。

当 归	羌 活	菟丝子	防 己	瓦楞子	白 芍
豨莶草	川 芎	首 乌	白蒺藜	甜瓜子	天 冬
丝瓜络	木 瓜				

【案10】

本质土虚木旺，水饮停中，遇寒则腹胀，呕逆，遇气则吐酸作痛。肝脾不和，胃亦不振，姑拟服纳肝气，辅以兼顾后天，徐图调养。

党 参	半 夏	橘 皮	川黄连	生白芍	茯 苓
玫瑰花	於 术	乌 梅	苏 梗	吴茱萸	甘 草
牡 蛎	生 姜				

【案11】

气痰阻塞，不咳而喘，由胸腹窜及脊背作痛，乃饮邪入络，肺胃气机不舒，留饮已著。

苏 子	茯 苓	川贝母	桑白皮	炒枳壳	橘 皮
射 干	杏 仁	芒 硝	半 夏	桂 枝	薏苡仁
川厚朴	枇杷叶				

【案12】

痼疾三年，痰与气搏，升而不降，每日懊憹时，渴饮甚多，然后呕吐痰涎，始觉饮食出则舒畅，大便秘，小便不多，水饮蓄于中上二焦，胃气失之下行之顺。唯脉滑数，滑亦主痰也，大都反胃噎膈，较此症有间矣。拟逐痰通腑法，未识肝病所再，酌裁之。

豆 豉	半 夏	瓜蒌皮	甘 草	橘 络	茯 苓
竹 茹（姜汁炒）		山 栀	炒枳实		

另服牛黄化痰丸

二诊：药后肝气较平，胃气亦降，血亦不吐，脾阳亦升。盖肝之脏喜于条达，胃之腑喜于和畅，人身气血，有骸贯通，一有气滞则诸症蜂起。辟如痰饮为患，喘顿。肺虚气滞，其患亦归肾虚，肺肾升降得宜，津液周流，水道出焉，永无痰饮。姑拟柔肝通络，活血生新，佐以逐痰纳气。俾阳生阴长，阳化气，阴内守，源源相济，病从何来？

於 术	灵磁石	宣木瓜	炒山栀	秋 石	佛手柑
牡丹皮	牡 蛎	菊 花	橘 络	豨莶草	鲜金橘叶

体会：先生治疗痰湿及痰饮病证治要点。

痰、饮、水都是脏腑病理变化产物，实为一源三歧。古人谓："积水成饮，饮凝成痰，稠浊者为痰；清稀者为饮，更清者为水。"其病产生与肺、脾、肾关系密切相关。仲景在《金匮要略》所列痰饮病，实际是"水"和"饮"的病机证治为主。后世医家对痰病的研究不断深入，《医述》说"内伤百病皆生于痰"，而有"百病皆有痰作祟"之说。先生治痰和痰饮尤其服膺叶天士"善治者治其所以生痰之源，则不消痰，而痰自无矣"之说。

先生治痰为病，以脾虚不运、痰湿内生辨证，习用二陈汤为基本方随症加减。如见胸阳失旷、胸次闷塞者，方选瓜蒌薤白汤加减，宽胸散结涤痰；痰湿中阻，胸闷懊憹，给予栀豉汤加减，开郁清火，清化痰热；湿浊偏重，苔腻加藿香、豆蔻衣、杏仁、薏苡仁宣气化湿；加茯苓、通草、泽泻、冬瓜仁渗湿下行。用药简洁，方药轻灵。

自仲景《金匮要略》始有痰饮之名，临床有广义、狭义之分。广义痰饮包括"痰饮、悬饮、溢饮、支饮"，是诸饮之总称。狭义痰饮则为饮留胃肠之证，"以温药和之"为治疗原则。先生对广义痰饮，随饮停部位进行辨证施治，赏识叶天士所提的"外饮治脾、内饮治肾"之观点。观先生脉案，表现在以下几个特点。

1. 温阳祛饮。脾阳衰退，不化水谷精微，停积为饮。饮为阴性，非温不化。先生守古方意，选用苓桂术甘汤加减，辛甘化阳，燥脾渗湿。湿邪偏重、舌腻根厚，以藿香、佩兰、薏苡仁、通草、冬瓜仁淡渗利湿；补脾阳虚，很少用人参、黄芪之类阻遏脾湿。

2. 温寒逐饮。痰饮病外感风寒，咳喘频作，下肢浮肿，咳吐稀白痰涎，乃风寒夹饮，阳虚饮停。叶天士认为，由脾阳虚引起，为外饮，小青龙汤加减。先生去麻黄，以防汗出过多伤阳。脾虚不运，饮留胸膈，先生常用外台茯苓饮健脾除痰，温中散水。肾阳虚者，叶天士称为内饮，用真武汤加减，先生常以熟附片、川椒目、生姜皮温阳散寒；参、苓补气利水。

3. 补脾益肾。脾肾俱伤，中焦阳虚，痰饮易变，先生常用参、术、甘草、胡桃肉、川椒目、桂枝温阳益气；陈皮、茯苓、砂仁和胃，标本兼顾；肾气亏虚，气不摄纳，加重参、术益气；熟附片、熟地黄、山茱萸、胡桃肉温肾纳气，勉强维之。

积　聚

【案1】

积聚有年，气痰阻塞，胀痛吐酸，均属胃失下行之顺。又因肝木侮土，不可轻犯，攻虚成痞，攻坚成满。法以酸苦合化，佐以甘辛，以冀阴平阳秘，乃有济尔。鄙意如是，候酌主裁。

炙桑白皮　郁　金　大　黄　五灵脂　川贝母　细　辛
制附片　瞿　麦　蔻　仁　炒枳壳　沉香屑

【案2】

本症痰凝内结成痞，湿郁弥漫三焦，身热不退，已经月余，中脘坚硬有形，按之触手作痛。表里交攻，殊属棘手。拟芳香宣化治标，佐以丸剂治本，一举两得，末后中病所耶。

藿　香　杏　仁　蔻　仁　川厚朴　薏苡仁　木　通
郁　金　赤　芍　制半夏　滑　石　五灵脂　川贝母

另配服枳实消痞丸，八反膏外用。

【案3】

禀赋不充，肝肾不和，易于著湿，少腹胀痛，汩汩有声。水蓄于下，气不运行，姑拟固土伐木，佐以渗湿以观动静。

炒白术　吴茱萸　白　芍　薏苡仁　苏　梗　甘　草
木　瓜　冬瓜子　川楝子　牡　蛎　橘皮络　茯　苓
花　椒　煨　姜

【案4】

痛久痰瘀入络，中焦隐痛未除，脉两部芤滑，似成蓄瘀不化。盖病势延绵日久，脾土已伤，姑拟逐瘀生新。未识药饵可能争胜耶。

鹿　角　郁　金　当　归　旋覆花　韭菜汁　降　香
桃　仁　新　绛　温白丸

注：温白丸出自《外台秘要·卷十二》，主治心腹积聚癥瘕。另《小儿药证直诀》《圣济总录》均有记载，其组成及主治均不同。

二诊：病势渐减，少腹汩汩有气，大便日行二至三次，脾阳不固，冲任受戕，仍蹈前撤，以化瘀生新，佐以固脾，乃为妥善。

当　归　桃　仁　干　姜　琥　珀　茜　草　丹　参
韭菜汁　川　芎　五灵脂　蒲　黄　甘　草　香附子
饴　糖

【案5】

积聚有年，曾经调治渐愈，每致劳伤动怒，则气逆于中，形如痞块，耳目不听，逸则稍舒。盖脾为柔脏，易蒙痰湿。肝为刚脏，气常横逆，今诊左脉弦滑，右脉濡滑，痰与湿交互虽减，而不能除根，但年逾五旬之外，肝虚之候，命土不足，水谷精微不归正化；痰湿易生耳。姑拟扶土豁痰渗利法，俾恬恢虚无，真气从之，自可无增剧之感。

鸡内金（焙干）　真建曲（研碎）　醋煮灵磁石　煅牡蛎

上四味研为细末。

沙　参　瓜蒌皮　冬瓜子　茯　神　九节菖蒲　老木香
川贝母　玫瑰花　水红花子

共九味，以长流水扬三千遍，熬膏去渣，代蜜为丸，如梧桐子大，水飞辰砂为衣，每吃一钱四分，清晨开水送下。

体会：积是有形，固定不移，痛有定处，病属血分，乃为脏病。聚是无形，聚散无常，病无定处，病属气分，乃为腑病。前贤记载的"痃癖、癖块、痞块"均可列入积聚范畴。

先生诊治积聚一症，辨证重在气滞血瘀，法以行气消积、和血通络为主。行气消积方选五积散加减，酌加枳壳、木香、川厚朴、沉香行气散结；湿阻中焦，气滞不运，多用藿香、杏仁、豆蔻仁、薏苡仁宣气化湿；气化湿清，积可自消。治疗积聚，认为肝失条达，横逆犯土，脾虚生湿，易蒙痰湿，气痰互郁，蕴于中宫，常用温胆汤加减，扶土豁痰，痰湿得化，积聚易散。牡蛎咸寒软坚。瘀阻脉络，积下有块，治以活血化瘀，方选失笑散加味，取丹参、当归、赤芍、桃仁、川芎、茜草、水红花子之类配合使用，可奏其效。另外配合枳实消痞丸服用，攻补兼施。

注：水红花子为蓼科植物红蓼的干燥成熟果实，味咸，性微寒，具有散血消瘀、消积止痛、利水消肿之功，一般使用5～9g。

虚　劳

【案例】

经以人身小天地，泰则万物生焉，否则万物闭塞，群英不茂，故人亦应之。凡人身有真火，寄于在肾，真水积于先天，听命于心，技巧于肾。温百骸，利九窍，充皮肤，聪神明，皆赖此火。无非此火，不能发育万物，人非此火，不能充养形骸。阁下之病尔，细核情由，皆属先天不足、命火衰微。龙雷之火妄动，诸病由此蜂起。始由昔瘦今肥，为痰也、湿也；继而由肥而转瘦，如火也、气也。痰因火动则消谷善饥，火因气生，则气逆中宫而不畅，以致节失其常度变化，失其约束，小溲频多，且有败精浮于水面，皆缘肾气不衡也，精关不固也。多乱梦者，心肾不宁也；寐则盗汗者，阴液不藏也；牙龈上缩者，肾液不能上奉也；头目眩痛，皆由肝阳上冲也。

种种见症，阴不潜阳，则邪火愈炽；水不涵木，则火浮于上。上实下虚，既济之功，失其常度，阴阳易位。生生之本，失于权衡，所以服药罔效者，煎服药饵不达，乃偏阴偏阳所致，用药难于争胜耳。姑拟壮水之主法，养正祛邪，血气相交，末后水火既济否？鄙见浅陋，候酌，同志教正。

知　母	炒黄柏	炙鳖甲	生地黄	蚕　沙	磁　石
茶石斛	山　药	秋　石	石决明	益智仁	乌　药
淡苁蓉	竹　茹				

体会：先生此案，审证精细，论亦透彻，洵属阅历之丰，非有功夫经典者，不克出此。

内伤发热

【案1】
蒸炕一月，气胀在腹，谷食减少，肝脾兼病，胃不舒展。

| 当　归 | 首　乌 | 葛　根 | 炙鳖甲 | 知　母 | 秦　艽 |
| 白　芍 | 茯　苓 | 银柴胡 | 竹　菇 | | |

【案2】
肝阴不足，内热自生，恒见咽喉、胸胁有物作阻。虚火升上，血不养肝，气不归原，势属内伤所致。

桑　叶	川贝母	巨胜子	瓜蒌仁	炒山栀	茶石斛
白　芍	牡　蛎	牡丹皮	木　瓜	茯　苓	半　夏
竹　茹					

【案3】
午后寒热，营卫紊乱，中虚之象，姑拟五味汤以冀挽回。

| 黄　芪 | 川桂枝 | 白　芍 | 甘　草 | 饴　糖 | 生　姜 |
| 大　枣 | | | | | |

【案4】
肝失条达，脾失健运，内热频频，气逆于中，月前脘中作痛，刻下虽减，而肝不平宁，拟柔肝利气法治之。

| 苏　梗 | 茯　苓 | 石　斛 | 牡丹皮 | 白　术 | 苦竹根 |
| 白　芍 | 省头草 | 半　夏 | 木　瓜 | 牡　蛎 | 川贝母 |

冬瓜子　　　地骨皮露

【案5】

素先后两天不足，加之天癸不调，每日寒热往来，入夜烧热犹甚，头痛肢酸，谷食减少，肝脾交病，胃不展苏，姑拟八味汤加减，以观动静。

当　归　　银柴胡　　牡丹皮　　沙　参　　石　斛　　香附子
白　芍　　茺蔚子　　琥　珀　　山　栀　　茯　苓　　佛　手

体会：《素问·调经论》曰："阳虚则外寒，阴虚则内热。"内伤发热常见于慢性疾病，以风劳、肺痨多见。先生治疗阴虚火旺，午后发热、夜间尤甚，失眠盗汗，舌干苔少者，常用秦艽鳖甲汤加味，滋阴养血，退热除蒸。肺痨患者咳嗽咯血，潮热颧红，予百合固金汤加养阴止血之味，如青蒿、鳖甲、藕节炭、茅草根、黛蛤散。对于气虚发热，低热微见、劳则加重，中脘疼痛，先生独抒己见，选用黄芪建中汤，温养中焦阳气，以达四末，使虚热得退。这也是仲景所谓"虚劳里急……诸不足，黄芪建中汤主之"之意。

余在临床每逢夏日诊治妇女手足心发热，五心烦躁，抚冷则舒，辨以阴虚火旺，邪郁少阳，方选蒿芩清胆汤加白薇、地骨皮、淡竹叶，取其苦寒芬芳之味，其效尤显。

咯　血

【案1】

火犯阳络，血溢清窍，法拟清金和络，佐以镇肝。

侧柏叶　　艾　叶　　大　黄　　藕　汁　　紫石英　　生地黄
当　归　　贯　众　　桑　叶

【案2】

木火凌金，间有咳嗽，火升于上，肺阴不降，谷食减少，肝、肺、胃三经互病，怡悦情志，佐以药饵消息之。

当　归　　玉　竹　　瓜蒌仁　　谷　芽　　白　术　　炒柴胡
白　芍　　川贝母　　茯　苓　　炒枳实　　陈　米　　梨

【案3】

木犯阳络，血溢清窍，谓血不归窠所致。

侧柏叶　　生地黄　　牡丹皮　　山　栀　　艾　叶　　黄　连
大　黄　　墨旱莲　　白茅根　　竹　茹

【案 4】

咳嗽带血，阳络伤矣，法拟清金和络。

| 桑 叶 | 杏 仁 | 诃 子 | 川贝母 | 山 药 | 瓜蒌仁 |
| 沙 参 | 白 芍 | 山 栀 | 白扁豆 | 玉 竹 | |

【案 5】

暴怒血上，有盈盆之数，脉象弦大，再涌有风烛之危。

| 犀 角 | 当 归 | 山 栀 | 茅 根 | 地 黄 | 参三七 |
| 大 黄 | 童 便 | | | | |

【案 6】

风温犯肺，热伤阳络，身热咳嗽，痰中带血，表里兼病，虑其喘促。

苏薄荷	杏 仁	桑 叶	郁 金	半 夏	甘 草
枇杷叶	葛 根	牛 子	川贝母	牡丹皮	柴 胡
茯 苓	桔 梗	白 果	花蕊石		

【案 7】

咳嗽带血，阳络伤矣，法拟清金和络。

桑 叶	诃 子	白扁豆	白 芍	山 栀	沙 参
玫瑰花	杏 仁	川贝母	山 药	瓜蒌皮	玉 竹
茯 神	藕 节				

【案 8】

抑郁动肝，肝邪射肺，逆令咳嗽带红，已经数次，脉象细数，阳络已伤，若不速调，久延有损怯之势。姑拟清金和络，佐以引血循经以观动静。

炒当归	朱茯神	苏 子	旱莲草	生地黄	山 栀
白 芍	花蕊石	百 合	炙冬花	甘 草	川贝母
生藕汁	茅草根	竹 茹			

【案 9】

始而咳嗽带血，继而咳嗽有沫，不独肺经为病，肝、心、胃、肾四者皆病也，脉象弦细且数，症见外形，已露损怯，速当澄心静养，佐以药饵，待到火令司权，不加枝节，方可进步。

桑白皮	知 母	瓜蒌皮	生地黄	桔 梗	薏苡仁
枇杷叶	天 冬	地骨皮	麦 冬	川贝母	百 部
甘 草	梨 皮				

【案 10】

水弱肝虚，咳嗽夹红，已延半载，肺胃两伤。姑拟清金扶土法，慎避风为要。

诃子皮　　北沙参　　炙冬花　　马　勃　　射　干　　川贝母
山　药　　桔　梗　　甘　草　　枇杷叶

【案 11】

入冬咳嗽失血，每日晡热自汗，由春夏至今未已。脾、肺、肾三经受伤，转瞬间木旺之际，诚恐木叩金鸣，致血上溢。

银柴胡　　炙冬花　　郁　金　　青　蒿　　半　夏　　竹　茹
杏　仁　　川贝母　　苏　梗　　瓜蒌仁　　薏苡仁　　枇杷叶

【案 12】

咳久金伤，络动血溢，胸中作胀，仍防涌血生歧。

当　归　　旋覆花　　麦　冬　　生白芍　　桑　叶　　红茶花
桃　仁　　杏　仁　　川贝母　　海浮石　　牡丹皮　　枇杷叶

【案 13】

木火凌金，脘痛带红，肝胃不和，咯血上溢，乃气分凝滞、血不流行所致。姑拟通络祛瘀法治之。

当　归　　生地黄　　丹　参　　山　栀　　旱莲草　　桃　仁
旋覆花　　牛蒡子　　九香虫　　白茅根花

【案 14】

木叩金鸣，咳嗽带血，水不涵木，木火上冲，时行酸水上泛，肝胃兼病，肺气不展。

黄　连　　吴茱萸　　杏　仁　　炙冬花　　白　芍　　梨　皮
百　合　　益智仁　　橘　皮　　枇杷叶

【案 15】

火犯阳络，血溢清窍，谓之血不归经。

侧柏叶炭　　炒山栀　　丹　参　　黄　连　　冬青子　　大生地
旱莲草　　艾　叶　　川石斛　　大　黄　　竹　茹　　白茅根花

【案 16】

木叩金鸣，咳嗽不已，间或带红，火灼肺也。

当　归　　桑　叶　　杏　仁　　炙冬花　　北沙参　　茯　苓
地骨皮　　川贝母　　白　芍　　牡丹皮　　紫菀　　半　夏

瓜蒌仁　　甘　草　　枇杷叶　　冰　糖

【案 17】

咳嗽日久，由肝经火犯阳络，咳则血随清道上溢，甚则吐蛔，非但肺之为患，乃木叩金鸣所致。

当　归　　桑　叶　　花　椒　　款冬花　　玉　竹　　枳　壳
甘　草　　白　芍　　牡丹皮　　乌　梅　　川贝母　　杏　仁
竹　茹　　枇杷叶

【案 18】

凭脉细数，细为脏阴之亏象，数为营血之耗，屡次见红不多，每咳亦少。阴不潜阳，肝胆俱怯，速当怡情调养，佐以药饵徐图可也。

桑　叶　　川贝母　　冬青子　　百　合　　白　芍　　磁　石
枇杷叶　　牡丹皮　　麦　冬　　旱莲草　　瓜蒌仁　　茯　苓
石　斛　　竹　茹

【案 19】

素嗜酒醴，津液被戕，火犯阳络，血从清道上溢，舌绛口干，脉象微细。属津液不能上承，亦由肝郁气化为火，拟方缓缓图之。

大麦冬　　生地黄　　白　芍　　川贝母　　沙　参　　旱莲草
百　合　　贯　众　　甘　草　　秋　石　　梨　汁　　藕　汁

【案 20】

火犯阳络，血溢清窍，谓之血不归经所致。拟方清热凉血，守血下行。

侧柏炭　　牡丹皮　　艾　叶　　大　黄　　白茅根　　生地黄
山　栀　　黄　连　　旱莲草　　竹　茹

体会：咯血病证治要点。

咯血之病，出之于肺。其所致由者，多常因肺阴素虚，复感风热燥邪；或木火刑金，肺失肃降而咯血。治疗上应以清热润肺、平肝宁络、凉血止血为原则。治血因病因不同，而治法有异。

一是风热犯肺，热伤阳络，身热咳嗽，痰中带血。方选桑杏汤加减，清金润肺，宁络止血，酌加茅草根、山栀、梨皮、藕节炭止血；偏于燥火伤肺，常用沙参麦冬汤养阴清火止咳。

二是肝火犯肺，即木火刑金。临床所见烦躁易怒，胸胁疼痛，咳痰带血，治以凉血止血。常用四生丸加减，清热凉血，随症加花蕊石、海浮石、山栀、茅根、山栀、梨，使热清血止。同时常用咳血方加味，旨以直折肝火，清肝宁肺。酌加养阴清肺之沙参、旱莲草、女贞子、知母等。咳不止则血不宁，常以瓜蒌仁、瓜蒌霜、川贝母、炙款冬花、紫菀、海浮石等止咳化痰，其效颇著。

三是血出如涌，脉象洪大，治以犀角地黄汤加减，以凉血止血；酌用大黄行血，所谓"血家下行为顺"；三七粉研末冲服；童便咸寒，清火止血；血脱气微，加人参煎服。

肝火逆犯血络，过用凉药，最易留瘀，故用当归、三七止血活血而不留瘀，并有和络止痛之效。

吐　血

【案1】

暴怒血上，有盈盆之数，脉象数大，再涌有风烛之危。

犀　角	当　归	炒山栀	茅　根	生地黄	大　黄
童　便	参三七				

【案2】

努力伤络，气逆血溢，脉象芤数，仍怕血来。

当　归	旋覆花	生地黄	瓜蒌皮	牡丹皮	桃　仁
丹　参	山　栀	郁　金	竹　茹	童　便	藕　汁

【案3】

阴阳二络两伤，内外血溢，脉象弦细，不独肝肾为病，而后天健运失常。痰热扰中，胸膺懊憹，其为正气紊乱，诸症蜂起，病势若此，治之不易，姑拟方以消息之。

西洋参	於　术	炒黄芩	槐花炭	当　归	赤　芍
茯　神	侧柏炭	甘　草	赤小豆	藕节炭	
阿　胶（蒲黄水炒）					

便　血

【案1】

湿胜中虚，气滞血瘀，中脘懊憹，大便带血，脉象弦濡，脾胃兼病，已历多年，极难霍然。

制半夏	黄　连	川贝母	瓜蒌仁	炒山栀	石　斛
炒枳实	橘　皮	茯　苓	薏苡仁	甘　草	牡丹皮
竹　茹					

【案2】

便血多年，血热生风，风扰阳明之络，以致肝不藏血，脾不统血。溢入大肠，而先粪后血者，由络脉不能包藏也。姑拟阴阳互相交纽法，徐徐图之。精滑，再作议诊。

於 术	熟附片	赤石脂	炒黄芩	远 志	伏龙肝
阿 胶（蒲黄粉炒）		熟地黄	酸枣仁	甘 草	血余炭

【案3】

本质不足，肝肾两亏，便后带血，阴络伤也。

当 归	牡丹皮	白 芍	零余子	炒谷芽	赤小豆
南沙参	冬 术	南燭子	槐 花	陈 皮	木 耳

注：零余子载于《本草拾遗》，别名薯蓣子，味甘，温，无毒，主治补虚损，强腰腿，益肾。

【案4】

酒湿下注，便血恒多，阴络受伤所致。

黄 连	炒黄芩	当 归	乌 梅	干 姜	生地黄
槐花炭	地榆炭	枸杞子	木 耳		

体会：叙证简洁，前贤有黄土汤治远血、赤小豆当归散治近血之记录。先生用之驾轻就熟。

消 渴

【案例】

经枯血燥，消渴便浊乃下消之势，姑拟一方，获效乃吉。

天花粉	石 斛	石 膏	甘 草	山 栀	黄 连
生地黄	知 母	何首乌	干 姜	藕 汁	

医案汇录·妇科

月经病

【案1】

气滞血瘀，天癸不调，间有行而不畅，少腹胀痛，冲任不和有痛经之势。姑拟祛瘀生新。

当 归	丹 参	山茱萸	茜 草	川厚朴	茺蔚子
桃 仁	红 花	延胡索	白 芍	川牛膝	香 附
韭菜籽					

【案2】

十八岁，天癸未至，因劳力咳喘已历两年，大都女子以调经为主，经不调则诸症丛生。

当 归	桃 仁	白 芍	川 芎	琥 珀	茜 草
丹 参	卷 柏	香 附	制半夏	两头尖	韭菜汁

【案3】

年甫念七，经不通行已有四年，间或气胀、腹痛，食欲如常，唯脉象沉涩，血瘀气滞，抑或有隐曲，每女子不月，恒圆此也。姑拟养血通经法以消息之。

四物汤加桃仁、麝香、大黄、䗪虫、香附。

【案4】

经停三月，少腹胀痛如鼓，按之坚硬如石，众议似胎，何以腹痛如石？愚意气结血瘀所致，拟从化瘀生新法治之。庶几大人无碍。

牡丹皮	当 归	山 甲	肉 桂	三 棱	韭菜汁
延胡索	桃 仁	䗪 虫	五灵脂	莪 术	两头尖

【案5】

病延日久，气血两亏，血不归经，逆行于上，或月事愆期，行而不畅，或少腹胀痛，白带纠缠。刻下月事临期，内烧似乎骨蒸，谷食减少。但肝为起病之源，胃为受病之所，肝脾并病，冲、任、带，无不病也。先拟柔肝扶脾，肝能藏、脾能统是妇科之正理无疑。

乌贼骨	茜 草	茺蔚子	丹 参	牡丹皮	紫石英

炒山栀　　　香附子　　　青　蒿　　　於　术　　　芡　实　　　冬瓜子
鸡血藤膏　　　鲍　鱼

【案6】

天癸至期，寒热紊乱，每月至来，腹胀腿疼。肝脾并病，血不循经。

当　归　　　柴　胡　　　白　芍　　　琥　珀　　　茜　草　　　五灵脂
茯　苓　　　香附子　　　桃　仁　　　牡丹皮　　　丹　参

【案7】

年甫十八，地道不通，腹胁作痛，肝脾并病，冲任不调。

乌贼骨　　　生卷柏　　　当　归　　　琥　珀　　　香附子　　　牡丹皮
茜　草　　　川　芎　　　茺蔚子　　　吴茱萸　　　橘　皮　　　省头草

【案8】

三年前，产后失调，血不荣筋，至今未已，每遇劳碌，外风易袭。风未解，血亦伤，以致天癸不调，营卫紊乱，但女子以调经为重，经不调则诸病生焉。姑拟养血荣筋法，血行风自灭。

当　归　　　海桐皮　　　羌　活　　　独　活　　　川　芎　　　秦　艽
生地黄　　　鹿衔草　　　白蒺藜　　　橘　皮　　　生　姜　　　大　枣
藕　肉　　　白　芍

【案9】

前方有潜阳之兆，脉象平小，浮火未熄，不能平睡，水亏血弱之象，至于白带下注者，原之未充也。仍蹈前辙，佐以补血育阴，以此冀水火之济。

川黄连　　　远　志　　　橘　皮　　　阿　胶　　　酸枣仁　　　紫石英
淡　菜　　　益智仁　　　石决明　　　茯　苓　　　白　芍　　　夜合花
蚕　沙　　　鸡粪清

【案10】

经停四月，气聚血瘀，腹胁胀痛，肝脾并病。姑拟引气归原法治之。

川楝子　　　省头草　　　苏　梗　　　川厚朴　　　玫瑰花　　　甘　草
延胡索　　　橘　皮　　　茯　苓　　　制半夏　　　香附米　　　金橘叶

【案11】

据云：天癸两月不行，腹中胀痛，大都气滞血瘀。

五灵脂　　　郁　金　　　吴茱萸　　　茜　草　　　茺蔚子　　　省头草
赤　芍　　　牡丹皮　　　木　通　　　陈　皮　　　香附子　　　煨　姜

附：月经不调膏方

适接来函云：年甫二八，生产不育，易于抑郁，盖郁则内热生火，肝阴胆汁两伤，肝阳必旺，肝不藏血，冲任督带不固，任脉为病，女子带下不正常，肝阴不足，经水淋沥，间有气痛，条达失职，或时烧热，阴亏阳不潜藏，种种见症，先后两天俱亏、营卫偏胜不煦，谨拟张景岳逍遥散一佐阴液之伤，一佐后天资生之本。俾阴平阳秘，则精神乃治，鄙见浅陋，高明酌之。

生地黄	白 芍	当 归	桃 仁	远 志	椿根皮
黄 柏	黄 芩	香 附	鳖 甲	甘 草	阿 胶
太子参	白 术	山 药	紫石英	桑螵蛸	牡 蛎
首 乌	甘 草	湘 莲			

上药熬膏。

月经病（经漏）

【案1】

嗜欲太过，心火下交于坎，肝阴不摄，每逢经事临期，则淋沥不止。期非气虚不固，乃欲火暗凝血室，加自情不自禁，肝不藏，脾不统，渗入小肠而下。姑拟归脾法，以候酌之。

| 东洋参 | 於 术 | 远 志 | 酸枣仁 | 当 归 | 川连头 |
| 生地黄 | 赤 芍 | 炒黄芩 | 紫石英 | 茯 神 | 莲 房 |

【案2】

据云：血不归经，每月天癸妄行或寒热往来，始由血崩所致，继以恒常，天癸乱行，故属肝不藏血，亦由脾不统血。照前法育阴固血之剂，略为增减。

| 当 归 | 白 芍 | 醋柴胡 | 椿根皮 | 生地黄 | 黄 芩 |
| 牡丹皮 | 炙鳖甲 | 紫石英 | 茯 神 | 香附子 | |

体会：《济阴纲目》曰"大抵妇人经病，内因扰思忿怒，外因饮冷形寒。盖人之气血周流，忽因忧思忿怒所触，则郁结不行，人之经前，产后忽寒也"，详述了月经不调的原因。《济生方》云"唯妇人血气为患尤甚，盖人身血随气行，气一坠滞，则血与气并，或月事不调，心腹作痛，或月事将行，预先作痛，或月事已行，淋沥不断，心腹作痛……"进一步阐明了月经病的病理机制。

先生治疗月经病，首重气血不和论治。认为经前或来时腹痛、经事不来而腹亦痛者，皆气血不调故也。经不调则诸症丛生，欲调其血，先调其气。多以逍遥散合四物汤加减，调和肝脾，运行气血。经来不畅有瘀者，加桃仁、红花、五灵脂活血化瘀；加丹参、茜草养血和血；以金铃子散行气止痛。气滞瘀阻，腹聚如鼓，常攻补兼施，药用大黄蟅虫丸加减，破瘀散结。气血得畅，月经自调。

月经来潮，经漏不止，乃肝肾之阴不足、虚火内扰、八脉不固而致。方用固经汤去黄柏，加青蒿、黄芩清虚火；加鳖甲、生地黄、白芍等固护营阴；加紫石英、莲房炭、地榆炭等止血。气血不足，心脾两亏，主以益气养血，主方选归脾汤，加止血之味即可。

带下病

【案例】

天癸愆期，带脉不能约束，带下频仍，有异味。总因带脉、奇经夹湿，郁火凝结所致。姑拟升清降浊法，以观动静。

当归	白芍	川芎	桂枝	牡丹皮	麦冬
炒黄柏	制半夏	阿胶	吴茱萸	甘草	蚕沙
佛手					

子 嗽

【案1】

怀妊七月，咳嗽上气，辰下增剧，喘不安卧，面浮肢肿，下部尤甚。当此暑热之天，暑伤气，气火郁结，痰化为火，势属掣肘。姑拟宁嗽法，获效乃吉。

白芍（沉香水炒）	五味子	杏仁	川贝母	茯苓
炙冬花	干姜	制半夏	川厚朴	榧子仁

【案2】

怀妊，劳力咳嗽，胁痛，诚恐致伤胎儿。

桑叶	杏仁	炙冬花	川贝母	川朴花	炒牛子
紫菀	茨菇	瓜蒌仁	郁金		

产后病

【案1】

产后残邪，恶露不行，身热如焚，腹痛不已，谨防热入血室。

藿香	苏薄荷	制半夏	白芍	川芎	当归
豆蔻衣	六和曲	桃仁	茯苓	泽兰	

【案2】

邪火郁于胸中，不能出表，则坠胎三日矣。辰下身热神烦，舌苔白腻不宜，恶露不行。先拟芳香透表，能于外达则吉。

藿香	葛根	当归	蔻仁	枳壳	茯苓
郁金	苏薄荷	川芎	制半夏	通草	甘露消毒散

【案3】

产后百日，病延七日、八日、十日，气血两伤，腰部尾闾肿痛不已，阴阳交亏，内热时行，脉象沉细，营卫道路壅塞，气血不能流畅，攻补为难。先拟和营卫，俾气行血清，未知当否。

沙参	白芍	川芎	秦艽	白术	当归
茯苓	甘草	佛手	地骨皮露		

【案4】

天癸不调，已延四月，由先流产后，延及今春，少腹胀痛，痛时则气窜莫定，姑拟一方以冀速解为顺。

川楝子	延胡索	茺蔚子	白芍	五灵脂	丹参
苏梗	茯苓	制香附	炒枳实	金橘叶	

【案5】

产后蓄瘀，气胀腹痛，大便难，湿瘀互结。

芦荟	当归	胡连	桃仁	冬瓜子	枳壳
炒山栀	肉苁蓉	麦冬	赤芍	牡丹皮	侧柏叶
槐花	橘络	茯苓	甘草		

体会：产后阴血骤泄，阳易浮散，腠理不密，营卫不固，易感外邪。产后发热应以调和气血为主，配以疏邪外达之品，既不能发表攻里，又不能甘温除大热，致犯虚虚实实之戒，先生常以嘱之。

产后感邪，恶露不行，瘀留胞宫，恐热扰血室。先生立方运用轻清之类药物，如藿香、苏薄荷、炒黄芩、葛根透邪外达，配以四物汤加减，药用桃仁、泽兰行瘀，表热迅解，瘀得畅行。

产后气血亏虚，营卫不固，内热时形，先生治拟调和气血，方用四物汤加秦艽、地骨皮，以退虚热。产后失血伤津，肠道失润，或阴虚火旺，内灼津液，津少液枯，肠道失于濡润而大便难。薛立斋云"产后大便不通，因去血过多，大便干涸，或血虚火燥"所致，应予养血生津，可在四物汤基础上加麻仁丸润肠通便。

医案汇录·儿科

小儿惊风

【案例】

由七岁惊恐，伤于肝胆，致痰热凝聚，变为瘛疭，每年所发七八次。盖病根已深，治难杜患。姑拟逐痰利气，佐以息风定惊。先改重就轻，再观动静。

半 夏	白附子	羚羊角	牡丹皮	炙全蝎	远 志
明 矾	石菖蒲	白金丸	胆南星	僵 蚕	郁 金
白 薇	炒枳实	茯 神	皂角子	竹 茹	风引散

注：风引散载于《金匮要略》，由大黄、干姜、龙骨、桂枝、甘草、牡蛎、寒水石、滑石、赤石脂、白石脂、紫石英、石膏组成。

医案汇录·五官科

目　赤

【案例】

素昔过于劫劳，心脾血液皆伤，因风两目红肿，不疼不胀，视物模糊，眦少泪多，内热不重，服辛散药依然如故。不若调养心脾，兼疏肝郁然否？主裁可也。

当　归	白　芍	柴　胡	苏薄荷	菊　花	牡丹皮
沙苑子	白蒺藜	石菖蒲	茺蔚子	白　术	炒枳实
木贼草	荷叶筋				

体会：劳倦伤于心脾，虚火上炎，虽红肿而不疼不胀，非外感之邪，故服辛散之剂无效。先生另辟思路，从肝脾失调论治，选用逍遥散加减，取牡丹皮、菊花、荷筋清肝明目，木贼草、茺蔚子去风清火，当归、白芍养血柔肝，柴胡疏肝解郁。肝脾同调，用药丝丝入扣。

视物不明

【案例】

本赋不充，肝肾不足，多湿多痰，每遇劳碌则清气不升，浊气不降，冲于二目，视物不明，水不涵木、木火上炎所致。

枸杞子	生地黄	黑芝麻	知　母	地骨皮	桑白皮
磁　石	石决明	茯　苓	淡竹叶		

体会：本案先天亏虚，后天脾土不振，多湿多痰。先生用枸杞子、生地黄、黑芝麻益肾滋阴，知母、地骨皮清热退火，石决明、磁石平肝火而明目，茯苓、竹叶化痰渗湿。

咽　痛

【案例】

风火郁结，寒热咽痛，阳明之气失司，两颊肿痛。病情若此，预可畏也。

苏薄荷	川贝母	炒牛子	炙升麻	蚕　沙	射　干
甘　菊	土牛膝	甘　草	桔　梗	炒枳实	茯　苓

石　膏　　　炒黄芩

体会：经云："一阴一阳结，谓之喉痹。气热则内结，结甚则肿胀，胀甚则痹。"即今之所谓喉风、喉蛾之类。先生以石膏、黄芩、土牛膝清热解毒，桔梗、射干、菊花疗咽止痛，苏薄荷、牛子、升麻疏散风热。

音　哑

【案例】

中虚肾虚，水泛为痰。旧咳二十余年，今春又见，音哑三天。言乃心之声，赖肺金以宣扬，金空则鸣，金破则无声，刻当火金司权。又加喘促，药饵方可成功。姑拟虚则补其母，俾金水相生，庶入佳境。

东洋参　　　白　芍（桂枝水炒）　　　白　术　　　枇杷叶　　　山　药
五味子　　　干　姜　　　诃子肉　　　茯　神　　　枸杞子　　　胡桃肉
冬虫夏草

体会：发声之本在于肾，其标则在乎肺，症有虚实之别。叶天士说："金空则鸣，金实则无声，金破碎亦无声……有邪者肺家实也，无邪者久咳损肺，破碎无声也。"其治法"若龙相上炎烁肺者，宜金水同治"。本案患者肾元亏虚，故补益元气，冬虫夏草、胡桃肉润肺，收纳肾气。水泛为痰，兼之喘咳旧疾，先生拟人参胡桃散为主配方。东洋参、白术健脾益气，更用诃子收敛肺气；干姜、五味子开阖，温化痰涎而止喘促。方药熨贴，堪为后学。

耳聋失语

【案例】

童年音哑，悟性不灵，已经五载，耳闭稍闻，言语不能出声。由病后失调，亦由先天不足，法拟九窍不和都属于肾。进药饵一月，再观动静。

茯　神　　　远志肉　　　龙　骨　　　炙鳖甲　　　石菖蒲　　　炙全蝎
麝　香　　　大　黄　　　皂角皮
上药研极细末收贮，开水和服一钱。

牙龈肿痛

【案1】

脉象弦细，牙龈高耸，按之软痛，乃胃中虚火夹湿上冲所致。

生地黄　　　茵　陈　　　川石斛　　　贯　众　　　甘　草　　　天　冬

炒黄芩　　麦　冬　　炒枳壳　　枇杷叶

【案2】

风火袭于阳明，颊肿牙痛，宜清郁热兼散内风。

荆　芥　　炙僵蚕　　干　葛　　牡丹皮　　石　膏　　白　芷
川贝母　　豆蔻衣　　枳　壳　　荷叶筋

脓 疮

【案例】

遍身疮痱，耳有脓疮，湿热伏于肝肾，阳气上冲，拟泻青法，渗利之品。

龙胆草　　柴　胡　　羌　活　　木　通　　炒山栀　　荆　芥
炒苍术　　大　黄　　冬瓜子　　猪胆汁

脏 毒

【案例】

肠风脏毒，大便不畅，便前鲜血，解时疼痛。

胡黄连　　炒山栀　　金银花　　黄　连　　连　翘　　黄　柏
当　归　　薏苡仁　　龙胆草　　灯心草

·医话辑存·

一、略述吐血论治

肺络受戕，气逆血溢。甚则盈碗，兼有紫块。胸中嘈杂不安者，用咳血方合凉血之品，以散血化瘀。

生诃子三钱	瓜蒌霜一钱	海浮石三钱（煅）	
旋覆花五分（布包）	牡丹皮钱半（盐水炒）	金钗石斛三钱	鸡血藤五分
云茯神三钱	青　黛五分	生山栀钱半	京川贝母钱半
藕汁炒白芍三钱	鲜藕节三根（打碎）	白茅根一两五钱（煎汤代水）	

先用此方止之，罗曲用藕节汤送下。

注：罗曲及飞罗面，即磨面时，飞落下来混有尘土的面粉。取其无石味而性平。《医学集成》中讲：内损吐血以飞罗面略炒，以京墨汁或藕节汁，调服二钱。

恚怒伤肝，肝热妄行，吐衄不止，甚则从口鼻溢出，盈碗不已，神疲自汗，气粗不平，脉细肢凉，用犀角地黄汤以止血。

二、烂喉痧论治

热毒上冲，咽喉溃烂，俗名"烂喉痧"，用紫金丹。

元武板一两	石决明一两（盐水煮）	忍冬藤三钱	麦　冬三钱
白龙粉一钱	飞辰砂一钱	金钗石斛四钱	元　参二钱
锦庄黄八分（酒炒）	黄　柏二钱	肥知母二钱	仙遗粮五钱
川贝母二钱（去心） 上药制丹		青果汁一茶匙（冲服）	

注：庄黄系大黄别名，仙遗粮系土茯苓别名。

三、呃逆治验

患者张某，男，原有眩晕，近来自感胸闷，气逆向上，呃逆频频，食入尚可，予以降逆和胃。方药：制半夏、银条参、紫石英、广陈皮、旋覆花（布包）、茯神、鲜竹茹（姜汁炒）。服三剂后，前来复诊。噫呃已止，而中枢转输无权，右手足举动为艰，握管乏力，有偏枯之势，《内经》云："阳明者，五脏六腑之海，主润宗筋，宗筋主束骨而利机关也。"脾胃正气未复，不能传达四肢，拟慎起居，调饮食，佐以大活络丹，缓缓调治，自能渐入佳境。

四、咳嗽从调和营卫论治

病者周翁，日晡寒热，咳嗽气粗，脘闷不宽，苔腻脉滑，前进宣肺化痰等法未效，此乃湿痰射肺，营卫两不和煦。拟宁嗽化痰法消息之。制半夏、云茯苓、杏仁、天门冬、川桂枝、干姜、福橘红、苏梗、空沙参、杭白芍、郁金、五味子、枇杷叶。服药五贴后，寒热得退，咳嗽渐止。

阮健哉传略

阮健哉,名德鳞,家学渊源。少侍其父应诊,克绍箕裘。壮年术益精,日治人以百数,名誉盐阜。时至晚年,工作归家必在班后。时江苏省中西医结合专家曾学文主任医师与先生共处一室诊治,随其有 4 年之久,极其融洽。先生认为,中西医各有长处,中西医合作大有前途。其门人火同旺、杨玉明、徐金顺都曾随师学习,渐成盐阜地区医务界一代名医。先生诊治疾病,熟谙经典,条分缕析,采撷既博,变证咸备。长于时症,亦擅长调理内、妇科疾病。特别对治疗湿温颇有心得。上效叶吴诸家,尤其对王孟英《温热经纬》一书用力最勤,并有所悟。对湿温病主张以"表、透"为重点,根据卫气营血的转变过程,进一镜始转一法,辄易取效。其治特点归纳为"宣通表里,分达三焦,引邪外出,注意传变",可谓得其要旨。先生用药以轻灵见长。平和为度,清不滥用苦寒,温不滥用香燥,认为峻药取快一时,而元气暗损,祸患遗伏。治病处处以元气为本。对学生训勉备至,曾言:"不学无术,庸医杀人之戒。"晚年虽病衰,对登门求医者,常伏枕处方,美德彰著,街里至今称颂。撰写过《慢性肾炎诊治》《湿温证治》等文章。曾任盐城县中医院医务副主任,盐城县政协第二、三届委员,受聘于《江苏中医》杂志选述员。

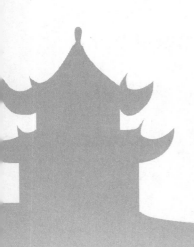

·阮健哉医案医话·

医案汇录·内科

感　冒

【案1】

张某，男。感受风寒，束于肌表，上升于首，头痛如裹，形寒身热，苔白脉滑。拟方宣解。

桑　叶钱半	西豆豉三钱	省头草钱半	白蒺藜三钱
炒山栀三钱	防　己钱半	藿　香钱半	苏荷梗各钱半
粉葛根三钱	通　草七分	炒枳壳钱半	荷　叶一角
苦丁茶钱半			

两贴，水煎服，早晚各1次。

【案2】

王某，女。恙由劳伤过度，复感外邪，头昏咳逆，胸闷，恶寒发热，肢体酸楚，小溲色黄，舌苔薄白，脉浮。风邪外束，拟方疏解。

藿　香三钱	制半夏钱半	广陈皮钱半	苏薄荷钱半
粉葛根三钱	炒山栀三钱	炒黄芩钱半	川厚朴八分
炒枳壳钱半	炒瓜蒌皮三钱	枇杷叶钱半（布包）	
白茅草根尺许			

两贴，水煎服，早晚各1次。

二诊：药后寒热渐退，诸恙好转。续服两贴痊愈。

【案3】

陈某，女。感受新凉，郁于表分，头疼身热，肢体酸楚，胸闷作呕，苔白微黄，脉浮滑。拟方宣化。

苏荷梗各钱半	藿　香钱半	通　草七分	粉葛根三钱
炒山栀三钱	西豆豉三钱	桑　叶二钱	赤　苓三钱
香谷芽三钱	炒枳壳钱半	防己风各钱半	荷　叶半元
苦丁茶钱半			

三贴，水煎服，早晚各1次。

【案 4】

车某，男，童家桥人。感受时令客邪，兼之脾胃湿痰素盛，于是头眩，寒热，舌苔白微腻，脉象滑结。拟方疏邪达表。

苏　梗钱半	制半夏钱半	赤　苓三钱	西豆豉三钱
桑　叶三钱	藿　香钱半	广橘皮钱半	炒枳壳钱半
粉葛根三钱	前　胡钱半	省头草钱半	苦丁茶钱半
荷　叶半元			

三贴，水煎服，早晚各 1 次。

【案 5】

韩某，男。湿痰内蕴，感受新凉，致令头眩，恶寒、发热，形如疟状，肢体酸楚，苔白，脉浮滑。拟方宣化之。

藿　香钱半	苏薄荷钱半	粉葛根三钱	制半夏钱半
郁　金钱半	橘　皮钱半	枳　壳钱半	通　草七分
白蔻衣一钱	炒谷芽三钱	冬瓜子三钱	香橼皮钱半
荷　叶半元			

三贴，水煎服，早晚各 1 次。

【案 6】

李某，女，陈家洋人。肝脾不和，湿痰内蕴，营卫两伤，寒热并见，延久肝热上炎，湿痰入络，于是头眩，时行发热，肢节窜痛，经事愆期，溲少，症经有日。拟方徐图。

霜桑叶三钱	当　归三钱	杭白芍三钱	粉丹皮钱半
苏　梗钱半	郁　金钱半	瓜蒌霜一钱	广橘络一钱
佛手花八分	炒山栀三钱	炒黄芩钱半	
通络散三分（布包）	荷　叶筋一钱		

五贴，水煎服，早晚各 1 次。

二诊：服药五贴，寒热得退，肢体酸痛得减，再从前法，去山栀、黄芩、荷叶，加泽兰、月月红再图进展。

【案 7】

张某，男，14 岁，本城虹桥口人。始先外感，经他处诊治未见进展。症见头昏，恶寒发热，汗出不解，间有咳嗽，肢体酸楚，舌苔薄白，脉浮滑。已延周余。风邪外束，肺卫失宣，拟方先予疏风解达，谨防春温之变。

藿　香三钱	制半夏钱半	广陈皮钱半	粉葛根三钱

炒枳壳二钱　　　　防己风各钱半　　　苏薄荷钱半　　　杏薏苡仁各三钱

蚕　沙三钱（布包）　木　瓜三钱　　　　苦丁茶钱半

甘露消毒散三钱（布包）

三贴，水煎服，早晚各1次。

二诊：药后身热渐退，未感恶寒。原方去蚕沙、木瓜，加焦六曲三钱，续服三贴病愈。

【案8】

倪某，男，46岁，船民。栉风冒雨，感受寒凉，头昏，肢体酸楚，胸脘痞闷疼痛，寒热不退，已有数日，久延非宜。拟方疏解。

苏薄荷钱半　　　　粉葛根三钱　　　连　翘三钱　　　炒山栀三钱

炒黄芩钱半　　　　西豆豉三钱　　　防己风各钱半　　杏薏苡仁各三钱

白蔻衣钱半　　　　郁　金钱半　　　丝瓜络二钱　　　桑　叶钱半

三贴，水煎服，早晚各1次。

【案9】

陈某，男，38岁。外感风邪，束于肌表，湿痰内蕴中焦，头昏咳逆，胸闷，咳痰不爽，舌苔薄腻，脉浮滑。拟方宣肺化痰。

苏薄荷钱半　　　　射　干一钱　　　瓜蒌霜钱半　　　防　风一钱

薄橘红钱半　　　　甘　草六分　　　桔　梗二钱　　　炒枳壳钱半

光杏仁三钱　　　　通　草八分　　　桑　叶钱半　　　香橼皮钱半

枇杷叶三片（去毛，布包）

三贴，水煎服，早晚各1次。

【案10】

王某，男，65岁。风寒束表，肺失宣达，头昏咳嗽，寒热不清，肢体酸楚，纳谷不香，舌苔薄白腻，脉浮。拟方予以辛凉解达，疏通肺卫。

藿　香钱半　　　　防己风各钱半　　杏薏苡仁各钱半　苏薄荷钱半

葛　根三钱　　　　淡豆豉二钱　　　炒山栀三钱　　　天　麻八分

白蒺藜三钱　　　　通　草七分　　　桑　叶钱半

枇杷叶钱半（布包）

三贴，水煎服，早晚各1次。

二诊：药后恶寒发热已退，诸恙好转。再从前法加减，加消食和胃之味，以期康复。

【案 11】

沈某，男，46 岁。风湿相搏，恶寒发热，头昏且痛，肢体酸痛，胸闷不畅，舌苔薄腻浮黄，脉滑。拟方疏风和络。

藿　香钱半	淡豆豉三钱	炒山栀三钱	苏薄荷钱半
粉葛根三钱	白蔻仁八分（后下）	防己风各钱半	明天麻八分
木　瓜三钱	新会皮钱半	苦丁茶钱半	

三贴，水煎服，早晚各 1 次。

体会： 感冒之名始见于北宋《仁斋直指方·诸风》，历代医家各有阐述。及至清代，随着温病学说的发展，《医学源流论》指出："凡人偶感风寒，头痛发热，咳嗽涕出，俗语谓之伤风，非伤寒论中所云中风，乃时行杂感也。"因病易传染，又有时行感冒之称。其证治有风寒、风热、夹暑、夹湿证型不同。本组感冒病案中，先生治疗感冒，风寒外来肌表、恶寒发热多拟疏风解表之剂，以豆豉透达表邪；山栀清解里热；藿香、苏薄荷、防风、葛根解表宣肺。夏日时，一般加荷叶、苦丁茶清解暑湿之气。热象偏重者，咽痛口干，常用翘荷饮辛凉解表；咽痛，加射干、山栀清解里热；咳嗽，加二陈汤止咳化痰。至于夏日夹暑、夹湿又当随症加减。

感冒为常见病，只要辨证准确，药用轻灵，投剂得当，奏效亦速。先生治疗感冒，经常嘱患者饮食宜清淡，少食油腻之味，多饮水，以助康复。

暑　温

【案 1】

李某，男。暑湿内伏，经受新凉，郁于表分，酿成温邪，已延五六日。壮热烦躁不宁，苔黄薄不宣，脉象滑数。拟方辛凉宣化，以冀外达为是。

藿　香钱半	金银花三钱	连　翘三钱	桑　叶钱半
炒山栀三钱	炒黄芩钱半	杏　仁三钱	粉丹皮钱半
通　草七分	姜竹茹一钱	扁豆叶五片	赤　苓三钱
六一散三钱（布包）	荷　叶半元		

三贴，水煎服，早晚各 1 次。

【案 2】

周某，男。暑湿经感，已延两旬，酿成温邪，头疼，身热不退，肢节酸楚，舌苔薄黄，脉滑数。治宜辛凉解达。

藿　香钱半	苏薄荷钱半	炒山栀三钱	炒黄芩二钱

桑　叶钱半	杏　仁三钱	薏苡仁三钱	炒枳壳钱半
省头草钱半	通　草六分	冬瓜仁三钱	姜竹茹一钱
荷　叶半元	连　翘三钱		

三贴，水煎服，早晚各1次。

【案3】

朱某，男。暑湿内伏，郁于表分，化痞未正，汗后热不退，头眩，肢体酸楚，苔黄滑不宣，脉象弦滑。拟方清宣化湿。

藿　香钱半	炒山栀三钱	醋半夏二钱	桑　叶二钱
省头草钱半	赤　苓三钱	通　草七分	炒枳壳钱半
广陈皮钱半	香谷芽三钱（炒）	淡竹叶二十片	荷　叶半元
益元散三钱（布包）			

三贴，水煎服，早晚各1次。

【案4】

王某，女。暑湿内蕴，经感新凉，致令浊邪上结肺胃，头疼，身热不退，胸闷作痛，口干作呕。又值经事适来，苔黄，脉象滑数。拟方标本兼图。

桑　叶三钱	炒山栀三钱	炒黄芩钱半	金银花三钱
省头草钱半	郁　金钱半	云茯苓三钱	粉丹皮钱半
丹　参三钱	当　归三钱	川楝子三钱	降香屑八分
竹　茹一钱			

两贴，水煎服，早晚各1次。

【案5】

韩某，男。暑温旬日，身热不解，头眩干呕，胸脘胀满不舒，呃逆频频，舌苔薄腻浮黄，脉象弦滑。延久恐成陷象。

金银花三钱	连　翘三钱	炒山栀三钱	炒黄芩二钱
苏薄荷二钱	射　干八分	瓜蒌皮钱半	制半夏钱半
川黄连八分	粉丹皮二钱	炒枳实钱半	刀　豆一钱
竹　茹钱半	枇杷叶二片（去毛，布包）		

三贴，水煎服，早晚各1次。

【案6】

陈某，女。暑湿内蕴，汗出热解复热，头昏肢酸，舌苔薄腻，脉滑数。此乃邪结气分，治宜清宣解达，宣通气分，湿热自解。

淡豆豉三钱	炒山栀三钱	藿　香钱半	淡黄芩二钱

杏薏苡仁各三钱　　　白蔻仁七分（后下）　　　茯　苓三钱　　　广陈皮钱半

飞滑石三钱（布包）　通　草七分

三贴，水煎服，早晚各 1 次。

【案 7】

刘某，男。暑温延已旬日，身热不解，头眩肢酸，胸次烦闷，苔薄白不宣。拟方舒化。

藿　香一钱　　　　　苏薄荷一钱　　　　　金银花三钱　　　连　翘三钱

炒山栀三钱　　　　　炒黄芩钱半　　　　　瓜蒌皮三钱　　　杏薏苡仁各三钱

苦桔梗二钱　　　　　通　草七分　　　　　益元散三钱（布包）

荷　叶半元　　　　　枇杷叶三片（去毛，布包）

三贴，水煎服，早晚各 1 次。

【案 8】

周某，男，泾口人。时值初夏，湿邪经感，形寒身热，头痛胸闷，咳嗽，肢体酸楚，苔白脉滑，延已旬日。拟方清宣解达。

西豆豉三钱　　　　　炒山栀三钱　　　　　苏荷梗各钱半　　杏　仁三钱

炒牛子钱半　　　　　粉葛根三钱　　　　　蔓荆子钱半　　　川厚朴五分

广陈皮钱半　　　　　炒枳壳钱半　　　　　丝瓜络三钱　　　苦桔梗二钱

晚蚕沙三钱（布包）荷　叶半元

三贴，水煎服，早晚各 1 次。

【案 9】

凌某，男。暑湿留恋已有旬日，身热不退，头痛口干，咳逆，作泛欲吐，肢体疼痛，舌红，苔起芒刺，脉滑。拟方清热养津。

金银花三钱　　　　　连　翘三钱　　　　　炒山栀三钱　　　淡黄芩二钱

桑　叶三钱　　　　　元　参三钱　　　　　鲜生地三钱　　　鲜石斛三钱

川黄连五分　　　　　麦　冬三钱　　　　　天花粉三钱　　　竹　茹一钱

活水芦芽二两（煎汤代水）

三贴，水煎服，早晚各 1 次。

【案 10】

夏某，男。暑温夹湿，头眩，壮热已有数日，胸烦不畅，兼之素来肝气郁结，脘次疼痛，肢体酸楚，舌苔白腻，脉浮滑。拟方清宣化湿和中。

藿　香三钱　　　　　醋香附三钱　　　　　薏苡仁三钱　　　省头草钱半

制半夏钱半　　　　　苏　梗钱半　　　　　粉葛根三钱　　　通　草六分

炒黄芩钱半　　　　　荷　叶半元　　　　　甘露消毒散三钱（布包）

三贴，水煎服，早晚各1次。

【案11】

王某，男。湿痰内蕴脾胃。暑湿兼受新凉，延已近月，酿成温邪，壮热不退，胸闷作呕，肢体酸楚，苔白滑，脉象滑数。拟方清宣化湿。

瓜蒌皮三钱　　　　蕹白头洗三钱　　　郁　金钱半　　　炒山栀三钱
粉丹皮钱半　　　　大腹皮三钱　　　　云茯苓三钱　　　淡黄芩钱半
川黄连五分　　　　冬瓜子炒三钱　　　滑石三钱（布包）通　草七分
丝瓜络三钱　　　　荷　叶半元

三贴，水煎服，早晚各1次。

【案12】

陈某，男，46岁，1963年7月。暑湿内蕴，复感新凉，身热不退已有周余，症见微有恶风，身热汗出不退，头昏，脘次作胀，肢体酸楚，小溲黄，大便稍干，舌苔薄腻浮黄，脉滑数。治宜清宣解达。

藿　香三钱　　　　粉葛根三钱　　　　制半夏钱半　　　防己风各钱半
苏薄荷钱半　　　　杏薏苡仁各三钱　　橘　皮钱半　　　炒枳壳钱半
苦丁茶钱半　　　　晚蚕沙三钱（布包）木　瓜三钱
甘露消毒散三钱（布包）

两贴，水煎服，早晚各1次。

二诊：服药后汗出，身热渐退，饮食已增，仍有恶风之象。原方加豆豉三钱。

三诊：药后恶风已退，身热未见，诸羔均已好转。再拟调理脾胃以善其后。

体会：暑温以壮热、烦渴、汗多、阳明胃热为主症，传变快，易耗津伤气。由于夏令暑湿下逼，地湿上蒸，暑湿相结，往往暑必夹湿，以热为主，湿为兼症。其治则，张凤奎在《伤暑全书》提出了"暑病首用辛凉，继用甘寒，终用甘酸敛津，不必用下"的治疗原则，为后世所公认。

纵观本组病案，都为暑犯肺卫之证，选用辛凉清热、祛暑利湿之剂加减，以藿香、葛根、佩兰芳香宣泄；杏仁、桔梗、瓜蒌皮宣其肺气；金银花、连翘、山栀、荷叶而清暑热；冬瓜仁、通草、六一散淡渗利湿。一般治疗多喜用《时病论》清凉涤暑法，而荷叶、西瓜翠衣、金银花均有清暑淡渗之功。至于暑湿高热、气营相交之际，多选用白虎汤加减，清热生津，随其症变方亦变。

中 暑

【案1】

权某，男。暑伏中州，因感而发，午后寒热，头眩，胸闷，咽嗌不利，干呕，肢体酸楚，历经月余，苔白滑，脉弦。治拟芳香化浊。

藿 香钱半	省头草钱半	桑 叶三钱	炒山栀三钱
炒黄芩钱半	滑石三钱（布包）	橘 红三钱	冬瓜仁三钱
薏苡仁三钱	川黄连五分	通 草六分	炒牛子钱半
竹 茹一钱			

三贴，水煎服，早晚各1次。

【案2】

周某，女。肝胃不和，气痰互郁，近来风暑外受，头眩，寒热肢酸，胸腹结痛，上逆噫嗳，苔白，脉滑。拟方清暑化湿。

苏荷梗各钱半	桑 叶钱半	粉葛根三钱	粉丹皮钱半
郁 金钱半	广橘皮钱半	延胡索钱半	川楝子三钱
省头草钱半	藿 香钱半	佛 手一钱	醋半夏钱半
香橼皮钱半	荷 叶半元		

三贴，水煎服，早晚各1次。

【案3】

杨某，男。暑伏中州，经感新凉，致化疹痱，胸闷，干呕不已，苔黄，脉滑。拟方清暑化湿和中。

瓜蒌皮三钱	制半夏二钱	炒山栀三钱	广陈皮钱半
川黄连五分（姜汁炒）	炒枳实八分	炒黄芩钱半	郁 金钱半
吉乌梅二枚	桑 叶钱半	竹 茹一钱（姜汁炒）	
炒冬瓜仁三钱	荷 叶半元	钉锈水二小匙（冲服）	

三贴，水煎服，早晚各1次。

注：疹痱指夏季因汗泄不畅而生的皮肤病，见《圣济总录》卷一百三十八。该病因暑湿蕴蒸、汗泄不畅所致。

【案4】

李某，男。风暑伏肺，咳逆寒热，痰中带红，胸腹疼痛，业经月余，苔白，脉浮滑。拟方宣肺化痰，宁络止血。

苏子梗各钱半	前 胡钱半	桔 梗二钱	杏 仁三钱

丹　参三钱　　　　法半夏钱半　　　橘　红钱半　　　桑　叶三钱

海浮石三钱　　　　通　草六分　　　荷　叶半元　　　藕汁半杯（兑服）

枇杷叶二片（去毛，布包）

　　　　　　　　　　　　　　　　　　三贴，水煎服，早晚各1次。

【案5】

陈某，女。暑湿经感，胸次闷塞，恶心欲吐，头眩寒热，肢体酸楚，舌
苔薄腻，脉滑。拟舒化解表。

藿　香钱半　　　　醋半夏钱半　　　粉葛根三钱　　　炒黄芩钱半

苏荷梗各钱半　　　炒山栀三钱　　　炒枳壳钱半　　　广陈皮钱半

益元散三钱（布包）荷　叶半元　　　扁豆叶六片

　　　　　　　　　　　　　　　　　　三贴，水煎服，早晚各1次。

【案6】

王某，男。湿积中州，经感新凉，头昏寒热，肢节酸楚，胸闷不宽，苔
白，脉弦滑。拟芳化和中。

藿　香钱半　　　　制半夏二钱　　　广陈皮钱半　　　通　草七分

苏荷梗各钱半　　　省头草钱半　　　桑　叶钱半　　　粉葛根三钱

防己风各钱半　　　赤　苓三钱　　　炒枳壳钱半　　　荷　叶半元

苦丁茶钱半

　　　　　　　　　　　　　　　　　　三贴，水煎服，早晚各1次。

【案7】

周某，女。暑湿经感，郁于三焦，寒热肢酸，头眩胸烦，胁痛咳逆，苔
黄滑不宣，脉弦滑。拟芳香化浊。

藿　香钱半　　　　苏荷梗各钱半　　　醋半夏一钱　　　防　己二钱

炒山栀三钱　　　　炒黄芩钱半　　　杏　仁三钱　　　广橘红钱半

通　草七分　　　　荷　叶半元　　　枇杷叶三片（去毛，布包）

　　　　　　　　　　　　　　　　　　三贴，水煎服，早晚各1次。

【案8】

陈某，男。暑湿经感，头胀身热，胸次烦满，干呕肢酸，苔黄腻，脉滑。
拟清宣解达。

藿　香三钱　　　　炒黄芩钱半　　　通　草八分　　　醋半夏钱半

滑　石三钱（布包）苏薄荷钱半　　　川黄连五分（姜汁炒）

杏　仁三钱　　　　防风己各钱半　　　炒山栀三钱　　　川厚朴四分

荷　叶半元　　　　扁豆叶七片

三贴，水煎服，早晚各1次。

【案9】

朱某，女。气郁湿积，兼受风暑，头眩寒热，胸脘阻闷，噫嗳频仍，苔黄滑，脉弦滑。拟理气和胃。

藿　香钱半	苏荷梗各钱半	粉葛根三钱	制半夏钱半
炒枳壳钱半	延胡索钱半	川黄连五分	吴茱萸二分
乌　药钱半	广陈皮一钱	郁　金二钱	降　香三分
荷　叶半元			

三贴，水煎服，早晚各1次。

【案10】

曾某，男。暑湿之气内伏，经受新凉，头疼寒热，肢酸，已有六日，苔白，脉滑数。拟清宣化湿。

苏薄荷钱半	炒黄芩钱半	郁　金二钱	桑　叶钱半
炒山栀三钱	滑　石三钱（布包）	杏　仁三钱	粉丹皮钱半
通　草七分	竹　茹一钱	炒冬瓜仁三钱	荷　叶半元

三贴，水煎服，早晚各1次。

【案11】

王某，女。暑湿内伏，感受新凉，而致头眩，肢节酸疼，畏寒烦躁，苔白，脉滑。拟疏风解表。

藿　香钱半	苏　梗钱半	防己风各钱半	粉葛根三钱
制半夏二钱	通　草七分	赤　苓三钱	云茯苓三钱
木　瓜一钱	炒枳壳钱半	晚蚕沙三钱（布包）	
六一散三钱（布包）			

三贴，水煎服，早晚各1次。

【案12】

陈某，女。肝胆气火上升，兼暑湿内伏，以致胸脘阻滞，咽中不利，脉象弦滑。拟理气畅中。

苏　梗钱半	广橘皮钱半	法半夏钱半	炒枳壳钱半
淡昆布钱半	郁　金钱半	云茯苓三钱	苦桔梗二钱
炒山栀三钱	炒薏苡仁三钱	射　干一钱	降香屑八分

枇杷叶二片（去毛，布包）　　　　香橼皮钱半

三贴，水煎服，早晚各 1 次。

【案 13】

柏某，男。暑湿内伏，经受新凉，致传中州，于是胸腹气阻鼓胀，干呕不已，时形寒热，舌苔薄腻，脉象滑结。拟行气消胀。

苏薄荷钱半	炒黄芩钱半	大腹皮三钱	郁　金钱半
制半夏二钱	川黄连五分（姜汁炒）	炒枳实一钱	荷　叶半元
瓜蒌霜二钱（去油）	竹　茹一钱	广陈皮钱半	炒山栀三钱
滑　石三钱（布包）	苦桔梗二钱		

三贴，水煎服，早晚各 1 次。

【案 14】

宋某，女，1956 年 8 月。暑湿经感，头昏寒热，胸次烦闷，左下肢红肿且痛，舌苔薄黄，脉弦滑。拟清宣解达。

藿　香钱半	粉葛根三钱	益元散三钱（布包）	醋半夏钱半
炒山栀三钱	防　己钱半	广陈皮钱半	炒黄芩钱半
黄　连五分	苏薄荷钱半	赤　芍钱半	扁豆花五朵
荷　叶半元			

三贴，水煎服，早晚各 1 次。

体会：中暑本夏月之热病。张景岳云："故其为病则有阴阳二证，曰阴暑，曰阳暑；治犹冰炭，不可不辨也。"夏日炎热之季，暑热内陷，复受风邪，或夹暑夹湿，先蕴上焦气分则为头昏、寒热、胸闷、烦渴。暑必兼湿，湿蕴中州，而见作泛欲吐，或有腹痛、倦怠等症。先生治疗中暑，常选藿香正气散加减，芳香化浊，祛暑湿之气。症见寒热，先生很少用香薷辛温发汗解表，如前人谓六月香薷功同麻黄，多以豆豉、苏薄荷、葛根宣解暑湿，使其外达；配合金银花、连翘、山栀辛凉芳香，取其清透上焦气分之暑热。处方中往往辛温与辛凉合用，亦即"辛温复辛凉法"。荷叶、扁豆花、淡竹叶、西瓜翠衣清热解暑；通草、冬瓜仁、六一散淡渗利湿；有时加乌梅酸甘化阴，以防津伤。先生认为，阴暑证临床较为少见，多见夏日感受新凉，误食寒凉水果等不洁饮食，而致恶寒腹痛等症，予以藿香正气散加温中祛寒药物即可。如见津液耗伤、肢冷脉伏重症又当别论。

湿 温

【案1】

凌某，女。湿温延及两旬，身热不退，肢体酸楚，头疼，胸痞口渴，作呕欲吐，舌苔白腻，脉滑，此乃邪结上中二焦。拟方清宣解达。

苦杏仁三钱	通 草七分	省头草钱半	炒薏苡仁三钱
淡黄芩钱半	粉丹皮二钱	黄郁金钱半	炒山栀三钱
桔 梗二钱	滑 石三钱（布包）	炒冬瓜仁三钱	竹叶三十片
荷 叶半元			

三贴，水煎服，早晚各1次。

【案2】

徐某，男，19岁，张庄人。风湿相搏，郁热不解，体有畏风形寒，头昏且痛，胸闷懊恼，业已旬余。舌苔薄白腻，脉浮滑，谨防湿温之变。

藿 香钱半	西豆豉三钱	炒山栀三钱	苏薄荷钱半
粉葛根三钱	杏薏苡仁各三钱	桑 叶钱半	连 翘二钱
白蔻衣一钱	炒萎皮三钱	明天麻钱半	蔓荆子二钱

两贴，水煎服，早晚各1次。

【案3】

李某，男，38岁。伏邪经感，寒热头疼，延已有日。致郁而热灼痰生，阻遏中州，胸痞懊恼，呓语烦躁不宁，身热不已，神志不清，苔黄，脉象滑数。拟方先予清宣解达，透邪外出。

金银花三钱	连 翘三钱	炒山栀三钱	炒萎皮三钱
炒枳实一钱	郁 金钱半	炒黄芩钱半	粉丹皮钱半
元 参三钱	滑 石三钱（布包）	竹 茹一钱	桑 叶三钱
另至宝丹一粒，竹茹煎水和服。			

一贴，水煎服，早晚各1次。

二诊：服前方后，神志已醒，未见呓语，身热退而未净，继从前法加味，去桑叶，加甘露消毒散三钱（布包）。

【案4】

周某，男，39岁，张庄人。温邪化燥，身热不退，白痦渗而未透，便溏，神恍语错，舌苔黄，脉滑数。病延半月，症势颇笃。法拟透邪外达。

金银花三钱	连 翘三钱	炒山栀三钱	清水豆卷三钱

炒黄芩三钱　　　　地　黄三钱（砂仁水炒）郁　金钱半　　　大麦冬二钱

川石斛三钱　　　　秋桔梗二钱　　　　　杏薏苡仁各三钱　活水芦芽五钱

　　　　　　　　　　　　　　　　　　三贴，水煎服，早晚各1次。

【案5】

袁某，男。温邪延及两旬，壮热神糊，谵语，舌苔干绛无津，白㾦虽见，仍不退热，症势渐陷。拟方获效乃妙。

金银花三钱　　　　连　翘三钱　　　　炒山栀三钱　　　干地黄三钱

苦桔梗三钱　　　　粉丹皮钱半　　　　鲜石斛三钱　　　元　参三钱

桑　叶钱半　　　　云茯苓三钱　　　　竹　叶二十片

羚羊角五分（磨汁，冲服）

活水芦芽二两，煎水泡药。外用羚羊角二分，磨汁兑水涂于舌面。

　　　　　　　　　　　　　　　　　　　两贴，早晚各1次。

【案6】

魏某，女。湿温九日，湿邪郁于上中，渐欲化燥，壮热肢酸，间有呓语，便秘浊，苔白微黄且腻。拟方宣化之。

藿　香钱半　　　　桑　叶三钱　　　　炒黄芩钱半　　　金银花三钱

连　翘三钱　　　　瓜蒌皮三钱　　　　郁　金钱半　　　杏　仁三钱

薏苡仁三钱　　　　粉丹皮钱半　　　　通　草七分　　　竹叶二十片

荷　叶半元　　　　炒山栀三钱

　　　　　　　　　　　　　　　　　　三贴，水煎服，早晚各1次。

【案7】

马某，男。伏邪感发，延经旬日，寒热头疼，肢酸，苔白腻，脉弦滑。拟方清宣解达。

藿　香钱半　　　　炒山栀三钱　　　　炒黄芩钱半　　　制半夏钱半

苦桔梗二钱　　　　郁　金钱半　　　　苦杏仁三钱（去尖）通　草七分

赤　苓三钱　　　　炒薏苡仁三钱　　　省头草钱半　　　冬瓜仁三钱

苦丁茶钱半　　　　甘露消毒散三钱（布包）　　荷　叶半元

　　　　　　　　　　　　　　　　　　三贴，水煎服，早晚各1次。

【案8】

洪某，男，25岁，东乡人。湿温延已旬余，温邪化热内陷，致动肝风，神糊窍闭，手足蠕动，壮热舌卷。种种败象，勉拟一方，获效乃吉。

羚羊尖五分（磨汁，冲服）　　　　　　金银花三钱　　　连　翘三钱

炒黄芩三钱　　　　桑　叶三钱　　　　知母三钱（盐水炒）元　参三钱
石决明三钱　　　　小生地三钱　　　　石菖蒲一钱　　　竹　叶三十片
活水芦芽根三两（煎汤代水泡药），急服至宝丹一粒。

二诊：服清热开窍之剂，肝风得平，身热渐退，神志亦醒。原方去桑叶，加炒山栀、鲜石斛，继服前方，再图进展。

【案9】

徐某，男，北闸人。温邪延及旬日，壮热动风，角弓反张，神昏谵语，苔干黑起芒刺。若拟方获效乃吉，否则有窍闭之虞。

羚羊尖六分（磨汁，冲服）　　　　　　金银花三钱　　　连　翘三钱
炒山栀三钱　　　　煅石膏五钱（布包）炒黄芩三钱　　　小生地三钱
粉丹皮钱半　　　　桑　叶钱半　　　　知　母钱半　　　石菖蒲钱半
竹　叶三十片　　　活水芦芽根三两（煎汤代水）
另服至宝丹一粒。

【案10】

徐某，男，46岁。温邪蕴于上中，兼之肝胆不和，嗜卧，惊惕，语言错乱，便秘溲赤。症情有日，拟方获效乃吉。

金银花三钱　　　　连　翘三钱　　　　炒山栀三钱　　　粉丹皮钱半
瓜蒌霜二钱（布包）桑　叶三钱　　　　黄　连六分（酒炒）炒黄芩二钱
郁　金钱半　　　　滑　石三钱（布包）番泻叶一钱　　　竹　叶二十片
荷　叶半元　　　　通　草八分

三贴，水煎服，早晚各1次。

【案11】

陈某，男，36岁。湿温延及近月，身热不解，下利黏冻，咳逆，胸阻不食，舌苔薄黄，脉滑数。此乃邪逼下焦之故，拟方舒化之。

煨葛根三钱　　　　川黄连六分　　　　炒黄芩钱半　　　广陈皮钱半
赤白芍各三钱　　　当　归二钱　　　　木　香一钱　　　大腹皮三钱
制半夏钱半　　　　荷叶包烧陈仓米三钱　红白扁豆花各七朵

三贴，水煎服，早晚各1次。

【案12】

徐某，女，新兴人。湿温延及两旬，壮热头眩，胸腹胀痛，肢体酸楚，苔白，脉滑。拟方清宣解达。

苏薄荷钱半　　　　藿　香钱半　　　　通　草八分　　　郁　金钱半

桑　叶三钱	粉葛根三钱	连　翘三钱	炒黄芩钱半
炒山栀三钱	粉丹皮钱半	杏　仁三钱	省头草钱半
香橼皮钱半			

三贴，水煎服，早晚各 1 次。

【案 13】

仇某，南洋人。温邪延已数日，邪郁化火，上干阳络，头痛如裹，胸次烦躁，口干作呕，唇焦、两目红丝如缕，舌绛少苔，小溲短赤。拟方清营外达，防痉厥之变。

金银花三钱	连　翘三钱	炒山栀三钱	炒黄芩钱半
川黄连五分（姜汁炒）		细木通一钱	桑　叶三钱
桔　梗二钱	元　参三钱	竹　茹钱半	小生地三钱
活水芦芽二两（煎汤代水）		钉锈水二小匙（冲服）	

两贴，水煎服，早晚各 1 次。

【案 14】

莆某，男。伏邪经感，化疟未明，汗不解热，头目晕痛，胸次作痞，肢节酸楚，舌黄边绛，邪势欲化燥入营。拟方辛凉解达。

霜桑叶钱半	菊　花钱半	白蒺藜三钱	粉丹皮钱半
炒山栀三钱	炒黄芩钱半	郁　金钱半	苏薄荷钱半
瓜蒌皮三钱	桔　梗二钱	通　草七分	淡竹叶二十片
荷　叶半元			

两贴，水煎服，早晚各 1 次。

【案 15】

王某，男。湿邪着里，风寒侵表，汗不解热，延已旬余，遂致邪郁未伸，胸次痞闷，肢节酸楚，苔白滑腻。拟方宣化，再延非宜。

藿　香钱半	苏薄荷钱半	杏　仁三钱	炒薏苡仁三钱
炒蒌皮三钱	通　草七分	防　己钱半	晚蚕沙三钱（布包）
炒牛子钱半	冬瓜仁三钱	丝瓜络三钱	荷　叶半元
甘露消毒散三钱（布包）			

两贴，水煎服，早晚各 1 次。

【案 16】

瞿某，男。湿温旬日，药后烦热延而不清，苔转润起宣，神机清明，呓语业除。唯胸次阻闷，小溲不利，湿热之邪，尚未清化，仍从清热化痰，再图进展。

苏薄荷八分	连　翘三钱	瓜蒌皮二钱	炒山栀三钱
淡黄芩钱半	杏　仁二钱	桔　梗二钱	扁豆叶五片
干地黄三钱（砂仁水炒）		粉丹皮钱半	知　母钱半（炒）
大麦冬钱半	枇杷叶三片（布包）		

两贴，水煎服，早晚各 1 次。

【案 17】

钱某，男。湿温一旬，汗出身热不退，经服前方，身现白㾦，晶莹饱满，发热渐退，烦躁未安，蕴结之邪，尚未清透，症势颇重。拟法仍从透化，以防歧变。

清水豆卷三钱	炒金银花三钱	连　翘三钱	炒山栀三钱
淡黄芩钱半	桔　梗二钱	细生地三钱	元　参三钱
通　草八分	竹　茹钱半	广陈皮钱半	
活水芦芽二两（煎汤，代水）			

两贴，早晚各 1 次。

【案 18】

陈某，男。伏邪晚发，头眩，肢节酸楚，胸闷，烦躁不宁，身热不解，口渴作呕，已延旬余，苔白，脉滑。拟方清热化痰。

炒蒌皮三钱	薤白头三钱	炒金银花三钱	连　翘三钱
炒黄芩钱半	炒山栀三钱	细木通二钱	桑　叶钱半
郁　金钱半	元　参三钱	竹　茹钱半	

三贴，水煎服，早晚各 1 次。

【案 19】

管某，女。温邪延已旬余，身热不解，时行呓语，苔黄薄且干，脉滑。拟方辛凉解达。

藿　香钱半	苏薄荷钱半	炒黄芩二钱	桑　叶钱半
连　翘三钱	炒山栀三钱	荷　叶半元	粉丹皮钱半
干地黄三钱（砂仁水炒）		桔　梗二钱	防　己钱半
通　草一钱	扁豆花七朵		

三贴，水煎服，早晚各 1 次。

二诊：湿温旬余，服辛凉宣化之剂，白㾦已见，身热亦退，苔转宣润，仍依原法增易。

金银花三钱	连　翘三钱	炒山栀三钱	炒黄芩二钱
桑　叶三钱	苦杏仁三钱	炒薏苡仁三钱	炒冬瓜子三钱
苦桔梗二钱	粉丹皮钱半	通　草七分	竹　叶三钱

三贴，水煎服，早晚各1次。

三诊：药后苔转黄润，乃胃液未复、邪有外达之象，身热已见效机，大便稀溏，再从前法增易图之。去桑叶，加白芍、陈仓米。

【案20】

徐某，男。温邪化热内陷，致肝风内动，神糊窍闭，手足蠕动，壮热舌强，种种败象。勉拟一方，获效乃吉。

金银花三钱	连　翘三钱	炒山栀三钱	炒黄芩钱半
郁　金钱半	小生地三钱	元　参三钱	粉丹皮钱半
桑　叶钱半	石决明三钱（先煎）	竹　叶三十片	

羚羊角尖五分（磨汁，冲服）　　活水芦芽根二两（煎汤，代水）

又至宝丹一粒，菖蒲一钱煎水和服。

五日后二诊：内风稍平，眼球能动，舌红润，微有黄白苔，夜半能饮粥汤。视此症情，效有转机，仍宗前法加减进步，务防另生枝节之变。

羚羊角尖五分（磨汁冲服）		金银花三钱	连　翘四钱
淡黄芩钱半	桑　叶钱半	苦桔梗二钱	元　参三钱
鲜生地四钱	石决明三钱（先煎）	左牡蛎八钱（先煎）	白龙粉一钱
竹　叶五十片	活水芦芽根二两（煎汤代水）		
鲜石斛三钱（先煎）			

两贴，早晚各1次。

三诊：药后发热已退，渐已神清。前法去羚羊角、白龙粉，加冬瓜皮、赤苓，继图进展，以冀病愈。

【案21】

胥某，男。湿温延已两旬，邪结阳明，尚未清化，下移于腹，疼痛不安，乃浊阴内阻、腑气不通使然，痛甚则胃气无以上承，故口渴唇干；舌色前截虽薄，根厚腻且黄，身形微热。湿热相搏，未得展伸，势欲昏陷，救液则滞湿，治湿则劫阴。拟仿仲景麻沸汤法，急运化腑阳之气，痛可止矣。

大豆黄卷三钱	炒山栀三钱	省头草钱半	桔　梗二钱
干地黄三钱（砂仁水炒）		甘　草八分	炒黄芩钱半
炒薏仁三钱	杏　仁三钱	冬瓜仁三钱	

另全白术一钱、元米三钱，用沸水浸泡，沥干，去术，入煎。

两贴，水煎服，早晚各 1 次。

二诊：上方服一贴后痛即止，继服痦疹布达，苔腻渐化，身热渐退。继服上方兼调理之味而愈。

体会：叶天士曰："热病救阴犹易，通阳最难，救阴不在血，而在津与汗；通阳不在温，而在利小便。"湿热留连气分，既不能过于寒凉清热以遏湿邪，亦不能过于苦燥化湿以伤阴液。温病救阴的目的，并不在滋补阴血，而在于生津养液；通阳的目的不在于运用温阳温补阳气，而在于化气利湿，通利小便。气机宣通，湿可从小便而去。本案湿热未清，浊阴内阻，下移于腹，腑气不通，故而腹痛不安；津不上承而见唇干舌燥。先生认为，"救阴则滞湿，治湿则劫阴"，故仿仲景麻沸汤之意，运化腑阳之气。白术燥湿健脾，元米生津养胃，经沸水泡后，去术取其燥湿之性，加元米生津养阴。如此运化腑阳，则达育阴不滞邪、透邪不伤津之目的，可谓匠心独具。

麻沸汤：即煮沸的开水。

张仲景《伤寒论》第 154 条云："心下痞，按之濡，其脉关上浮者，大黄黄连泻心汤主之。"第 155 条云："心下痞，而复恶寒汗出者，附子泻心汤主之。"因取其三黄之性，避其厚重入肠胃之味，故用麻沸汤渍之。后世采其意而用之，极大地丰富了临床服药方法。

【案 22】

温某，女，青墩乡人。温邪夹湿，兼之素来肝胃气滞，留连上中二焦，蕴酿化燥，遂致头痛如刺，胸闷，烦躁不宁，迁延六日，苔黄，脉滑，便利红水，小溲混赤。拟辛凉平剂，速解为是。

金银花三钱	连　翘三钱	炒黄芩钱半	炒山栀三钱
菊　花二钱	通　草七分	郁　金钱半	白蒺藜三钱
霜桑叶钱半	薏苡仁三钱	苦桔梗二钱	冬瓜子三钱
竹　叶三十片	荷叶包烧陈仓米三钱		

两贴，水煎服，早晚各 1 次。

【案 23】

张某，女，18 岁，永丰乡人，1956 年 2 月 6 日初诊。温邪上受，肝风内动，头痛项强，逆犯心包，神糊发痉，痰热蒙闭，清窍闭阻，身热便闭，舌绛苔黄，脉弦滑。症属险候，以防时变。

| 天竺黄三钱 | 大麦冬三钱 | 净连翘三钱 | 生地黄四钱 |

石决明四钱（先煎） 鲜石斛三钱　　　　郁　金钱半　　京菖蒲一钱
煅磁石三钱（先煎） 明党参三钱　　　　金银花三钱　　莲　心七分
活水芦芽二两（煎汤，代水）

　　　　　　　　　　　　　　　一贴，水煎服，早晚各 1 次。

另服安宫牛黄丸一粒。

　　次日二诊：服药后目能转动，已能启齿，未能言语。原方续服，再观进展。

　　2 月 9 日三诊：服前方并进安宫牛黄丸，神识清明，语言已正常，头眩目痛虽减，尚未清乎，身热亦未清退，苔色淡黄且腻，舌尖绛。症势好转，仍未脱险，增易前法清热，慎防歧变。

金银花三钱　　　　炒山栀三钱　　　　鲜石斛三钱（先煎）连　翘二钱
炒黄芩钱半　　　　大麦冬钱半（去心）　软白薇钱半　　炒生地三钱
粉丹皮二钱　　　　煅石决明三钱（先煎）桔　梗二钱　　桑　叶钱半
竹　茹钱半

　　　　　　　　　　　　　　　两贴，水煎服，早晚各 1 次。

　　四诊：药后头痛已止，后项觉疼，身热退而未净，肢酸溲黄。再以原法加减，以观进退，庶可无虑。

细生地三钱　　　　川黄连五分　　　　炒黄芩钱半　　　元　参三钱
象贝母三钱　　　　软白薇钱半　　　　大麦冬钱半　　　炒山栀三钱
煅石决明四钱（先煎）净连翘三钱　　　炒蒌皮三钱　　　竹　茹钱半

　　　　　　　　　　　　　　　三贴，水煎服，早晚各 1 次。

【案 24】

　　张某，女，34 岁，1963 年 7 月 20 日初诊。病者发热二十余日，咳嗽，胸胁胀痛，微觉恶寒，夜眠发热更甚，饮水即呕，神志时有不清，多语发笑，听力不清，小便黄，大便数日未行，舌苔白腻，脉滑数。体温 39℃。前医曾投柴葛三仁汤加味，恙情如前，症状未退，故邀余诊治。温邪郁阻气分，汗出不彻。拟方先予宣化，透邪外达。

苏薄荷钱半　　　　藿　香钱半　　　　杏薏苡仁各三钱　炒黄芩三钱
炒山栀三钱　　　　连　翘三钱　　　　桔　梗二钱　　　炒蒌皮三钱
通　草七分　　　　六一散三钱（布包）扁豆叶钱半

　　　　　　　　　　　　　　　三贴，水煎服，早晚各 1 次。

　　二诊：汗出热减未清，头昏好转，语言已清，咳痰未已，大便不畅，背部白痦隐而不显，再从前方损益。

清水豆卷三钱	杏薏苡仁各三钱	苏薄荷钱半	炒牛子钱半
通　草一钱	炒黄芩二钱	连　翘三钱	炒山栀三钱
延胡索二钱	桔　梗钱半	竹　茹钱半	
活水芦芽二两（煎汤，代水）			

两贴，水煎服，早晚各 1 次。

三诊：服前方后，身热渐退，白痦现于背部，未能透达，作泛欲吐，浊邪内阻。再从前法加味图之。

清水豆卷三钱	杏薏苡仁各三钱	炒山栀三钱	炒黄芩三钱
金银花炭二钱	连　翘钱半	白蔻衣八分	天花粉三钱
苏薄荷钱半	郁　金钱半	桔　梗二钱	浙贝母三钱
六一散三钱（布包）			
另左金丸二钱吞服			

两贴，水煎服，早晚各 1 次。

四诊：药后身热已退，呕吐得止，白痦已透、色白饱满，仍感胸闷胁胀不适。再从前法，加宽胸理气之味。

瓜蒌皮三钱	薤　白三钱	黄　连四分	炒山栀三钱
郁　金钱半	炒黄芩二钱	连　翘三钱	清水豆卷三钱
杏薏苡仁各三钱	竹　茹钱半	六一散三钱（布包）	

三贴，水煎服，早晚各 1 次。

五诊：药后身热未现，诸恙渐愈，仍觉咳嗽时作。再从前法加味，以善其后。

清水豆卷三钱	杏薏苡仁各三钱	瓜蒌皮三钱	川贝母钱半
郁　金钱半	连　翘三钱	炒山栀三钱	橘　红钱半
桔　梗二钱	炙桑白皮钱半	甘　草五分	

三贴，水煎服，早晚各 1 次。

【案 25】

杨某，男。伏邪感发，壮热气喘，神疲，肢面浮肿，苔黄脉滑，关纹青紫。药后获效乃吉。

桑白皮三钱	金银花三钱	连　翘三钱	炒山栀三钱
桑　叶三钱	瓜蒌霜一钱（布包）	炒黄芩钱半	牡丹皮钱半
桔　梗二钱	射　干一钱	杏　仁三钱	竹叶青二钱半

白果叶钱半　　　　　枇杷叶二片（去毛，布包）

三贴，水煎服，早晚各 1 次。

体会：湿温一病最早见于《难经·五十八难》，是易发于雨湿较盛季节的一种湿热病证。因感受湿热病毒而起，其特点为发病缓慢，病势缠绵，易发白痦。湿温病在入营化燥之前，以邪阻气分为主要病理变化，病程长，病情复杂，有偏湿、偏热之分。先生昔年以治外感热病患者最多，尤以擅治湿温病而名重当时。其治上溯叶氏"卫气营血"之说，旁及吴鞠通三焦证治，治疗独具匠心，其诊治特色体现在以下几方面。

1. 疏邪外达，法宜"表"和"透"

湿温初起，邪郁卫表，头痛恶寒，身热不扬，午后热甚，胸闷，舌苔薄白腻，脉濡。先生一般先疏邪外达，法宜解表，使邪气发散，从表而解。叶天士治疗温病第一要务着眼于"透""泄"。叶氏《温热论》指出："令邪与汗并，热达腠开，邪从汗出。"吴鞠通在《温病条辨》中强调："温病亦喜汗解""妙在导邪外出。"治以疏邪达表，开泄腠理，宣畅气机，使邪气由表而出，由里达外。

先生对温邪在卫分之初，予以解表，微从汗解，兼以宣化表里之湿。方选藿葛三仁汤或藿朴夏苓汤加减。方中藿香、葛根、豆豉芳化宣透；杏仁宣通肺气，气化则湿化；砂仁、半夏燥湿；通草、滑石、赤苓淡渗利湿；竹叶透热外达，亦即叶氏"在卫汗之可也"。

由于温邪属热，先生甚为重视卫气相交阶段，初见气分之证，多用辛凉解表，方用银翘散加减。金银花、连翘辛凉透邪清热，芳香避秽；豆豉、荆芥、苏薄荷解表逐邪；桔梗、牛蒡子宣通肺气；竹叶、芦根清热生津。取药轻灵，临证处方很少用麻、桂辛温发汗之剂，而用微辛轻清之味。正如华岫云所说："辛凉开肺，便是汗剂。"要做到汗出解表而不伤津，当以辛凉轻清之法，最为称道。"如过汗则伤津，变生他病"。

2. 宣通表里，治拟"清"和"透"

湿温一般在卫分阶段滞留较短，稽留气分为最长，症情多变，多见头昏、身热不退、汗出热退，继而复热、口渴咽干、溺黄、便结，舌苔薄黄根腻，脉濡。先生认为，湿温病感受湿热之邪，气机郁遏，阳气内郁；正邪交争，表里热盛，治疗当清气透热，透邪外达，运用清法是其正治。章虚谷说"清气热，方可用辛凉，若太凉反致邪不外达而内闭"，可谓要旨。在温病案中，先生常常将"清"法贯穿于邪入卫、气、营三个阶段，用"清"法的目的在一个

"透"字，透邪外达肌表，善用栀豉三仁汤加减。

栀豉汤出自《伤寒论》，着重清气分郁热，透邪于表。方中山栀泻火除烦，豆豉宣郁达表，二者同用，清而不滞其邪，透而不伤其阴，而达到宣通表里、疏达三焦之功。三仁汤宣畅气机，清利湿热，合栀豉汤加减运用，起着"开上、宣中、渗湿"之效。湿浊偏重，先生喜用清水豆卷。该药性平，味甘，具有升发之气。用麻黄水制为"大豆黄卷"，性偏温，用于发汗解表；用清水制，名为"清水豆卷"，性偏凉，长于清利湿热，又可发汗解表。治疗湿温，先生喜用甘露消毒散配药入伍。甘露消毒散出自《局方》，经药肆加工而成，每贴以三钱（布包）入药煎煮，其功效芳化避秽，清热解毒，化浊除湿，验之临床，确有显效。

如温邪初入营血，症见身热、口干欲饮、皮肤呈现斑疹、神志时有不清、舌质红少苔、脉数，先生常用栀豉汤加生地黄、牡丹皮、金银花、连翘、茅根、芦根等辛凉之味，透邪外达，以达"入营犹可透热转气"之目的，多获良效。

3. 湿热内结，治宜分消走泄

湿热内蕴阳明，脾胃为气机升降之枢。邪入中焦，邪正相争，不仅里热蒸腾，还可致脾胃升降失常，运化失职；清气不升，浊阴不降，症见身体壮热、烦躁不安、腹满燥屎内结，而成中焦燥实之证。先生常用辛开苦降、分消走泄、凉膈散热、增液润燥等法，目的是使"阳明之邪，当假大肠为去路"，使三焦无阻，升降有序，邪去正安。先生治疗湿温，将凉膈散用于火热上炎、中焦燥实之证。方中硝、黄荡涤中焦实热，配甘草不至猛泻；黄芩、连翘、竹叶清上焦湿热；白蜜甘缓，使药方在肠间缓下，使湿热下有出路。先生运用凉膈散之大黄、芒硝中病即止，从不滥用苦寒攻下，习以瓜蒌霜、金银花露、砂仁拌炒生地、元参清热生津，润肠通便泄热，免津伤液亏之弊。

4. 重视白痦呈现，法宜清气化湿

热与湿合，郁于气分不解，每致白痦。叶天士认为，白痦乃"汗出不彻之故"。王孟英说："湿热之邪郁于气分，失去轻清开泄、幸不传及他经，而从卫分发为白痦者，治当清其气分之余邪。邪若久郁，虽化白痦，而气液随之以泄，故宜甘润以补之。"其分析可谓精辟。

先生治疗湿温，极其重视白痦的出现。白痦见晶莹、颗粒饱满，表示湿热透达之象；见身汗出，身现白痦，表明热势递减。不像斑疹短时间便可透齐，而是如抽丝剥茧，层层透出。前贤有"痦以清气，勿宜疏散"之说。先生认

为，白痦出现之前当以化湿透热为主，既见之后，可予化湿透热之中佐以轻清宣气之品。其用药往往寓凉透于化湿之中，既不碍湿，又不过热，逐步清化，庶可奏效。治以清气化湿，方用薏苡竹叶散合三仁汤加减。吴鞠通谓："以辛凉解肌表之热，辛淡渗在里之湿；俾表邪从气化而散，里邪从小便而驱，双解表里之妙法也。"如白痦呈现色泽不鲜，浆不充足，先生配以益气生津之味，如砂仁水拌炒生地。生地养阴恐碍湿，故取砂仁燥湿，炒拌生地以制其腻；酌加鲜石斛、元参甘寒生津养液。

5. 热入血分，凉血透邪

温病热毒深入血分，迫血妄行，外渗皮肤，常见斑疹。其既是热入血分、病情转重的征兆，又是邪气随血外达之机。先生多拟清热凉血、清热解毒之法，方选犀角地黄汤加减。方中犀角尖、生地黄、赤芍、牡丹皮、金银花、连翘辛凉泄热，宣畅气机，透热外达。若瘀热互结，内陷包络，上蒙机窍，昏迷或谵语发狂，当以凉血清热，配服至宝丹清热化痰开窍。热极生风，牙关紧闭，口噤不开，先生习用乌梅搽牙，或加入鲜河蚌水入药煎服。

6. 湿温瘥后，重视益气生津养胃

湿温一病病势缠绵，且湿热之邪最易耗气伤阴。前贤谓"留得一分津液，便有一分生机"，故治疗中先生很少用辛温热燥和苦寒攻下之品，以保津养液。特别是湿温初瘥，气阴两伤，余邪未尽，当扶正透邪。肺胃津伤，当甘寒清养，滋胃生津，少佐辛凉、轻泄之品，多选用沙参麦冬饮、五汁饮，强调要防"食复""劳复"。饮食注意清淡，不宜过食油腻食物，以固其本。

7. 透邪外达，药宜轻灵芳化

湿温一病，初在卫气之交，湿热相缠，先生多用辛凉之剂，取味辛质轻气薄之味，透邪外达。如吴鞠通所说："上焦如羽，非轻不举。"先生用药轻灵，寓在"轻可去实"。少用麻、桂辛温发汗，以免伤津耗液。尤其湿温邪气入腑，易生痰湿秽浊，先生很少用阴柔滋腻之味，以免湿热留恋。先生指出，药宜轻灵芳化之品，流通湿气，疏散气机，化湿透邪，以奏其效。

伏 暑

【案1】

王某，女。伏邪秋深感发，郁于肺表，已延有余，身热不解，咳逆无痰，肢节酸楚，苔薄黄少津，脉象弦数。拟方宣化之。

金银花三钱　　　　连　翘三钱　　　　炒黄芩钱半　　　　炒山栀三钱

瓜蒌皮三钱	杏　仁三钱	桔　梗二钱	郁　金钱半
通　草七分	元　参三钱	竹　叶三十片	桑　叶钱半
枇杷叶三片（去毛，布包）			

三贴，水煎服，早晚各 1 次。

【案 2】

曹某，男。伏邪经感致头疼寒热，胸次饱闷，肢节酸楚，苔白，脉浮滑，已延旬日。拟方宣化之。

藿　香钱半	赤　苓三钱	桑　叶三钱	炒枳壳钱半
郁　金钱半	制半夏钱半	通　草七分	炒山栀三钱
省头草钱半	苏薄荷钱半	苦丁茶钱半	荷　叶半元
滑　石三钱（布包）			

三贴，水煎服，早晚各 1 次。

【案 3】

仇某，男。伏邪感发，寒热肢酸，胸闷口干，已延有日，苔白，脉象滑数。拟方宣化。

藿　香钱半	苏薄荷钱半	郁　金钱半	薏苡仁三钱
炒枳壳钱半	炒山栀三钱	桔　梗二钱	赤　苓三钱
通　草八分	桑　叶三钱	炒冬瓜仁三钱	法半夏钱半
苦丁茶钱半	荷叶半元		

三贴，水煎服，早晚各 1 次。

【案 4】

席某，男。伏邪感发，寒热头疼，肢体酸楚已延旬日，心烦、干呕不已，便利口渴，胸闷咳逆，谷入反出，苔黄，脉象滑结。治宜芳化透达和中。

桑　叶三钱	炒黄芩钱半	粉丹皮钱半	炒山栀三钱
苦杏仁三钱（去皮尖）	冬瓜子三钱	郁　金钱半	省头草钱半
桔　梗二钱	炒薏苡仁三钱	通　草六分	竹　茹一钱
钉锈水两汤匙（冲服）川黄连六分（姜汁炒）			

三贴，水煎服，早晚各 1 次。

【案 5】

陈某，男。伏邪晚发，头眩，肢节酸楚，胸闷烦躁，身热不解，已延旬余，口渴作呕，苔微干，脉象滑数。治宜辛凉解达。

炒银花三钱	连　翘二钱	苦杏仁三钱	冬瓜仁三钱

淡黄芩钱半	粉丹皮钱半	通　草七分	炒薏苡仁三钱
苦桔梗二钱	炒山栀三钱	桑　叶钱半	竹　叶三十片
荷　叶半元			

三贴，水煎服，早晚各 1 次。

二诊：药后发热渐退，未见烦躁、苔黄转润，邪有外达之机，唯感大便溏稀。前法加味。

金银花三钱	连　翘三钱	炒黄芩钱半	炒山栀三钱
杏苡仁各三钱	老木香一钱	川黄连五分（姜汁炒）	
通　草七分	陈　皮钱半	荷叶包烧陈仓米三钱	

三贴，水煎服，早晚各 1 次。

【案 6】

郑某，女。伏邪秋感而发，头眩，身热不解，已延两旬有余，苔黄，脉滑数。拟方宣化。

金银花三钱	云茯苓三钱	炒蒌皮三钱	连　翘二钱
苦桔梗钱半	淡黄芩钱半	桑　叶钱半	菊　花钱半
赤　苓三钱	粉丹皮钱半	炒枳壳钱半	荷　叶半元
竹　茹一钱（姜汁炒）			

三贴，水煎服，早晚各 1 次。

【案 7】

周某，男。伏邪经秋感而发，寒热肢酸，午后较甚，已延十余日，苔白，脉滑。拟方宣化之。

藿　香钱半	杏　仁三钱	苏薄荷钱半	通　草七分
郁　金钱半	霜桑叶三钱	炒黄芩钱半	炒枳壳钱半
薏苡仁三钱	炒山栀三钱	桔　梗二钱	
滑　石三钱（布包）			

三贴，水煎服，早晚各 1 次。

【案 8】

朱某，女。秋燥感发，延近两月，身热不已，咳逆，胸次不适，苔黄，脉象弦滑。拟方宣化。

藿　香钱半	通　草七分	淡黄芩钱半	粉丹皮钱半
省头草钱半	制半夏钱半	赤　苓三钱	炒山栀三钱
郁　金钱半	炒薏苡仁三钱	桑　叶三钱	荷　叶半元

枇杷叶二片（去毛，布包）

三贴，水煎服，早晚各 1 次。

【案9】

蔡某，男。风暑内伏肺俞，经秋燥感发，咳逆，胸次不利，时形寒热、午后稍轻，舌苔薄腻浮黄，脉弦滑，症经有日。拟方清暑宣肺化痰。

苏子梗各钱半	射 干一钱	杏 仁三钱	广橘红钱半
通 草六分	霜桑叶三钱	前 胡钱半	云茯苓三钱
瓜蒌霜一钱（布包）	枇杷叶二片（去毛，布包）	荷 叶半元	

三贴，水煎服，早晚各 1 次。

【案10】

束某，男。夏间温邪伏内，余邪未清，郁于中州，以致肚腹胀痛，间有畏风，胸闷作呕，周身萎黄，症经三月，苔滑，脉象滑濡。拟方速解为妙。

瓜蒌皮三钱	薤白头三钱	防 己钱半	炙鸡内金三钱
大腹皮三钱	广木香一钱	郁 金钱半	络石藤三钱
省头草钱半	广陈皮钱半	炒枳壳钱半	香谷芽三钱
香橼皮钱半	冬瓜子三钱		

三贴，水煎服，早晚各 1 次。

体会：伏暑是发于秋冬一种急性热病，其因始感暑湿病毒，后为秋冬时令之邪所诱发。早在明王肯堂《证治准绳》就有记载。他说："暑邪久伏而发者，名曰伏暑。"后世又称伏邪晚发。伏邪又称伏气，清代医家一般将春温、伏暑、湿温、温毒归于伏气温病之内。

伏暑一症之病机有邪在气分和邪在营分之别，两者初起必兼有卫分表证，病势趋向在"由里达表"。其证治与暑温、湿温大致相同。吴鞠通说："伏暑、暑温、湿温，证本一源，前后互参，不可偏执。"本病初起治宜辛凉解肌表之邪，清涤在里暑湿。本组病案，先生大都以银翘散加减，辛凉疏解卫分之邪，杏仁、滑石、薏苡仁、通草清利在里暑湿。如有邪渐入营血之兆，加生地黄、牡丹皮、赤芍、山栀、黄芩、竹叶、荷叶，一以辛凉解表，一以清营泄热。书载伏暑恶寒重、发热轻用新加香薷饮，微以发汗，此多为伏暑卫表症状而用；在卫气相交发热重、恶寒轻阶段，当用辛凉清气之剂，轻宣解达，使邪外透。

痢 疾

【案 1】

曾某，男。暑湿经感，始则吐泻，寒热腹痛，已延半月有余。近日复招新凉，致伏邪举发，壮热烦躁，腹痛下痢，红白黏冻，头眩肢酸，口干作呕，已延数日，舌苔薄腻，脉滑数。拟方解表清里。

银花炭三钱	连 翘三钱	苏薄荷钱半	粉葛根三钱
炒黄芩钱半	炒山栀三钱	木 香一钱	醋半夏二钱
广陈皮钱半	吉乌梅三枚	扁豆花二十朵	红蓼花二十朵
黄 连五分（姜汁炒）			

三贴，水煎服，早晚各 1 次。

【案 2】

瞿某，男。伏邪经感，化为滞下红冻，腹痛后重，舌苔薄黄，脉滑。拟方荡涤清里。

粉葛根三钱	炒黄芩钱半	川黄连五分（醋炒）	炒枳实一钱
炒莱菔子三钱	老木香一钱	海南子三钱	炒蒌皮三钱
砂仁衣钱半	焦楂肉三钱	地榆炭三钱	红蓼花三十朵
红白扁豆花各二十朵		乔饼半角（洗烙）	

三贴，水煎服，早晚各 1 次。

二诊：药后腹痛后重得除，滞下红冻已少，继从前法加味，以期康复。

【案 3】

王某，男。暑湿经感，始郁表里，寒热腹痛，下利稀黏，刻下已延半月，热不退，下利复见黏冻，苔黄，脉滑。拟方宣化。

粉葛根三钱	淡黄芩钱半	川黄连五分	炒枳壳钱半
炒莱菔子三钱	炒白芍钱半	陈 皮钱半	木 香一钱
桔 梗二钱	炒金银花三钱	络石藤三钱	扁豆花二十朵
荷 叶半元			

三贴，水煎服，早晚各 1 次。

【案 4】

曹某，女。暑湿经感，外郁表分，内结肠胃，头眩寒热，腹痛下利稀黄，兼有白黏液，舌苔薄滑，脉浮滑。治拟芳化渗湿。

藿 香钱半	制半夏三钱	广橘红一钱	冬瓜仁三钱

粉葛根三钱	木 香一钱	木猪苓三钱	苏薄荷钱半
泽 泻二钱	炒白芍三钱	川厚朴花八分	荷 叶半元
香橼皮钱半			

三贴，水煎服，早晚各 1 次。

【案 5】

袁某，男。暑湿经感，身热仍有，乃表分余邪未清，利下，间有黏冻，腹痛时见，苔白厚尚宣，脉象滑且濡。拟宣化渗湿。

藿 香钱半	制半夏钱半	广橘红一钱	木 香八分
淡茱萸四分	杭白芍三钱	苦桔梗二钱	通 草六分
甘 草四分	炒冬瓜仁三钱	竹 叶二十片	荷 叶半元
川 连四分（姜汁炒）			

三贴，水煎服，早晚各 1 次。

【案 6】

俞某，城区人。暑湿感寒，化为滞下红白黏冻，胸闷腹痛，时或寒热，舌苔薄黄腻，脉滑。症经十余日，拟方解表清里。

藿 香三钱	粉葛根三钱	黄芩钱半（炒）	广橘皮钱半
杭白芍三钱	川黄连五分（姜汁炒）	广木香一钱	制半夏钱半
地榆炭三钱	瓜蒌皮三皮	香附米三钱	当 归二钱
乔饼一块（洗）	红蓼花七朵	陈老米三钱	

三贴，水煎服，早晚各 1 次。

二诊：药后身热仍有，表分余邪未清，痢下红白黏冻已少，腹痛未作，苔白腻尚宣，脉弦滑。继从前法。

藿 香钱半	葛 根三钱	制半夏钱半	淡吴茱萸五分
甘 草七分	杭白芍三钱	通 草五分	广木香一钱
广陈皮钱半	炒冬瓜仁三钱	荷叶包烧陈仓米三钱	
川黄连五分（姜汁炒）			

三贴，水煎服，早晚各 1 次。

【案 7】

许某，男。暑湿经感化痢，壮热头痛，肢体酸楚，腹痛下利红白黏冻，干呕不食，已延旬余。苔白板不宣，脉象滑数。拟方速图，久延恐成噤口。

苏薄荷钱半	煨防风钱半	藿 香钱半	粉葛根三钱
制半夏钱半	广木香一钱	川黄连五分	广陈皮钱半

| 通　草六分 | 省头草钱半 | 炒黄芩钱半 | 瓜蒌皮三钱 |

红蓼花钱半

三贴，水煎服，早晚各 1 次。

【案 8】

苏某，男。温邪延经七日，壮热头眩，胸闷作呕，肠鸣下利，苔白滑，脉滑数。治拟芳香化浊。

藿　香钱半	苏薄荷钱半	淡黄芩钱半	桑　叶三钱
连　翘三钱	炒苡仁三钱	通　草七分	制半夏钱半
苦桔梗二钱	冬瓜仁三钱	苦丁茶钱半	荷　叶半元

甘露消毒散三钱（布包）

三贴，水煎服，早晚各 1 次。

【案 9】

胡某，男。湿积中州，经受新凉，以致腹痛胀坠，下利红白，日暮畏寒，舌苔薄腻，脉滑。症经月余，久延非宜，拟方宣化渗湿。

藿　香钱半	苏　梗钱半	川　连六分（姜汁炒）
杭白芍三钱	郁　金钱半	淡吴萸六分	炒当归二钱
木　香一钱	防风根钱半	省头草钱半

三贴，水煎服，早晚各 1 次。

【案 10】

柏某，女。感受新凉，致湿结肠胃，腹痛下利，红白黏冻时现，身热，头眩，舌苔薄腻，脉象滑。拟芳化和中，清热渗湿。

藿　香钱半	粉葛根三钱	陈　皮钱半	香附米三钱
煨木香一钱	通　草七分	制半夏钱半	川厚朴一钱
苏　梗钱半	炒莱菔子三钱	赤　苓三钱	香橼皮钱半

荷叶包烧陈仓米三钱

三贴，水煎服，早晚各 1 次。

【案 11】

夏某，男。暑伏中州，新凉加入致头眩身热，烦躁呕吐，下利绿水，两日未已，舌苔薄腻，脉象滑数。治拟芳化和中。

金银花三钱	连　翘三钱	炒山栀三钱	炒黄芩钱半
桔　梗钱半	炒白芍三钱	吉乌梅三枚	粉丹皮钱半
制半夏三钱	川黄连五分（姜汁炒）竹　茹一钱	西瓜翠衣一两

钉锈水三小匙（冲服）

三贴，水煎服，早晚各 1 次。

【案 12】

杨某，男。暑湿经感化痢，腹痛后重，滞下红白黏冻，头眩寒热，肢体酸楚，舌苔薄白，脉滑数。拟方宣化兼分理气血。

藿　香钱半	粉葛根三钱	炒黄芩钱半	川黄连五分
防风根钱半	木　香一钱	广陈皮钱半	制半夏钱半
当　归三钱	赤　芍钱半	炒莱菔子二钱	炙鸡内金三钱
红蓼花二十朵	荷　蒂三枚		

三贴，水煎服，早晚各 1 次。

【案 13】

夏某，男。温邪延及八九日，热逼下焦，滞下红白黏冻，壮热不已，腹痛肢酸，苔薄黄，脉滑数。治拟芳香化浊，调气和血。

藿　香钱半	苏薄荷钱半	金银花三钱	粉葛根三钱
炒黄芩钱半	木　香一钱	川黄连五分	制半夏二钱
当　归三钱	通　草七分	广橘红钱半	香橼皮钱半
荷　叶半元	郁　金钱半		

三贴，水煎服，早晚各 1 次。

【案 14】

蓝某，男。伏邪经感化疟，未能外达，复入曲肠化痢，晨肚腹胀痛，下利红白黏冻，舌苔薄黄，脉象滑数。拟方疏邪外达，兼以清里。

藿　香钱半	粉葛根三钱	省头草钱半	木　香一钱
川黄连五分	炒白芍三钱	广陈皮钱半	制半夏钱半
炒枳壳钱半	海南子钱半	苦桔梗二钱	通　草八分
苏　梗钱半	香谷芽三钱	冬瓜皮三钱	扁豆花二十朵

三贴，水煎服，早晚各 1 次。

【案 15】

杨某，男。伏邪遇感，化疟未明，复入曲肠化痢，腹痛，滞下红白黏冻，已延十日，苔白，脉象滑数。治宜清解，兼以调气和血。

藿　香钱半	粉葛根三钱	淡黄芩钱半	广木香一钱
海南子二钱	制半夏钱半	广陈皮钱半	炒枳壳钱半
瓜蒌皮三钱	当　归二钱	地榆炭五钱	红蓼花钱半

荷　蒂三枚　　　　川黄连五分（姜汁炒）

　　　　　　　　　　　　　　　　四贴，水煎服，早晚各 1 次。

【案 16】

吴某，男。伏邪经秋，受感化痢，已延月余。身热头疼，腹痛下利红白黏冻，舌苔薄，滑脉象浮滑。拟方先予疏解表邪，透邪外达。

川羌活八分	防风根钱半	煨葛根三钱	木　香一钱
川黄连五分	海南子二钱	炒白芍三钱	广陈皮钱半
制半夏钱半	郁　金钱半	乔　饼一块	荷　叶半元
云茯苓三钱			

　　　　　　　　　　　　　　　　三贴，水煎服，早晚各 1 次。

【案 17】

辛小儿。伏邪化痢，身热，肚腹胀痛，泄下不止，肢面浮肿。症成疳积，勉拟一方，冀其获效乃吉。

焦白术四分	益智仁八分	云茯苓三钱	淡吴萸五分
陈老米三钱	淮山药三钱	煨白芍二钱	粉甘草七分
苦桔梗一钱	荷　蒂五枚		

　　　　　　　　　　　　　　　　一贴，水煎服，早晚各 1 次。

【案 18】

韩某，女，21 岁，1956 年 8 月初诊。暑湿经感，经治表邪已解，里邪未清，腹痛，滞下红白黏冻，里急后重，日行十数次，舌苔薄腻浮黄，脉滑。拟方清解热毒，调气和血。

当　归三钱	赤白芍各钱半	粉葛根三钱	炒黄芩钱半
炒黄连五分	炒莱菔子三钱	红蓼花二十朵	
红白扁豆花各十朵	地榆炭三钱		

　　　　　　　　　　　　　　　　三贴，水煎服，早晚各 1 次。

【案 19】

张某，男，33 岁，1956 年 8 月初诊。暑湿经感，身热肢酸，胸闷腹痛，肠鸣下利，夹有红白黏冻，舌苔薄腻，脉浮滑。拟方表里兼治。

粉葛根三钱	炒黄芩钱半	广陈皮钱半	炒白芍三钱
川厚朴六分	淡吴萸六分	防己风各钱半	砂仁衣钱半
木　香八分	山　栀三钱	炒枳壳钱半	香橼皮钱半

荷叶包烧陈仓米三钱

三贴，水煎服，早晚各1次。

体会：痢疾一症，《内经》称"肠澼"，仲景概之为"下利"。常因外感时邪、湿热内蕴、气血瘀滞化为脓血赤白。痢疾为患，多以实证为著，治当以清肠化湿、调和气血为原则。本组痢疾医案所见湿热痢为主。痢属湿热，宜通不宜塞。古称"痢无止法"理应"通因通用"。先生主张不宜早用固涩药物，不宜早投兜涩及滋腻之品，以免关门留寇。前贤谓"行血则便脓自愈、调气则后重自除"。先生治疗痢疾表邪未解，里有湿热，痢下红白黏冻多拟葛根芩连汤加减，表里双解；加木香、枳壳、槟榔行气而除后重；莱菔子、乔饼消磨食积；荷叶、荷蒂、竹叶清暑化湿，清升降浊；扁豆花、红蓼花、地榆炭解湿热。治疗大便滞下夹红白黏冻，先生喜用红蓼花，此花味辛，性平，功能清热解毒，活血止痛，消积利尿，亦能主治痢疾、风湿痛。乔饼为荞麦粉加工做成，北方尤喜食之，有顺气消化除积之效用。先生一般治痢不重用大黄苦寒荡涤之品，以恐伤正败胃。至于疫毒痢，又当清热解毒，加用白头翁、秦皮等味。余之运用马齿苋入药，尤有效果。特别是见到下痢不能进食或呕吐不能食而成噤口痢者，症成危势，实者取辛开苦降，泄热和胃；虚者以降逆止呕，健脾和胃，以顾正气，又当另论。

疟　疾

【案1】

李某，男，新兴场人。伏邪经感，化疟半月未正，余邪留连脾胃，加之饮食不节，复受新凉，致寒热又作，咳逆头眩，肢体酸楚，又经数日，舌苔薄滑，脉滑。拟方和解为是。

柴　胡一钱	淡黄芩钱半	制半夏钱半	苏薄荷钱半
藿　香钱半	杏仁尖三钱（去皮）	郁　金钱半	广陈皮钱半
白蔻衣钱半	茯　苓三钱	通　草七分	荷叶筋一钱

枇杷叶三片（去毛，布包）

三贴，水煎服，早晚各1次。

【案2】

符某，男，36岁。暑伏中州，经感新凉，致化疟疾，胸闷，呕恶不已，苔黄，脉滑。拟方芳化和中。

川黄连五分（姜汁炒）炒枳实八分　　广陈皮钱半

竹 茹一钱（姜汁炒）	半 夏钱半	吉乌梅二枚
瓜蒌皮三钱	郁 金钱半	桑 叶三钱
炒黄芩钱半	冬瓜子三钱	钉锈水三小匙（兑服）

三贴，水煎服，早晚各1次。

体会：疟疾一病现今少见，案选小柴胡汤加减，和解湿热之邪，此谓正治。疟邪伏于少阳，出入营卫，正邪相争，症见寒战鼓颔，一身壮热，汗出热退引凉，头痛烦渴。如此寒热往来，反复发作，有1日1次，有间日1次。本方和解少阳以小柴胡汤加减，解表达邪，配以藿香、荷叶清热透邪，豆蔻衣、通草和胃渗湿。胆热犯胃、胃失和降而见呕吐者，先生选用温胆汤合左金丸化痰和胃。钉锈水《本经逢原》载"辛，寒无毒"。前人称"铁锈水和药服，性沉重，最能坠热开结"。先生在温热病中亦常见用之。

风 疹

【案1】

李某，男。风暑伏肺，身热咳逆，遍发疹痱，瘙痒异常，舌苔薄黄，脉象滑数。拟方清暑化湿。

金银花三钱	连 翘三钱	炒山栀三钱	炒黄芩钱半
桑 叶三钱	当 归三钱（炒）	赤 芍二钱	薏苡仁三钱
广陈皮钱半	滑 石三钱（布包）	冬瓜子三钱	荷 叶半元
扁豆花五支			

三贴，水煎服，早晚各1次。

二诊：药后发热得退，仍余邪未解，疹痱瘙痒。前法加蝉衣钱半、紫背浮萍三钱。

【案2】

裔某，男。暑湿由表分入于脾络，致令身热，遍体发生疹痱，两腿酸痛，运动维艰，烦躁不宁，口干胸闷，谷食不香，苔白，脉象滑结。拟方清暑化湿和络。

藿 香钱半	通 草七分	川牛膝钱半	木 瓜三钱
路路通二钱	粉葛根三钱	制半夏二钱	防 己钱半
晚蚕沙三钱（布包）	当 归钱半	蝉 衣钱半	荷叶筋一钱
通络散五分（布包）	丝瓜络三钱		

三贴，水煎服，早晚各1次。

【案 3】

陈某，女。暑湿内结，经受外感，致身热畏寒，腹痛，肤现红疹，瘙痒不休，已延半月，苔黄，脉滑。拟方舒化之。

藿　香钱半	苏荷梗各钱半	醋半夏二钱	广橘红钱半
通　草七分	防己风各钱半	赤　苓三钱	省头草钱半
木　香一钱	大腹皮三钱	净蝉衣钱半	荷　叶半元
冬瓜子皮各三钱			

三贴，水煎服，早晚各 1 次。

【案 4】

温先生。暑湿由表分入于脾络，致令身热，遍体疹痱，两腿疼痛，运动维艰，烦躁不宁，口干胸闷，谷纳不香，苔白，脉象滑结。拟方清暑化湿为宜。

藿　香钱半	粉葛根三钱	苏荷梗各钱半	制半夏钱半
通　草七分	防　己钱半	当　归炒二钱	木　瓜三钱
川牛膝三钱	净蝉衣一钱	通络散五分（布包）	
晚蚕沙三钱（布包）	丝瓜络三钱		

三贴，水煎服，早晚各 1 次。

【案 5】

吴某，女，1956 年 8 月。暑湿郁发湿疹，周身皮肤发痒，身热腹痛，头昏肢酸，舌苔薄滑，脉浮。拟方清暑化湿。

苏薄荷钱半	连　翘三钱	赤　芍钱半	广陈皮钱半
炒山栀三钱	淡黄芩钱半	蝉　衣钱半	防己风各钱半
延胡索钱半	桔　梗二钱	藿　香钱半	荷　叶一角
益元散三钱（布包）			

三贴，水煎服，早晚各 1 次。

【案 6】

周某，男。湿结中州，致胸痞干呕不已，两手臂发生红疹，谷纳不香，肢节酸楚，舌苔薄腻，脉滑。治拟芳化和中。

制半夏钱半	炒黄芩钱半	瓜蒌皮三钱	炒薏苡仁三钱
桑　叶三钱	川黄连五分	郁　金钱半	炒山栀三钱
炒丹皮钱半	络石藤三钱	通　草六分	广橘皮钱半

蝉　衣钱半

三贴，水煎服，早晚各1次。

体会：风疹其因多由风、湿、热邪阻于皮肤而成，其治疗根据风、湿、热用药孰重孰轻。重在祛风清热利湿为大法。先生诊治湿疹，用药不在见痒止痒为主，而重点在究其病因而诊治。尤其夏暑之间，湿热熏于皮肤，易生"疹痱"，先生多拟方清暑化湿。藿香、苏薄荷、金银花、连翘清解暑湿；滑石、茯苓、通草淡渗利湿；牡丹皮、赤芍凉血清热；蝉衣祛风止痒。诸药相伍，湿热得清，风湿热清，疹自消退。

咳　嗽

【案1】

葛某，男。风邪袭肺，头眩身热，咳逆，呕吐黏痰，气不宁息，目珠间形斜视，势欲化风。拟方速图。

苏薄荷钱半	淡黄芩钱半	白蒺藜三钱	防己风各钱半
连　翘钱半	煅石决明二钱（先煎）	桑　叶钱半	苦桔梗二钱
瓜蒌霜一钱（布包）	炒山栀三钱	杏　仁三钱	荷　叶一角
枇杷叶三片（去毛，布包）			

三贴，水煎服，早晚各1次。

【案2】

李某。劳伤肺虚，近受风邪，咳逆，胸闷气滞，营卫不和，寒热时见，症经有日，脉象弦滑。拟方徐以图之。

苏　梗钱半	瓜蒌霜一钱（布包）	射　干一钱	杏　仁三钱
浙贝母钱半	炒山栀三钱	桑　叶钱半	粉丹皮钱半
络石藤钱半	桔　梗二钱	橘　红钱半	荷　叶半元
枇杷叶三片（去毛，布包）			

三贴，水煎服，早晚各1次。

【案3】

陈某，男。气郁湿积，经感新凉，致引胸腹胀痛，咳逆，呕吐稀涎，午后形寒。拟方速图之。

苏荷梗各钱半	防己风各钱半	制半夏钱半	杏　仁三钱
川楝子二钱	延胡索钱半	荜澄茄钱半	川厚朴七分
化橘红钱半	炙鸡内金钱半	台乌药钱半	香橼皮钱半

枇杷叶三片（去毛，布包）

三贴，水煎服，早晚各 1 次。

【案 4】

应某，女。惊恐后，感受风寒，郁于肝肺，咳逆胸闷，日晡寒热，头眩且晕，腰酸肢倦，苔薄白。拟方速治。

茯　苓神各三钱	炒子芩钱半	射　干一钱	法半夏钱半
瓜蒌霜一钱（布包）	前　胡五分	广橘红一钱	白蒺藜二钱
桔　梗二钱	粉丹皮钱半	绵杜仲三钱	荷　叶半元
枇杷叶三片（布包）			

三贴，水煎服，早晚各 1 次。

【案 5】

祁某，男。感受寒凉，郁于腠理，形寒身热，头痛肢酸，胸次烦闷，作泛欲吐，苔白，脉滑。拟方疏风解表。

藿　香钱半	苏荷梗各钱半	防　己钱半	粉葛根三钱
醋半夏钱半	炒枳壳钱半	广陈皮一钱	通　草七分
杏　仁三钱	薏苡仁三钱	荷　叶半元	苦丁茶钱半

三贴，水煎服，早晚各 1 次。

【案 6】

严某，男。风暑伏肺，肺失清肃，咳逆胸闷，头目眩晕，身热肢酸，舌绛少苔。拟方清宣止咳化痰。

桑　叶钱半	射　干钱半	橘　红钱半（盐水炒）	
杏　仁三钱	瓜蒌霜一钱（布包）	元　参三钱	桔　梗二钱
浙贝母三钱	炒山栀三钱	苏荷梗各钱半	通　草七分
荷　叶半元	枇杷叶三片（去毛，布包）		

三贴，水煎服，早晚各 1 次。

【案 7】

刘某，男。风邪射肺，咳逆，痰不易出，时或畏寒，症延十余日。拟方宣肺化痰，以观进退。

苏　梗钱半	法半夏钱半	云茯苓三钱	前　胡钱半
炒枳壳钱半	杏　仁三钱	广橘红钱半	郁　金钱半
炒山栀三钱	瓜蒌霜一钱（布包）	省头草钱半	荷　叶半元

枇杷叶三片（去毛，布包）

　　　　　　　　　　　　　　三贴，水煎服，早晚各 1 次。

【案 8】

瞿某，男。感受寒凉，邪郁肌腠，关节不利，寒热头眩，咳嗽阵作，胸闷欲吐，苔薄舌绛，脉滑数。急宜宣解，严防有酿温疟之虑。

藿　香钱半	西豆豉三钱	炒山栀三钱	淡黄芩钱半
制半夏钱半	广橘皮钱半	苏荷梗各钱半	通　草七分
竹　茹一钱	荷　叶一角	晚蚕沙三钱（布包）	

　　　　　　　　　　　　　　三贴，水煎服，早晚各 1 次。

【案 9】

袁某，男。风邪射肺，咳逆寒热，胸闷肢酸，谷食不香，苔白，脉滑。拟方舒化之。

苏子梗各钱半	苦杏仁三钱	广橘红钱半	郁　金钱半
炒山栀三钱	桑　叶三钱	络石藤三钱	苦桔梗二钱
炒丹皮钱半	瓜蒌皮三钱	射　干一钱	荷　叶半元
枇杷叶三片（去毛，布包）			

　　　　　　　　　　　　　　三贴，水煎服，早晚各 1 次。

【案 10】

成某，男。感受风寒，入于肺胃，致湿与气互结中州，遂咳逆，胸次作痛，寒热时形，苔白，脉弦滑。拟方宣解渗湿。

藿　香钱半	苏　梗钱半	瓜蒌皮三钱	粉葛根三钱
广陈皮钱半	桔　梗二钱	郁　金钱半	制半夏钱半
炒枳壳钱半	前　胡钱半	通　草七分	苦丁茶钱半

　　　　　　　　　　　　　　三贴，水煎服，早晚各 1 次。

【案 11】

金某，女。湿痰上干，风邪侵肺，咳逆头眩，寒热肢酸，已延有日。拟方表里两治之。

苏　梗钱半	藿　香钱半	粉葛根三钱	省头草钱半
桑　叶三钱	制半夏钱半	杏　仁三钱	郁　金钱半
苦桔梗二钱	炒薏苡仁三钱	广陈皮钱半	六和曲三钱
冬瓜仁三钱	香谷芽三钱		

　　　　　　　　　　　　　　三贴，水煎服，早晚各 1 次。

【案 12】

祁某，男。风寒伏肺，兼郁表分，致头疼，寒热肢酸，胸闷，烦躁不宁，咳逆，口干，胸次不利，苔白，脉滑数。拟方宣肺化痰。

苏荷梗各钱半	法半夏钱半	瓜蒌霜一钱（布包）	省头草钱半
淡黄芩钱半	杏　仁三钱	广橘红钱半	粉葛根三钱
桑　叶三钱	炒山栀三钱	苦桔梗二钱	前　胡钱半
通　草七分	六和曲三钱		

三贴，水煎服，早晚各 1 次。

【案 13】

袁奶奶。风邪伏肺，湿痰蕴中，咳逆寒热，曾经见红，胸闷不利，症经有日。拟方止咳化痰，和络止血。

苏　梗钱半	法半夏钱半	瓜蒌霜一钱（布包）	郁　金钱半
杏　仁三钱	广橘红钱半	炒枳壳钱半	苦桔梗二钱
粉丹皮钱半	桑　叶钱半	络石藤三钱	荷　叶半元
枇杷叶三钱（布包）	参三七五分（研末，冲服）		

三贴，水煎服，早晚各 1 次。

【案 14】

朱先生。风寒外束，加之湿痰互郁表分，致令头痛，肢酸，胸胁窜痛，痰兼热味，苔白，脉滑。拟方清宣解达。

苏　梗钱半	广橘红钱半	桑　叶钱半	杏　仁三钱
瓜蒌霜一钱（布包）	粉葛根三钱	前　胡钱半	桔　梗二钱
法半夏二钱	云茯苓三钱	通　草七分	苦丁茶钱半
枇杷叶三片（去毛，布包）			

三贴，水煎服，早晚各 1 次。

【案 15】

王某，男。咳经两月，肺风未盛，近加感受新凉，致头疼，寒热肢酸，咳逆尤甚，胸闷时胀，谷食不香，舌苔白腻，脉滑。拟方先治其标。

苏荷梗各钱半	法半夏钱半	粉葛根三钱	通　草七钱
桔　梗二钱	前　胡钱半	荆　芥钱半	杏　仁三钱
广橘红钱半	猪　苓三钱	泽　泻钱半	木　香一钱
荷　叶半元	枇杷叶二片（去毛，布包）		

三贴，水煎服，早晚各 1 次。

【案 16】

许某，男。素平肝旺，脾虚多湿多痰，近来风寒射肺，咳逆寒热，左胁刺痛，苔白，脉滑。拟方宣肺化痰和络。

藿　香钱半	制半夏钱半	苦桔梗二钱	络石藤三钱
射　干一钱	苏　梗钱半	广橘红钱半	郁　金钱半
桑　叶三钱	丝瓜络钱半	粉葛根三钱	省头草钱半
荷叶筋一钱	旋覆花七分（布包）		

两贴，水煎服，早晚各 1 次。

【案 17】

金铁匠。木火上凌，咳逆音嘶不扬，咽中阻闷，甚则食入呛出。病延有日，年近周甲，拟方徐图，仍宜不生溃腐为妙。

瓜蒌皮三钱	瓜蒌霜一钱（布包）	薤白头钱半（洗）	海浮石三钱
净蝉衣钱半（去足）	射　干一钱	炒山栀二钱	茶石斛二钱
云茯苓三钱	桑　叶钱半	杭白芍二钱	败叫子二枚
枇杷叶三片（去毛，布包）			

四贴，水煎服，早晚各 1 次。

【案 18】

韩某，男。肝失条达，肺失肃降，肝气不疏，引郁结肺，肺气不宣，则呛逆；于是胸中懊恼，痰滞不利，鼻中窒塞，头目间有不适，延今有日，苔薄白，脉象滑。拟方宣肺化痰。

云茯神三钱	广橘红钱半	射　干一钱	制半夏钱半
瓜蒌霜三钱（布包）	菊花炭钱半	广郁金钱半	苏　梗钱半
桑　叶二钱	白蒺藜三钱	佛手柑钱半	
枇杷叶三片（去毛，布包）			

三贴，水煎服，早晚各 1 次。

【案 19】

李某，男。劳伤咳嗽，已延月余，胸脘牵痛，头眩身热，音哑咽干，肺失清肃所致。拟方速图，再延恐有血溢之虑。

桑　叶钱半	光杏仁三钱	苦桔梗二钱	蝉　衣钱半
丹　参二钱	射　干一钱	银花炭三钱	炒山栀三钱
瓜蒌霜一钱（布包）	粉丹皮钱半	淡黄芩钱半	竹　茹一钱半

荷　叶一角

五贴，水煎服，早晚各 1 次。

【案 20】

周某，男，马沟人。湿邪经感，寒热已延载余。近来阴分受伤，虚火上炎，咳逆胸闷，不思饮食。舌苔薄黄，脉象弦滑。拟方徐图。

云茯神三钱	粉丹皮钱半	苦桔梗二钱	炒山栀三钱
地骨皮三钱	桑　叶三钱	络石藤三钱	射　干一钱
炒白芍三钱	松子仁三钱	绵茵陈三钱	荷　叶半元
冬瓜仁三钱（炒）			

三贴，水煎服，早晚各 1 次。

【案 21】

陈某，女。呛咳无痰，身无寒热，腰骶作痛，先由他医诊治四次未效。呛咳有增无已，性急易怒，咽喉干燥，舌苔薄黄，脉细弦。肝气冲肺，气郁化火，逆乘于上。治宜清燥止咳化痰。

桑　叶二钱五分	粉丹皮三钱	炒山栀三钱	乌　梅四枚
甘　草钱半	桔　梗二钱	黄　连五分	当　归三钱
枇杷叶三片（去毛，布包）		瓜蒌霜一钱（布包）	梨　皮三钱

三贴，水煎服，早晚各 1 次。

二诊：初服一贴即觉呛稀有痰，继服两贴后咳痰较爽，腰痛得减，再以前法增易图之。原方加象贝母三钱，广橘红钱半。三贴，水煎服，早晚各 1 次。

前后服药六贴得愈。

体会：咳嗽有外感、内伤之分。本例为肝火犯肺之证。肝为刚脏，体阴而用阳，肝气有余即是火，厥阴之脉夹胃而贯膈，循咽络肺。肺属金，最畏火刑。木火刑金，肺络受伤，则呛咳不已，痰不易出；性情急躁更易生火，所谓"欲保其金，当泻其火"，故用桑杏汤加减，清热除燥，止咳化痰。方中瓜蒌霜化痰尤效；当归、牡丹皮入血和络止痛；妙在乌梅酸甘化阴，酸性入肝，佐以苦淡和血清金。诸药相伍，收效甚捷。

【案 22】

杨某，男。风邪外来，燥气内干，咳逆寒热，延近月余，苔白，脉数。拟方清解。

苏薄荷钱半	瓜蒌霜一钱（布包）	前　胡钱半	射　干一钱

藿 香钱半	牡丹皮钱半	炒黄芩钱半	桑 叶三钱
杏 仁三钱	通 草七分	桔 梗二钱	炒山栀三钱
郁 金钱半	橘 红钱半		

三贴，水煎服，早晚各 1 次。

【案 23】

周某，男。痢后肺阴未复，兼吸新风，加秋金燥气当令，咳逆口干，咽痛，甚则上腭生粟，舌苔薄黄，脉滑。此乃肺胃郁热上炎，拟方清化之。

桑 叶三钱	粉丹皮钱半	炒山栀三钱	云茯苓三钱
法半夏二钱	广橘红钱半	郁 金钱半	炒冬瓜仁三钱
射 干一钱	苦桔梗二钱	瓜蒌霜一钱（布包）	荷 叶半元
枇杷叶二片（去毛，布包）			

三贴，水煎服，早晚各 1 次。

【案 24】

杨某，男。咳久肺脾两伤，湿痰内蕴，肝火上凌，间有寒热，自汗，症经两月，舌苔薄腻，脉滑数。拟方清燥止咳。

霜桑叶三钱	法半夏钱半	苦桔梗二钱	炒山栀三钱
瓜蒌霜一钱（布包）	苦杏仁三钱	广橘络一钱	云茯苓三钱
苏 梗钱半	郁 金钱半	浙贝母三钱	荷 叶半元
枇杷叶三片（去毛，布包）			

三贴，水煎服，早晚各 1 次。

【案 25】

唐某，男。伏邪秋感，致引湿痰干肺，于是咳嗽寒热，头眩肢酸，胸闷，烦躁不宁，苔黄未干，脉象滑数。当此秋令干燥用药，宜清宣治上，庶不致化热动风耳。

炒银花三钱	连 翘三钱	苦杏仁三钱	炒山栀三钱
牡丹皮钱半	炒黄芩钱半	通 草七分	炒枳壳钱半
广郁金钱半	苦桔梗二钱	桑 叶二钱	

三贴，水煎服，早晚各 1 次。

【案 26】

王某，女，北洋人。秋燥侵肺，湿痰内扰，咳逆，身热胸闷，音嘶，已延两月，舌苔薄，脉弦滑。拟方清燥止咳为治。

桑 叶三钱	法半夏钱半	桔 梗三钱	川贝母钱半

射　干一钱	杏　仁三钱	广橘红钱半	云茯苓三钱
通　草七分	苏　梗钱半	青果核二枚	炒竹茹一钱
瓜蒌霜一钱（布包）	枇杷叶二片（去毛，布包）		

两贴，水煎服，早晚各 1 次。

【案 27】

王某，男，东乡人。燥邪外袭，湿痰内干，咳逆，痰黏不利，间有曳锯声，舌苔薄白，脉象弦滑。拟方清气化痰。

云茯苓三钱	广橘红钱半	瓜蒌霜一钱（布包）	薏苡仁三钱
络石藤三钱	法半夏钱半	郁　金钱半	炙冬花二钱
射　干一钱	苦桔梗二钱	枇杷叶二片（去毛，布包）	
炒冬瓜子三钱	荷　叶半元		

三贴，水煎服，早晚各 1 次。

【案 28】

薛某，女。风邪遏肺，咳吐黏涎，时而畏寒，苔白根厚，脉滑。痰湿内蕴，肺失清肃。拟方宣肺止咳化痰。

苏荷梗各钱半	前　胡一钱	粉葛根三钱	杏　仁三钱
防　风钱半	桑　叶钱半	制半夏钱半	射　干一钱
桔　梗二钱	橘　红钱半	枇杷叶三片（去毛，布包）	
荷　叶半元	苦丁茶钱半		

三贴，水煎服，早晚各 1 次。

体会：肺为五脏之华盖，位居最高；受脏腑上朝之清气，禀清肃之体；性主平降，又为娇脏，不耐邪侵。凡六淫之气，一有所著，即能致病。咳嗽一症，诸家立论太繁。张景岳曰："则咳嗽之要，止惟二证。何谓二证？'一曰外感，一曰内伤'，而尽之矣。"先生亦通其意。所见医案，先生治疗外感咳嗽，以疏散外邪、宣通肺气为大法，方选杏苏散合二陈汤随症加减。苏薄荷、防风、葛根疏风解表；咳加瓜蒌、贝母等药。用药轻灵，符合叶氏"微辛以开之，微苦以降之"之意。先生一般很少用阴柔滋腻、敛肺止咳药物，以免留邪。

治疗内伤咳嗽，重在辨证，先生昔时治疗患者多为劳苦大众，劳伤咳嗽多见。因劳力伤络，肝火犯肺。先生认为，肝气有余即是火，木火刑金，肺络受伤，则呛咳不已，痰不易出，亦即前人所说的"痰即有形之火，火即无形之痰也"。所以"欲保其金，当泻其火"。先生用药多以清金化痰合温胆汤加味，以清火止咳化痰。胁痛者加当归、白芍、牡丹皮和络止痛；咽干舌燥者加乌梅，酸甘化阴以生津液，润燥止咳；另外可加梨皮泡茶，藕汁兑服。

至于秋燥咳嗽，先生案举多例，自喻嘉言开创"秋燥论"学说之先河，随着温病学说的发展，俞根初又提出"凉燥""温燥"之别。燥而偏热者是为"温燥"，燥而偏寒者是为"凉燥"。其治法《内经》谓"燥者濡之"。先生认为，时值初秋，感受外邪，邪束肺卫，症见恶寒发热、咽痒咳嗽，方选杏苏散加减；症见咽干鼻燥、干咳无痰、苔白少津多从温燥论治，方选清燥止咳化痰之品；亦可选用翘荷饮加味，苏薄荷、连翘辛凉清泻燥火，宣透上焦；酌加梨皮、青果泡饮清燥止咳化痰，而奏其效。

【案29】

王某，小儿，8岁，本城人，1956年6月初诊。孩儿滋长未成，卫外体弱，吸受非时之气，郁于肺胃，因此咳逆，连绵不已，甚则呕吐涎沫，轻度寒热，腹膨，舌苔薄白。权宜宣风宁肺和胃，并就有道正之。

苏薄荷钱半	防 风钱半	薄橘红钱半	明天冬一钱
乌梅炭二枚	炒黄连三分	光杏仁二钱	通 草五分
粉甘草五分	竹 茹一钱	枇杷叶一片（去毛，布包）	

两贴，水煎服，早晚各1次。

体会：外感咳嗽切忌滋腻药物早投。

外感咳嗽其因缘于外邪侵袭，肺卫受感，肺气失于宣畅。因肺主治节，为五脏之华盖；上连咽喉，开窍于鼻；外合皮毛，司呼吸，为气体出入之要道，故肺为娇脏，不耐邪侵。其如《内经》所说："形寒饮冷皆伤肺。"临床所见外感咳嗽分风寒、风热等证型。风寒者，脉必浮缓，恶风，咽痒，语未尽而咳，咳痰不爽，舌苔薄白。风热者，其症恶寒轻，发热重，咳痰黄而稠黏，口渴，有汗或无汗，舌质红，苔薄黄，脉浮而兼数，感受风寒者往往必兼伤风。由于风寒袭表，皮毛闭合，肺气失于宣达，故治疗以疏风散寒、宣肺化痰为主，先生常用杏苏散加减，药如苏薄荷、防风、荆芥、杏仁、前胡、桔梗、法半夏、化橘红、茯苓、枇杷叶等，以疏风解表，宣肺化痰。尤以桔梗性辛散，而气上升；前胡性辛散，而气下降，肺司开阖，一升一降，肺得宣开，气行通畅，咳便可止。

风为阳邪，不夹寒而夹热，是为风热。肺受热侵，气失清降，上逆而咳，一般多见微寒微热，咳痰不爽，痰多黄稠。口干咽痛，苔多微黄、脉多浮数。风热咳嗽，邪留在表，应予辛凉解表，先解表邪，兼配止咳化痰药物。先生一般选用桑杏汤合蒌贝二陈汤加减。取其辛凉解表，往往在辛凉之剂中加入1～2味辛温发散之味，以散清凉苦寒凝肺之气，防寒凝内积，使热清而痰不停留。

咳嗽是一种常见病，每因正气不足，感受六淫外邪而发病，病邪在肺卫，早做治疗，病愈很快。但医者每以病情轻微，忽于治理，以致轻病变重，迁延日久，枝节丛生。临床部分医者每见咳嗽，不详诊细察或迎合病者需要，便投以梨膏、止咳糖浆、蜂蜜炖梨等，或过早投用收润滋腻等药品，俾使咳嗽一时略减，但祸根潜伏。殊不知外感咳嗽，其因风邪外袭，失于宣达，而宣肺疏风是其治疗大法。风邪得解，肺气得宣，则咳自愈。阴柔收润之药投之过早，易生湿生痰，阻遏气机，宣降失司，反致咳嗽缠绵，尤多干咳不已，咳痰不爽，胸脘闷塞，病渐入肺，热与痰结，而常常形成痰热困肺、喘咳等重症。叶天士所谓"无性命之虞，而有终身之疾"便是指此。因此，外感咳嗽初起病情单纯，治疗每收良效。但人有禀赋之不同，病有寒热虚实之别，症情变幻莫测，临床辨证要丝丝入扣，用药不能孟浪，方能收效。

哮 喘

【案1】

徐某，男，陈家庄人。咳嗽气喘有年，逢感而发，近日自感身热，恶风，咳嗽不止，痰不易咳出，咳甚气喘，大便干燥不畅，舌苔薄黄，脉浮。痰浊内聚，肺失清肃。拟方先予止咳平喘为宜。

炙桑白皮三钱	杏 仁三钱	法半夏钱半	广橘红钱半
苏 子七分	苏 梗钱半	地骨皮三钱	青 蒿钱半
前 胡钱半	射 干钱半	防 风钱半	南沙参二钱
炙冬花钱半	银杏叶十片		

三贴，水煎服，早晚各1次。

二诊：药后咳嗽渐止，气喘得平，未觉发热，咽中仍有痰涎咳出不畅。再宗前法。

炙桑白皮二钱	杏 仁三钱	橘 红钱半	苏 梗钱半
苏 子一钱	南沙参三钱	粉葛根三钱	防 己钱半
前 胡钱半	炙冬花钱半	浙贝母三钱	炒枳壳钱半

三贴，水煎服，早晚各1次。

三诊：诸恙已愈，继服前方加减，以资巩固疗效。

【案 2】

葛某，大李庄人。痰湿内蕴，经感而发，邪蕴于里，遂致寒热束表，咳呛，气喘不平，肢面浮肿，舌苔薄白，脉滑数。先予宣解治标，兼之化痰渗湿。

荆芥穗八分	苏薄荷钱半	炒牛子钱半	关防风一钱
炒枳壳钱半	苦杏仁三钱	通　草七分	桑　叶钱半
谷麦芽各三钱（炒）	薄橘红一钱	百果叶十片	荷　叶半元

三贴，水煎服，早晚各 1 次。

【案 3】

阚某，女，南花墙。风邪侵肺，痰滞不利，头眩，寒热不清，咳逆，胸闷气喘，苔白，脉象滑数。拟方宣化之。

苏薄荷子各钱半	炒枳壳钱半	粉丹皮钱半	通　草六分
金银花三钱	瓜蒌霜一钱（布包）	苦杏仁三钱	藿　香钱半
桔　梗二钱	连　翘三钱	桑　叶三钱	冬瓜仁三钱

三贴，水煎服，早晚各 1 次。

【案 4】

陶某，男。肺风未净，湿浊未清，咳逆气喘，身热面浮肢肿，纳谷不香，苔薄白，脉滑结。拟方疏风宣肺利水。

防风己各钱半	木　通钱半	炙桑白皮三钱	杏　仁三钱
木猪苓三钱	泽　泻钱半	桔　梗二钱	郁　金钱半
广陈皮钱半	川萆薢三钱	冬瓜皮三钱	香橼皮钱半

两贴，水煎服，早晚各 1 次。

【案 5】

赵某，男。湿痰射肺，历有年矣，近来由风邪侵犯，咳逆，咳甚气喘，咽痛不适，胸胁不利，舌苔薄白，脉象滑结。拟方清化上中，徐以图之。

桑　叶三钱	通　草七分	云茯苓三钱	冬瓜子三钱
杭白芍三钱	杏　仁三钱	射　干一钱	苦桔梗二钱
郁　金钱半	瓜蒌霜一钱（布包）	炒山栀三钱	浙贝母三钱
枇杷叶三片（去毛，布包）		荷　叶半元	

三贴，水煎服，早晚各 1 次。

【案 6】

温某，女，41 岁，1956 年 5 月初诊。咳喘宿疾，复受外邪，旧恙复发，身热咳喘，经服前方，身热已退，哮喘未已，咳吐稀痰，胸闷音嘶，舌苔薄白，脉细滑。痰湿内蕴，肺失清肃，拟方止咳平喘。

炙麻黄炭五分	苏　子一钱	炒葶苈子六分	杏　仁三钱
炙款冬花一钱	制半夏钱半	广陈皮钱半	前　胡一钱
炒枳壳钱半	桔　梗二钱	浙贝母三钱	银杏叶十五片
益元散三钱（布包）	鲜杷叶三片（去毛，布包）		

三贴，水煎服，早晚各 1 次。

【案 7】

管某，男。湿痰素重，兼感新风，咳逆气喘，胸次不宽，舌苔微腻，脉象滑结。拟方温化痰浊。

苏　梗钱半	法半夏钱半	通　草七分	炒枳壳钱半
炙冬花二钱	杏　仁三钱	广橘红钱半	赤　苓三钱
郁　金钱半	北细辛四分	杭白芍三钱	荷　叶半元
枇杷叶二片（去毛，布包）			

三贴，水煎服，早晚各 1 次。

【案 8】

杨某，男。湿蕴中州，经受新风，致周身浮肿，胸脘胀痛，自汗，气喘不平，饮食不进，已延有日，脉象浮滑。拟方宣化渗湿。

苏薄荷子各钱半	郁　金钱半	防己风各钱半	苦杏仁三钱
木猪苓三钱	炙冬花钱半	制半夏二钱	泽　泻钱半
瓜蒌皮三钱	广陈皮钱半	香橼皮钱半	
冬瓜子皮各五钱（煎汤代水）			

三贴，水煎服，早晚各 1 次。

【案 9】

朱某，男。肺脾不和，湿痰内结，气滞中州，咳喘，胸脘膨痛，艰于着枕，症延载余，舌苔薄白，脉象滑结。拟方降气平喘。

苏子梗各钱半	北细辛三分	炙冬花三钱	广橘红钱半
制半夏钱半	粉丹皮钱半	杏　仁三钱	紫石英二钱
炙桑皮三钱	苦桔梗二钱	郁　金钱半	降香屑五分

三贴，水煎服，早晚各 1 次。

【案 10】

左先生。咳久营卫交伤，肾不收纳，寒热互见，气逆作喘，胸腹胀痛，症经有日，势成败象。拟方能于获效，庶成有济。

云茯苓三钱	炙冬花钱半	郁　金钱半	酸枣仁三钱
杭白芍二钱（酒炒）	广橘红钱半	苦桔梗二钱	霜桑叶钱半
瓜蒌霜一钱（布包）	射　干一钱	佛手花八分	白果叶十片
煅黑铅火一钱（火煅）			

三贴，水煎服，早晚各 1 次。

【案 11】

胡某，男，1961 年 1 月初诊。哮喘宿疾，病历有年，时易发作，乍来苏北，气候不适，每年发则 3～5 次。刻下咳逆气喘，皮肤发风疹，寒热时行，牙龈疼痛，舌苔薄黄尖红，脉细滑。风湿相搏，痰湿内蕴，拟方止咳平喘，兼清寒热。

炙麻黄炭七分	杏　仁三钱	煅石膏三钱（布包先煎）	
甘　草八分	制半夏钱半	广橘红钱半	川贝母钱半
前　胡钱半	防　风钱半	银杏叶钱半	苏子荷各钱半
枇杷叶三片（去毛，布包）			

三贴，水煎服，早晚各 1 次。

二诊：药后寒热渐退，风疹消退，气喘稍平。再从前法，原方加白芥子钱半，继图进展。

【案 12】

钱某，男，68 岁。咳喘多年，时发时作，膏方缓图。

霜桑叶一两五钱	云茯神二两	炙冬花一两五钱	粉丹皮一两
射　干八钱	川百合一两五钱	炒山栀二两	瓜蒌霜一两
桔　梗一两二钱	南北沙参各一两二钱		甜杏仁二两
金钗石斛一两五钱	大麦冬一两（去心）	净蝉翅一两	
鲜枇杷叶二十片（去毛，蜜炙）			

上药共用河水熬取原二三汁，去渣滤清，熬至超黏稠，白冰糖四两收炼成膏，每晚开水和服三钱。

体会：哮喘一病，固有宿疾，逢感易发，难以根治。发作之时以治标，缓解后以治其本。本组病案多为宿痰内聚，感邪而发。先生用药多用降气平喘之剂，方选苏子降气汤加减，祛痰降逆平喘。感受风邪，症见卫表症状，加苏薄荷、防风、葛根之味疏解风邪；偏于热象，加清化痰热药物，如瓜蒌霜、黄芩、竹茹清热化痰；桑白皮、银杏叶、枇杷叶均有止咳平喘之效。时至冬日，风寒射肺，咳嗽气喘，咳吐稀白痰涎，亦常用小青龙汤或射干麻黄汤解表蠲饮，止咳平喘而收其功。先生用药轻灵，药量麻黄、细辛一般几分，很少过钱，以恐汗出伤津耗气。

失　音

【案1】

钱某，男。木火上炎，咳逆，音嘶不扬，咽干作痛，胸次不宽，舌苔薄腻，脉象弦滑。治拟清火利咽。

元　参三钱	杭白芍三钱	郁　金钱半	金果榄二枚
淡昆布钱半	射　干一钱	苦桔梗二钱	霜桑叶三钱
粉丹皮钱半	瓜蒌皮三钱	薤白头三钱	
青果核一枚（磨汁服）		枇杷叶二片（去毛，布包）	

三贴，水煎服，早晚各1次。

【案2】

章某，男，57岁。木火上凌咳逆，音嘶不扬，咽中阻闷，甚则食入呛出，病延有日，年近周甲。拟方徐图，仍以不生溃腐为妙。

瓜蒌皮三钱	薤　白钱半	射　干一钱	云茯苓三钱
杭白芍二钱	茶石斛三钱	净蝉衣钱半（去足）	海浮石三钱
炒山栀三钱	桑　叶钱半	瓜蒌霜一钱（布包）	败叫子二枚
枇杷叶三片（去毛，布包）			

三贴，水煎服，早晚各1次。

注：败叫子系唢呐吹的口哨。

体会：肝气郁结，郁久化火，上炎刑金，而见声嘶不扬、胸闷气逆，先生予瓜蒌皮、薤白宽胸理气开结，瓜蒌皮又能清热化痰；射干、桔梗宣通肺气；昆布咸寒化痰；金果榄、青果核、败叫子均能清利咽喉，宣开肺气。咽喉清利，声音自开。

鼻　渊

【案1】

朱某，男，16岁。风邪郁肺，湿热上蒙，以致头眩，鼻涕浑浊，时形寒热，苔白，脉滑。拟方升清降浊。

桑　叶三钱	云茯苓三钱	炒山栀三钱	菊　花钱半

粉葛根三钱	白蒺藜三钱	辛夷花三钱	苏薄荷钱半
郁　金钱半	瓜蒌皮三钱	薏苡仁三钱	省头草钱半
荷　叶半元	苦丁茶钱半		

三贴，水煎服，早晚各 1 次。

【案 2】

金某，男，26 岁。湿热上攻，鼻塞涕流黄浊，已延有日，苔薄滑，脉滑。拟方徐调之。

桑　叶三钱	炒山栀三钱	炒蒌皮三钱	炒薏苡仁三钱
木　通一钱	炒苍耳子钱半	粉丹皮钱半	郁　金钱半
淡黄芩钱半	炒银花三钱	炒枳壳钱半	冬瓜仁三钱

三贴，水煎服，早晚各 1 次。

体会：《素问·气厥论》曰："鼻渊者，浊涕下不止也。"肺开窍于鼻，本病多始于风邪外袭，肺经蓄热，邪壅鼻道，浊涕下流。先生以疏风清热、辛宣利窍的苍耳子散加减为常用方。身热者配以金银花、连翘、山栀辛凉泄热。余之临床常加以猪胆汁炒藿香治疗鼻渊有一定效果，每贴量用三钱即可。

胃　痛

【案 1】

蔡某，女，小阜庄人。湿蕴中州，由于外感后致令湿邪郁于半表半里，胸闷肢酸，两胁胀痛，作泛呕吐，舌苔微腻，脉弦滑。症延两月，拟方条达气机，化湿和中。

藿　香钱半	苏　梗钱半	郁　金钱半	广橘红一钱
制半夏钱半	射　干一钱	川黄连六分	瓜蒌皮三钱
川楝子三钱	延胡索钱半	省头草钱半	香橼皮钱半
荷　叶半元			

三贴，水煎服，早晚各 1 次。

二诊：药后两胁胀痛减而未愈，呕吐虽止，仍时欲作泛。原方加味。

瓜蒌皮三钱	薤白头三钱	川黄连六分（姜汁炒）
西乌梅二枚	杭白芍钱半	制半夏钱半　　广橘红一钱
郁　金钱半	旋覆花五分（布包）	淡黄芩钱半　　竹　茹一钱
香橼皮钱半		

用逆流水扬百遍煎药。

三贴，早晚各 1 次。

【案 2】

王某，男。肝脾不和，气痰互郁，肝热上凌，致脘腹胀痛，干呕，加外感风寒，头眩肢酸，时形烘热，舌苔薄白，脉弦滑。拟方疏邪外达兼之理气畅中。

藿　香钱半	炒山栀三钱	桑　叶三钱	苏　梗钱半
郁　金钱半	通　草七分	粉丹皮钱半	制半夏二钱
炒枳壳钱半	广橘红一钱	香谷芽三钱	荷　叶半元
香橼皮钱半			

三贴，水煎服，早晚各 1 次。

【案 3】

陈某，男。肝胃不和，复受新凉，致头痛，寒热肢酸，胸闷作痛，呕吐酸涎，舌苔薄腻，脉象弦滑。拟方徐图之。

藿　香钱半	苏薄荷钱半	通　草六分	木　香一钱
白蔻衣一钱	香附米三钱	制半夏钱半	粉葛根三钱
省头草钱半	广陈皮钱半	六和曲三钱	香橼皮钱半

四贴，水煎服，早晚各 1 次。

【案 4】

周某，女。肝胃气痛，痛甚作呕，以致两肋鼓胀，症经有日，脉象弦滑。拟方疏肝和胃。

苏　梗钱半	制半夏钱半	赤　苓三钱	省头草钱半
川厚朴八分	制香附三钱	郁　金钱半	广陈皮钱半
炒枳壳钱半	川楝子三钱	延胡索钱半	香橼皮钱半

三贴，水煎服，早晚各 1 次。

【案 5】

丁某，女。气滞湿结，胸腹滞痛，肢节酸痛，头眩寒热，舌苔薄滑，脉象滑结。拟方徐图。

苏　梗钱半	制半夏钱半	省头草钱半	川楝子三钱
桑　叶三钱	郁　金钱半	香附米三钱	藿　香钱半
炒枳壳钱半	菊　花二钱	广橘皮钱半	荷叶筋一钱

香橼皮钱半

三贴，水煎服，早晚各 1 次。

【案 6】

吴某，男。肝胃不和，气滞湿积中州，胸腹逆痛，痛甚呕水，脉象滑结。拟方徐图。

制半夏钱半	川黄连五分	吴茱萸五分	炙鸡内金三钱
瓜蒌皮三钱	川楝子三钱	香谷芽三钱	郁　金钱半
炒枳壳钱半	广陈皮钱半	延胡索钱半	省头草钱半
降香屑五分	香橼皮钱半		

三贴，水煎服，早晚各 1 次。

【案 7】

陈某，男。肝脾两虚，气滞湿积，致脘腹胀痛，噫嗳频频，甚则谷食入反出，肢体酸楚，精神倦怠，舌苔薄白，脉细弦。拟方理气和胃。

苏　梗钱半	木猪苓三钱	制半夏钱半	香附米三钱
川楝子三钱	川厚朴一钱	泽　泻二钱	乌　药钱半
大腹皮三钱	延胡索钱半	川黄连五分	炒益智仁钱半
香橼皮钱半	陈　米三钱		

三贴，水煎服，早晚各 1 次。

【案 8】

戴奶奶，阜宁人。郁结不舒，气滞痰凝，以致脘中阻结作痛，每值郁怒过分，即行气阻逆，痛甚则呕吐黏涎，舌苔薄白，脉弦滑，症经两年。拟方理气化痰。

炒蒌皮三钱	薤　白三钱	广橘红一钱	郁　金钱半
射　干一钱	法半夏钱半	苏　梗一钱	川楝子三钱
延胡索钱半	络石藤钱半	佛　手一钱	沉香花十朵
涤饮散三分（布包）	香橼皮钱半		

三贴，水煎服，早晚各 1 次。

【案 9】

尤某，女，青墩乡人。肝气郁结，胃失和降，脘腹作胀疼痛，嗳气泛酸，纳谷不香，舌苔薄白，脉细弦。拟方理气和胃。

瓜蒌皮三钱	薤　白二钱	苏　梗钱半	郁　金钱半
制半夏钱半	广陈皮二钱	醋香附三钱	砂　衣一钱

香橼皮钱半　　　　　左金丸五分

　　　　　　　　　　　　　　　　　三贴，水煎服，早晚各 1 次。

【案 10】

　　陈某，男。肝胃不和，历有年所，近来由于抑郁不遂，致气滞痰凝中州，阻逆作痛，甚至鼓胀且呕，又经月余，谷食不入，苔白，脉象弦滑。拟方舒气化痰，宽中散结。

瓜蒌皮三钱	薤白头三钱	制半夏钱半	炒枳实一钱
苏　梗钱半	大腹皮三钱	降香屑二分	荷　梗尺许
黄　连六分（姜汁炒）	川厚朴一钱	娑罗子半枚（杵）	郁　金钱半
广陈皮钱半			

　　　　　　　　　　　　　　　　　三贴，水煎服，早晚各 1 次。

【案 11】

　　金某，女。肝失条达，胃失冲和，胸次气痛作呕，经事先期，时常烧热，舌苔薄黄，脉象弦滑。拟方疏肝和胃。

苏　梗一钱	广陈皮钱半	川厚朴一钱	制半夏二钱
郁　金钱半	广木香一钱	川厚朴一钱	省头草钱半
川黄连五分	川楝子三钱	延胡索钱半	炒枳壳钱半
香橼皮钱半	荷　叶半元		

　　　　　　　　　　　　　　　　　三贴，水煎服，早晚各 1 次。

【案 12】

　　乔某，男。湿邪蕴中，肝胃气滞不舒，头眩，胸脘闷塞，噫气干呕，延及多日，舌苔薄滑，脉象细弦。拟方理气和胃。

苏　梗三钱	郁　金钱半	制半夏钱半	川厚朴八分
木　香钱半	省头草钱半	醋香附三钱	赤　芍三钱
川楝子三钱	延胡索三钱	香橼皮钱半	冬瓜子三钱

　　　　　　　　　　　　　　　　　四贴，水煎服，早晚各 1 次。

【案 13】

　　孙某，男。肝胃不和，湿痰内扰，兼感风邪，而致头昏，胸闷脘胀，懊侬不宁，痰滞不利，舌苔薄滑，脉象滑。治拟理气化痰。

苏薄荷钱半	制半夏钱半	炒枳壳二钱	冬瓜仁三钱
郁　金钱半	通　草八分	苦丁茶钱半	茯　苓三钱
橘　红钱半	桑　叶钱半	粉葛根三钱	丝瓜络三钱

荷　叶半元

　　　　　　　　　　　　　　　　　三贴，水煎服，早晚各1次。

【案14】

李某，女，便仓人。血不养肝，气滞中州，历有两载，致脘腹膨痛，头眩肢酸，间有烧热，经事延期，舌苔薄腻，脉象弦滑。拟方徐徐调之。

苏　梗钱半	广橘红一钱	制半夏二钱	制香附钱半
木　香一钱	大腹皮三钱	川楝子三钱	延胡索钱半
泽兰叶钱半	香橼皮钱半	荷叶筋一钱	当　归三钱

鸡血藤胶钱半（兑冲）

　　　　　　　　　　　　　　　　　三贴，水煎服，早晚各1次。

【案15】

花某，男。风邪侵肺，负力伤中，咳逆，胸脘隐痛，懊憹不舒，舌苔薄白，脉细弦。症经有日，治拟理气和络。

苏　梗一钱	云茯苓三钱	霜桑叶钱半	炒山栀三钱
射　干一钱	瓜蒌皮三钱	郁　金钱半	广橘红钱半
粉丹皮二钱	法半夏二钱	苦桔梗二钱	香橼皮钱半

枇杷叶三片（去毛，布包）

　　　　　　　　　　　　　　　　　三贴，水煎服，早晚各1次。

【案16】

季某，男，潘黄人。劳倦经感，胸闷腹胀，胃脘嘈杂，逆吐痰涎，时有寒热，舌苔薄白，脉浮滑。拟方疏邪解表，和胃止呕。

苏薄荷钱半	粉葛根三钱	制半夏三钱	青　皮一钱
乌　药二钱	制香附三钱	川朴花八分	郁　金钱半
佛手柑钱半	省头草钱半	海螵蛸三钱	左金丸六分

　　　　　　　　　　　　　　　　　三贴，水煎服，早晚各1次。

【案17】

刘某，男。肝胃不和，历有年余，近来由抑郁不遂，致气滞痰凝中州，阻逆作痛，甚则鼓胀，且呕又经月余，谷食不入，苔白，脉弦滑。拟方宽胸理气畅中。

瓜蒌皮三钱	薤白头三钱	制半夏钱半	炒枳实钱半
川厚朴八分	苏　梗钱半	郁　金钱半	降香屑七分
广陈皮钱半	娑罗子半枚（杵）	大腹皮三钱	荷　梗尺许

赤　苓三钱　　　　　川黄连五分（姜汁炒）

三贴，水煎服，早晚各 1 次。

【案 18】

钱先生。肝胃气结，脘胁膨痛，上逆呕吐痰涎，舌苔薄腻，脉象弦。拟方理气和胃。

藿　香钱半	苏　梗钱半	川厚朴八分	制半夏钱半
赤　苓三钱	广陈皮钱半	炒枳壳钱半	大腹皮三钱
郁　金钱半	川楝子三钱	延胡索钱半	降香屑八分
炙鸡内金三钱	香橼皮钱半		

三贴，水煎服，早晚各 1 次。

【案 19】

谭某，男。肝胃不和，湿痰内扰，以致胸中阻闷，烦扰不宁，间或懊恼，呕吐痰沫，舌苔薄白，脉象弦滑。拟方宽胸理气，化痰和中。

瓜蒌皮三钱	薤　白三钱	苏　梗钱半	制半夏钱半
炒枳壳钱半	郁　金钱半	藿　香钱半	络石藤三钱
白蔻衣一钱	冬瓜子三钱	省头草钱半	香橼皮钱半
六和曲三钱			

三贴，水煎服，早晚各 1 次。

【案 20】

戴某，男。肝胃不和，气滞中州，以致胸脘阻痛，痛甚则逆冷自汗，舌苔薄，脉弦。治拟理气和胃。

苏　梗钱半	制半夏钱半	郁　金钱半	云茯苓三钱
广橘红钱半	川楝子三钱	延胡索钱半	炒枳壳钱半
娑罗子一枚（杵）	省头草钱半	白芍三钱（沉香水炒）	
香橼皮钱半			

三贴，水煎服，早晚各 1 次。

【案 21】

蔡某，女。肝胃气滞，脘腹胀痛，上逆呕吐，延经载余，脉象滑结。拟方理气和胃。

川楝子三钱	延胡索钱半	制半夏钱半	娑罗子半枚（杵）
香附子钱半	广橘红钱半	炒枳壳钱半	乌　梅一枚

省头草钱半　　　　　佛　手钱半　　　　川黄连五分（姜汁炒）

三贴，水煎服，早晚各 1 次。

【案 22】

吴某，女。气滞痰凝，胸腹结痛，痛之甚则呕吐瘀红，噫嗳频来，舌苔薄腻，脉象滑。拟方理气化痰。

瓜蒌皮三钱	薤　白三钱	炒枳壳钱半	苏　梗钱半
川楝子三钱	延胡索钱半	制半夏钱半	佛　手钱半
广橘红钱半	粉丹皮钱半	郁　金钱半	沉香花七枚
荷叶筋一钱	参三七五分（磨冲）		

三贴，水煎服，早晚各 1 次。

【案 23】

王某，女。肝胃不和，气滞不畅，胸脘逆痛，噫嗳不宽，苔薄，脉弦。拟方理气畅中。

苏　梗钱半	制半夏钱半	藿　香钱半	薏苡仁三钱
六和曲三钱	省头草钱半	广陈皮钱半	延胡索钱半
炒枳壳钱半	瓜蒌皮三钱	佛　手一钱	络石藤三钱

三贴，水煎服，早晚各 1 次。

【案 24】

高某，男。肝胃不和，气滞湿结，胸中阻痛，头目不清，舌苔薄滑，脉象滑结。拟方舒化之。

苏　梗钱半	制半夏钱半	广橘红钱半	郁　金钱半
炒枳壳钱半	藿　香钱半	香谷芽三钱	川厚朴八分
省头草钱半	瓜蒌皮三钱	延胡索钱半	佛　手钱半
荷　梗尺许			

三贴，水煎服，早晚各 1 次。

【案 25】

沈某，女。湿积脾胃，经受新凉，致令胸脘刺痛。头眩寒热，已延五日，苔白，脉滑。拟方理气和络止痛。

苏　梗钱半	川厚朴一钱	川楝子三钱	延胡索钱半
藿　香三钱	制半夏三钱	郁　金钱半	广陈皮钱半
炒枳壳钱半	瓜蒌皮三钱	制香附三钱	降香屑三分

香橼皮钱半

　　　　　　　　　　　　　　三贴，水煎服，早晚各 1 次。

【案 26】

刘某，女，伍佑人。肝胃不和，气滞痰凝，以致胸腹胀痛，脘中阻逆，噫嗳频频，甚则食入反出，症延有日。拟方顺气畅中，仍当远顺息虑为是。

瓜蒌皮三钱	薤白头三钱	法半夏二钱	广陈皮钱半
炒枳壳钱半	云茯苓三钱	郁　金钱半	射　干一钱
苏　梗钱半	淡昆布钱半	川黄连五分（姜汁炒）	
香谷芽炒三钱	降香屑三分	香橼皮钱半	

　　　　　　　　　　　　　　三贴，水煎服，早晚各 1 次。

【案 27】

吴某，男，36 岁，新沟乡人，1956 年 7 月初诊。劳倦饮食不时，脾胃有伤，胸脘阻塞且痛，逆吐嗳腐，头昏身热，肢体酸楚，舌苔薄白，脉细弦。拟方理气和胃。

藿　香钱半	醋半夏二钱	广陈皮钱半	炒黄连六分
郁　金钱半	川厚朴一钱	荜澄茄钱半	苏荷梗各钱半
乌　药二钱	延胡索钱半	川楝子三钱	降香屑三分
香橼皮钱半			

　　　　　　　　　　　　　　五贴，水煎服，早晚各 1 次。

【案 28】

徐某，男，30 岁，长荡人，1956 年 7 月初诊。劳力饥饱不均，肝胃两伤，胸脘阻闷且痛，嗳气频频，泛吐酸水，头昏，身热肢酸，舌苔薄白，脉弦。拟方理气和胃。

云茯苓三钱	制半夏二钱	广陈皮钱半	砂蔻衣各钱半
川黄连六分（姜汁炒）	乌　药二钱	炒枳壳钱半	苏荷梗各钱半
藿　香钱半	川厚朴一钱	防己风各钱半	荜澄茄钱半
荷　叶一角			

　　　　　　　　　　　　　　五贴，水煎服，早晚各 1 次。

【案 29】

陈某，女，射阳人。胸脘阻闷窒痛，噫嗳不展，寒热腹胀，带下色白清稀，舌苔薄白，脉象细滑，肝胃不和，气滞不畅，带脉受戕。拟方舒气和胃渗湿。

炒蒌皮三钱	薤白头三钱	粉葛根三钱	苏荷梗各钱半
制半夏钱半	郁　金钱半	新会皮钱半	乌　药钱半
制香附三钱	海螵蛸三钱	炒枳壳钱半	香橼皮钱半

四贴，水煎服，早晚各 1 次。

二诊：服方表邪得解，寒热已退，胃脘胀痛亦消，又值月经来潮，兼调气血。

当　归三钱	杭白芍二钱	荆芥炭钱半	制香附三钱
广陈皮钱半	淮红花钱半	桃杏仁各三钱	乌　药钱半
省头草钱半	芜蔚子钱半	月月红钱半	香橼皮钱半

四贴，水煎服，早晚各 1 次。

【案 30】

袁某，男，新兴人。肝气犯胃，胃脘疼痛作胀，时有咳逆，舌苔薄滑，脉细弦。拟方理气和胃。

苏　梗钱半	制半夏钱半	陈　皮钱半	杏　仁三钱
川楝子二钱	延胡索钱半	乌　药钱半	白蔻衣八分
炒丹皮钱半	炒黄芩钱半	佛　手钱半	左金丸五分

三贴，水煎服，早晚各 1 次。

二诊：服前方胃痛已减，嗳气泛酸较前好转，近因饮食不洁而感腹痛，大便溏稀，日行数次。拟方再予调理脾胃。

煨防风钱半	煨白芍三钱	陈　皮钱半	制半夏钱半
杏　仁三钱	醋香附三钱	木　香六分	砂　衣钱半
炙鸡内金三钱	采云曲三钱	煨姜二片	

三贴，水煎服，早晚各 1 次。

【案 31】

陈某，男，新兴人。肝失条达，胃失和降，上逆泛酸，脘次鼓胀疼痛，舌苔薄黄，脉细弦。拟方理气和胃。

苏　梗钱半	云茯苓三钱	制半夏钱半	郁　金钱半
青陈皮各钱半	荜澄茄钱半	砂蔻仁各八分 (后下)	
川楝子三钱	川黄连六分 (姜汁炒)	延胡索钱半	醋香附三钱

三贴，水煎服，早晚各 1 次。

【案 32】

孙某，男，1963 年 12 月初诊。肝失疏泄，上凌于肺，呛咳灰色痰涎，胃气不降，胸脘阻逆作痛，甚则泛逆吐酸，苔薄滑，脉弦滑。拟方理气和胃。

瓜蒌皮三钱	瓜蒌霜一钱（布包）	薤白头三钱	制半夏钱半
广陈皮钱半	粉丹皮钱半	炒山栀钱半	川贝母钱半
川楝子三钱	延胡索钱半	乌药钱半	佛手钱半
荜澄茄钱半	左金丸六分（吞服）		

三贴，水煎服，早晚各 1 次。

二诊：药后诸恙好转，仍以前法，去山栀，加北沙参三钱，继图进展。

三诊：案例前章，诸恙悉退，原方加味，以固疗效。

瓜蒌皮三钱	瓜蒌霜一钱（布包）	薤白三钱	制半夏钱半
苏梗钱半	郁金钱半	乌药钱半	橘红钱半
川贝母钱半	佛手钱半	北沙参二钱	左金丸六分
枇杷叶三钱（去毛，布包）			

三贴，水煎服，早晚各 1 次。

【案 33】

胡某，女。肝气不展，湿蕴于中，胸脘阻逆，鼓胀疼痛，舌苔薄白腻，脉弦。拟方化痰散结，升清降浊。

瓜蒌皮钱半	薤白三钱	制半夏钱半	炒枳壳钱半
广陈皮钱半	川楝子三钱	延胡索钱半	煅赭石三钱
旋覆花七分（布包）	昆布钱半	乌药钱半	竹茹钱半
香橼皮钱半	新绛二分		

三贴，水煎服，早晚各 1 次。

二诊：服前方后胃脘胀痛渐消，气逆噫嗳得平，苔腻未净。原方去昆布，加藿香、冬瓜仁。

体会：胃痛证治特色。

经云："木郁之发，民病胃脘当心而痛。"胃痛一病，历代医家阐述论治颇详。脾胃互为表里，位居中州；脾主运，胃主纳，而司升降出入。先生诊治胃病医案较多，究其诊治特色有以下几点。

1. 首重气机条达，理气和胃为大法

肝主疏泄，性喜条达，一旦疏泄失司，横逆犯于胃土，症见胃痛作胀、气逆噫嗳、作泛欲吐等症，先生多拟疏肝理气、解郁和胃论治，方选四七汤加减。理气药多用佛手、香附、陈皮、郁金之类；川楝子、延胡索理气止痛；气逆加沉香花；行气消胀一般选用枳壳、川厚朴、乌药。娑罗子是七叶树科植物，也叫开心果或者苏罗子，是一种外表与板栗十分相似的坚果。功能止痛活血，既能解郁行滞，也能理气宽中；偏于寒湿气滞以荜澄茄温中止痛；气郁生火配以左金丸辛开苦降；加山栀清泄肝热。由痰湿瘀阻而引起胃痛痞满，先生常用半夏泻心汤辛开苦降。气痰互郁，咽中似有物阻，胃痛作胀，嗳噫频频者，在理气解郁方中加用昆布、绿海粉咸寒软坚化痰之味，往往可收良效。叶氏所谓"病久入络"。先生常用九香虫、制乳没和血通络止痛。至于胃阴不足，先生少佐乌梅养阴生津，很少用阴柔滋腻之品阻遏气机。先生重视"六腑以通为用"理论，立法用药强调以条达气机为关键，亦即前人所说"治肝即可安胃"。肝得条达，胃不受侮，则胃自安。唯理气药多为香燥，先生一般药量较轻，降香三至五分，川厚朴八分，苏梗、佛手一般用量不超过钱半。尤恐香燥之味过甚伤阴。理气药中，先生尤喜用香橼皮。香橼皮性辛，味苦、酸。《医林纂要》载"治胃脘痛，宽中顺气，开郁"，有疏肝理气、化痰解郁之效。先生治疗内伤杂病气痰互郁者均加用香橼皮，颇多获效。

2. 清化痰湿，升清降浊

脾胃为仓廪之官，职司水谷纳运，脾胃失和，纳运失常，水谷津液化失其正，积成痰浊留著心下胃脘；胃失和降而致胃痛痞满诸症。临床常见胃痛病中有不少是痰涎停滞所引起。《丹溪治法心要·卷四》说："痰因气滞而聚，既聚则碍其路，道不得运，故作痛也。"先生治疗胃痛很重视痰湿论治。先生常拟瓜蒌薤白白酒汤加减。瓜蒌薤白白酒汤、枳实薤白桂枝汤、瓜蒌薤白半夏汤均出自《金匮要略》，仲景用于治疗胸痹，以通阳散结，行气化痰。根据症状不同，三方运用有所侧重。先生治疗胃痛痞满、两胁胀痛、痰湿蕴中时常选用瓜蒌薤白白酒汤，去白酒，取瓜蒌涤痰散结，薤白辛温通阳，配以半夏、枳实和胃降逆，橘红化痰和胃，川厚朴以消胀满，竹茹有清热化痰之效。诸药相伍，升清降浊，邪祛正安，故病向愈。

昔年先生治胁痛、胃痛时用新绛一药。新绛一药最早见于《金匮要略·五脏风寒积聚病脉证并治第十一》，《本草纲目》独遗这味。《本草拾遗》认为是绯帛用大红色染成而作新绛。秦伯未《谦斋医学讲稿》则认为是"采用猩猩血染成的帽绛"，昔时药店有售，现已不用。

呕　吐

【案1】

王某，女。小产后，八脉空虚，胃衰未充，肝木侮土，致胃不受纳，呕吐苦绿酸水，胸闷肢酸，烦躁不安，寤不成寐，舌苔薄滑，脉细弦。议用通补阳明而和厥阴。

西洋参八分	当　归三钱	白　术三钱	制半夏二钱
益智仁三钱	炒白芍三钱	茯　苓三钱	熟附子钱半
黄　连五分（盐水炒）	粉丹皮钱半	炒山栀三钱	青　皮钱半
焦粳米三钱	伏龙肝三钱（煎汤代水）		

四贴，水煎服，早晚各1次。

二诊：服前方呕吐得止，未感烦躁，仍觉寤寐不适。原方增易，去青皮，加酸枣仁，再图进展。

体会：呕吐一症，前贤论述详矣。唯叶天士《临证指南医案》论治卓见。他说："肝为风木之脏，将军之官，性急而动，故肝脏之病，较之他脏为多，而于妇女尤甚。肝病必犯土，是侮其所胜也。"又指出："不思胃司纳食，主乎通降，求其所以不降而上逆呕吐者，皆由于肝气冲逆，阻胃之降而然也。"故叶氏提出以"泄肝安胃为纲领，用药以苦辛为主，以酸佐之……如胃阳衰者，稍减苦寒，用苦辛酸热，此其大旨也"。

管窥本案，先生立法用药刚柔并济，寒热兼用。妇女小产后八脉空虚，胃气衰弱，中虚先予西洋参，附子粳米汤加当归、白芍、白术益气养血以建中阳，泄肝之味取牡丹皮、山栀苦辛清泄肝胆之血热；姜汁拌炒黄连辛开苦降而治呕吐。通胃如半夏、姜汁、益智仁、青皮。伏龙肝别名灶心土，温中和胃，擅治呕吐泛酸。

【案2】

陈某，男。湿积气滞，复感新凉，致胸腹结痛，甚则上逆，呕吐酸涎，纳谷不香，间有寒热，症经半月，舌苔薄白，脉细弦。气滞湿郁，胃失和降，拟方温中和胃。

制半夏二钱	茯　苓三钱	川黄连五分	吴茱萸四分
荜澄茄一钱	干　姜一钱	瓜蒌皮三钱	郁　金钱半
木　香一钱	炒枳壳钱半	砂　衣钱半	香附子三钱
川楝子三钱	延胡索钱半		

四贴，水煎服，早晚各1次。

体会：肝主疏泄，脾主运化，气滞湿积中焦，胃气上逆而见呕吐。先生方选小半夏加茯苓汤，以干姜、荜澄茄温阳化气，左金丸辛开苦降，以止呕吐。瓜蒌皮宽胸理气，加金铃子散而治胸腹结痛，木香、枳壳行气而消胀满。

【案3】

陈某，男。暑伏中州，经感新凉，致头眩寒热，始则呕吐下利，近则干呕不已，舌苔薄黄，脉弦滑。治拟芳香化浊。

藿　香钱半	苏薄荷钱半	省头草钱半	桑　叶三钱
连　翘三钱	炒山栀三钱	粉丹皮钱半	桔　梗二钱
通　草七分	冬瓜皮三钱	扁豆叶十片	

六一散三钱（布包）

三贴，水煎服，早晚各1次。

体会：《古今医统》曰："卒然而呕吐，定是邪客胃腑；在长夏，暑邪所干；在秋冬，风寒所犯。"该案系夏令暑湿内蕴，复感外邪，而见寒热，浊气上逆胃腑而见干呕不已。故先生始从芳化之剂疏邪化浊，和胃止呕。方选翘荷饮加味。藿香、佩兰芳香化浊；苏薄荷、连翘、山栀辛凉疏解，清暑利湿；茯苓、六一散淡渗利湿；扁豆叶既能化浊又有止利之效。诸药相伍，湿痰浊得化，胃气得和，呕吐得止。

【案4】

宗某，女。抑郁动肝，肝木侮土，湿痰停中，以致胸闷懊侬，气逆作痛，时或畏寒，呕吐黏涎，舌苔薄白微腻，脉象弦滑。治拟疏达气机，理气和胃。

川椒目二分	荜澄茄一钱	制半夏二钱	茯　苓三钱
黄　连五分（姜水炒）	橘　皮钱半	炒枳壳钱半	郁　金钱半
苏　梗钱半	乌梅炭二枚	瓜蒌霜一钱（布包）	香橼皮钱半
荷　蒂五枚			

五贴，水煎服，早晚各1次。

体会：肝失条达，横逆犯胃，所见诸症，先生以川椒目、荜澄茄、制半夏温化痰湿；取生姜水炒黄连辛开苦降而止呕吐；苏梗、陈皮、枳壳、郁金、瓜蒌霜均有理气化痰之效，稍加乌梅酸甘化阴以生津。

腹　痛

【案1】

滕某，男。湿热蕴于中下两焦，经感新凉，肚腹绞痛，胸脘阻逆，头眩肢酸，苔黄滑，脉弦滑。拟方行气止痛。

藿　香钱半	苏荷梗各钱半	省头草钱半	制半夏一钱

木　香一钱	瓜蒌皮三钱	广陈皮一钱	川楝子三钱
醋香附三钱	延胡索钱半	腹皮绒三钱	荷　叶半元
香橼皮钱半			

三贴，水煎服，早晚各1次。

【案2】

丁某，男。感受冬凉，侵郁表分，头疼身热，肚腹胀痛，苔白，脉滑。拟方徐图之。

藿　香钱半	炒枳壳钱半	炒莱菔子钱半	制半夏钱半
制香附三钱	砂仁衣七分	广陈皮一钱	粉葛根三钱
采云曲三钱	苏荷梗各钱半	冬瓜子三钱	荷　叶半元
香橼皮钱半			

三贴，水煎服，早晚各1次。

【案3】

吴某，男。湿蕴中州，气滞不化，头眩腹痛，肢节酸楚，苔薄腻，脉象弦滑。拟方舒化之。

苏荷梗各钱半	炒枳壳钱半	川楝子二钱	川厚朴一钱
制半夏二钱	赤　苓三钱	省头草钱半	木　香一钱
新会皮钱半	延胡索钱半	醋香附三钱	瓜蒌皮三钱
香橼皮钱半	冬瓜皮三钱		

三贴，水煎服，早晚各1次。

【案4】

王某，男，北洋岸人。劳力过重，延加伏邪感发，寒热腹痛且胀已延数日，舌苔薄腻，脉象弦滑。治拟芳化和中，暂观其效。

川楝子三钱	延胡索三钱	郁　金钱半	广陈皮钱半
云茯苓三钱	炒枳壳钱半	藿　香钱半	粉葛根三钱
制半夏二钱	通　草七分	苏荷梗各钱半	大腹皮三钱
降香屑三分	香橼皮钱半		

三贴，水煎服，早晚各1次。

【案5】

孙某，女，蔡家庙人。肿消热清，唯腹痛气逆，乃湿郁依然，再依理气止痛。

| 藿　香钱半 | 川厚朴一钱 | 苏　梗一钱 | 制半夏钱半 |

川椒目四分　　　　郁　金钱半　　　　吴茱萸五分（黄连二分水炒）

腹皮绒三钱　　　　炙鸡内金钱半　　　广陈皮一钱　　　香附米二钱

香橼皮钱半　　　　灶心土一两（布包，煎水澄清）

　　　　　　　　　　　　　　　　　三贴，水煎服，早晚各1次。

【案6】

丁女。脾不健运，痛引少腹，时形烧热，舌苔薄滑，脉细弦。理脾渗湿为是。

藿　香钱半　　　　炒枳壳钱半　　　　香附米钱半　　　醋半夏钱半

粉葛根三钱　　　　砂仁衣八分　　　　木　香一钱　　　赤　苓三钱

炙鸡内金钱半　　　淡竹叶十五片　　　冬瓜子三钱

　　　　　　　　　　　　　　　　　四贴，水煎服，早晚各1次。

【案7】

祁某，男，小祁舍。劳伤经感，脘腹膨痛，甚则上逆作呕，头眩身热，肢节酸楚，苔白，脉滑。拟方理气畅中。

藿　香钱半　　　　制半夏钱半　　　　广陈皮钱半　　　苏荷梗各钱半

郁　金钱半　　　　汉防己钱半　　　　绵茵陈二钱　　　瓜蒌皮三钱

川厚朴八分　　　　炒枳壳钱半　　　　延胡索钱半　　　香橼皮钱半

荷　梗尺许

　　　　　　　　　　　　　　　　　三贴，水煎服，早晚各1次。

【案8】

王某，男。脾虚多湿，近来感受寒暑，致湿积少腹痛，左偏有形，寒热肢倦，舌苔薄白，脉弦滑。拟方化浊和中。

藿　香钱半　　　　木　香一钱　　　　赤　苓三钱　　　广陈皮钱半

香附米三钱　　　　杭白芍三钱　　　　冬瓜子三钱　　　制半夏钱半

川厚朴八分　　　　炒枳壳钱半　　　　延胡索钱半　　　香谷芽三钱

淡吴萸五分　　　　香橼皮钱半

　　　　　　　　　　　　　　　　　五贴，水煎服，早晚各1次。

【案9】

吴某，男。湿蕴中州，积滞不化，头昏腹痛，肢节酸楚，舌苔薄白，脉象弦滑。治拟芳香化浊和中。

苏　梗钱半　　　　炒枳壳钱半　　　　川楝子二钱　　　川厚朴一钱

制半夏二钱　　　　赤茯苓三钱　　　　省头草钱半　　　木　香一钱

新会皮钱半	延胡索钱半	香附米三钱	瓜蒌皮三钱
香橼皮钱半	冬瓜皮三钱		

三贴，水煎服，早晚各1次。

体会：腹痛是指腹部疼痛症状而言。究其临床，内科、外科某些疾病均有腹痛症状。腹处于中，病因非一，须知其无形及有形之为患。早在《临证指南医案》中，叶天士将其概括为"所谓无形为患者，如寒凝、火郁、气阻、营虚及夏秋暑湿、痧秽之类是也。所谓有形为患者，如蓄血、食滞、癥瘕、蛔蛲、内疝及平素偏好成积之类是也"。诚如斯言。先生治腹痛案多见气滞秽浊于中，多拟宣畅气机、开通气分为要。方用四七汤合五磨饮，通阳化浊，行气止痛。加藿香、佩兰、竹茹清火泻郁。辛开苦降以左金丸，腹痛多选金铃子散行气止痛；寒湿内蕴腹痛，加川椒目温中止痛。

腹痛一症限于当时医技薄弱，无现代化等手段多项检查，先生生前常嘱"内科、妇科等见腹痛加剧，病情多变，尤需详加细察，不能各门用其自法，以误谬错，慎之慎之"。

胃缓（痞满）

【案1】

何某，男。肝脾不和，气滞湿痰内结，肝热上炎，以致胸腹鼓胀，嗳噫频仍，时形烘热，口干作燥，舌苔薄白微腻，脉象弦滑。拟方理气消胀为宜。

苏　梗钱半	广陈皮钱半	腹皮绒洗三钱	炒山栀三钱
酒炒黄芩钱半	炒枳壳钱半	降香屑五分	郁　金钱半
川楝子三钱	粉丹皮钱半	省头草钱半	瓜蒌皮三钱
香橼皮钱半			

五贴，水煎服，早晚各1次。

【案2】

赵某，男。肝旺脾虚，气滞湿郁，已延有年。近来水谷之湿，兼受新风，致胸腹气阻胀痛，四肢水肿又延多日，脉象滑弦。拟方理气畅中。

苏　梗钱半	广陈皮钱半	赤　苓三钱	泽　泻二钱
大腹皮三钱	郁　金钱半	制半夏三钱	木猪苓三钱
白蔻衣钱半	省头草钱半	藿　香钱半	香橼皮钱半
冬瓜皮三钱			

五贴，水煎服，早晚各1次。

【案 3】

包某，男。气滞湿结中州，肚腹胀痛，肢倦神疲，谷食不香，小溲淋浊，舌苔薄白，脉象弦滑。拟方徐图。

苏　梗钱半	省头草钱半	木　香一钱	陈　皮钱半
川楝子三钱	延胡索钱半	淡吴茱萸六分	炙鸡内金三钱
香附米三钱	香橼皮钱半	荷　叶半元	

三贴，水煎服，早晚各 1 次。

【案 4】

王某，女。脾阳不振，湿积气滞，致令肚腹胀大时形，大便泄泻溏稀，苔白，脉滑。拟方温化之。

苏　梗钱半	郁　金钱半	大腹皮三钱	广陈皮钱半
川桂枝七分	川厚朴八分	淡吴茱萸四分	木　香一钱
延胡索钱半	猪　苓三钱	泽　泻钱半	香橼皮钱半
冬瓜子皮各五钱（煎汤代水）			

三贴，水煎服，早晚各 1 次。

【案 5】

李某，女。气滞湿痰入络，经闭半载，于是肚腹胀大，胸胁有形窜痛，时或烘热，舌苔薄白，脉象弦结。拟方理气和络。

苏　梗钱半	郁　金钱半	炙鸡内金三钱	瓜蒌皮三钱
广橘红钱半	大腹皮二钱	赤　苓三钱	川楝子三钱
延胡索三钱	海金沙三钱（布包）	木　香一钱	防　己钱半
炒枳壳钱半	降香屑八分	旋覆花八分（布包）	

三贴，水煎服，早晚各 1 次。

【案 6】

秦某，男，东乡人。前次疟后，余邪未尽，加之脾胃之湿未清，郁结中州，下趋膀胱，以致胸次不宽，时形鼓胀，小溲不清，舌苔薄腻，脉象弦滑。拟方行气消胀，再图进展。

苏　梗钱半	茯　苓三钱	制半夏钱半	瓜蒌皮三钱
泽　泻钱半	炒薏苡仁三钱	豆蔻衣一钱	炙鸡内金三钱
六和曲三钱	广橘红钱半	郁　金钱半	炒冬瓜子三钱
香橼皮钱半			

五贴，水煎服，早晚各 1 次。

【案 7】

潘某，男。湿积中州，经受新凉，致令头疼咳逆，肚腹胀痛，胸次阻逆，肢体酸楚，舌苔薄腻，脉弦滑。治拟行气消胀。

苏　梗钱半	藿　香钱半	瓜蒌皮仁各三钱	广陈皮钱半
川楝子三钱	延胡索钱半	郁　金钱半	杏　仁三钱
木　香一钱	腹皮绒三钱	制半夏钱半	番泻叶一钱
炒莱菔子二钱	猪　苓三钱		

三贴，水煎服，早晚各 1 次。

体会：胃缓是指饮食不节、劳倦过度而致脾胃升降失常，从而出现脘腹痞满、嗳气不舒、胃脘时有疼痛的病证。此病名首见《灵枢·本脏》。历代医家将此病列入痞满证专章论述。今《中医内科学》将此病首先列入专病讨论。

先生病案所录患者症状，嗳气不舒、胃脘胀满或疼痛，均以肝脾失调、气滞湿阻论治。选用药物如苏梗、木香、枳壳、大腹皮、香橼皮等理气消胀之味。疼痛加川楝子、延胡索；胃热偏重的用左金丸苦辛通降。在理气消胀的同时配用赤苓、猪苓、泽泻、冬瓜皮等淡渗利湿，用药轻灵流动。

湿　阻

【案 1】

陈某，男。感受时令客邪，兼脾胃之湿，郁于表分致头疼，寒热肢酸，胸中懊恼，腰胁酸痛，症经一月有余，苔白腻，脉象滑数。拟方宣化湿浊。

藿　香钱半	苏荷梗各钱半	荆　芥钱半	粉葛根三钱
通　草七分	制半夏钱半	苦杏仁三钱	炒枳壳钱半
晚蚕沙三钱（布包）	西豆豉三钱	蔓荆子钱半	省头草钱半
丝瓜络三钱	荷叶筋一钱		

三贴，水煎服，早晚各 1 次。

【案 2】

陈某，女，建湖上冈人，1956 年 7 月 21 日初诊。肝火内炽，手足心热，头眩眼花，月事先期，痛引于腹，腰肢酸楚，舌苔薄滑，脉细弦。时值盛夏，暑湿郁内，拟方标本兼图。

当　归三钱（炒）	粉丹皮二钱	杭川芎八分	郁　金钱半
朱茯神三钱	软白薇二钱	炒山栀三钱	炒黄芩钱半
白蒺藜三钱	延胡索二钱	防　己三钱	荷　叶一角

香橼皮钱半

三贴，水煎服，早晚各 1 次。

【案 3】

郑某，女。感受时令客邪，兼之气滞湿结，寒热不清，头疼，肢体酸楚，胸闷腹胀，症经旬日，舌苔薄白，脉濡。拟方清化湿浊。

霜桑叶三钱	炒山栀三钱	法半夏钱半	通　草七分
炒银花三钱	粉丹皮钱半	云茯苓三钱	广橘红钱半
淡黄芩钱半	郁　金钱半	瓜蒌皮三钱	炒枳壳钱半
竹　叶二十片	荷　叶半元		

三贴，水煎服，早晚各 1 次。

【案 4】

徐某，男。湿痰困中，致令胸次懊憹，肢酸体倦，历经两月，舌苔薄腻，脉弦。拟方化浊和中。

云茯神三钱	法半夏钱半	橘　红一钱	郁　金钱半
络石藤三钱	白蒺藜三钱	瓜蒌皮三钱	炒山栀三钱
省头草钱半	苏　梗钱半	菊　花钱半	荷　叶半元
香橼皮钱半			

三贴，水煎服，早晚各 1 次。

【案 5】

夏某，男。湿积气滞，停于脘腹，谷食不香，已延多日，舌苔薄腻，脉象弦滑。拟方芳化和中。

苏　梗钱半	郁　金钱半	广陈皮钱半	制半夏二钱
络石藤钱半	川厚朴一钱	瓜蒌皮三钱	六和曲三钱
炒枳壳钱半	省头草钱半	佛　手一钱	荷　梗尺许
香橼皮钱半	香谷芽三钱		

三贴，水煎服，早晚各 1 次。

【案 6】

张某，男。肝脾不和，营卫两伤，时形烘热，肢酸嗜卧，历有年余，此乃湿痰困中、肝热上炎之故。拟方徐图之。

霜桑叶钱半	苏　梗一钱	粉丹皮钱半	炒山栀三钱
通　草七分	淡黄芩钱半	滑　石三钱（布包）	冬瓜仁三钱
郁　金钱半	丝瓜络三钱	薏苡仁三钱	茵　陈钱半

豨莶草三钱　　　　　荷　叶半元

三贴，水煎服，早晚各 1 次。

【案 7】

陈某，男。脾虚积湿成痰，浮易上越，自汗，胸闷懊忱。症经日久，拟方徐以图之。

云茯神三钱	广橘红钱半（盐水炒）	郁　金钱半	省头草钱半
射　干一钱	法半夏钱半	桑　叶三钱	炒白芍三钱
煅牡蛎三钱（先煎）	香橼皮钱半	荷　叶半元	白蒺藜三钱
瓜蒌霜一钱（布包）			

三贴，水煎服，早晚各 1 次。

【案 8】

谷某，女。肝胃不和，湿痰蕴中，脾易不固，自汗，神疲，胸中懊忱，脘闷不宽，头眩，谷食不香，脉象弦滑且濡。症经多日，拟方徐调。

制半夏二钱	云茯神三钱	瓜蒌霜一钱（布包）	省头草钱半
射　干一钱	广橘红钱半	白蒺藜三钱	郁　金钱半
白芍三钱	桔　梗三钱	络石藤三钱	荷　叶半元
香橼皮钱半	煅牡蛎三钱（先煎）		

五贴，水煎服，早晚各 1 次。

体会：湿者，天地者阴阳蒸润之气也。所感之由"湿病有出天气者，雨露之属是也，多伤人脏气"，也有由于"饮食者酒酪之属是也，多伤人六腑"。一般长夏之日，湿浊中阻，脾失健运，症见头昏、肢体酸楚、昏昏欲睡、纳谷不香，舌苔多见白腻，乃湿阻之证。先生案中症见外邪夹湿，时有寒热，多用六和汤加豆卷、葛根；低热者加白薇、山栀以退虚热。湿阻上、中二焦，多选用藿朴夏苓汤；湿浊内阻，痰湿内生，喜用瓜蒌皮、半夏、橘红化痰祛湿；配以茯苓、冬瓜仁、六一散、荷叶淡渗利湿。其用药以苦辛凉而治湿热，以苦辛温而治寒湿。一般阴柔滋腻之味在所不用，以免滞湿留邪。

泄　泻

【案 1】

王某，男。暑湿经感，伏于肠胃，始则泄泻音嘶，非正霍乱也。刻下邪留于表里，头眩，身热微，目花，胸烦，肢体酸楚。治宜芳香化浊。

藿　香钱半	省头草钱半	桑　叶钱半	苏薄荷钱半

炒山栀三钱　　　　制半夏二钱　　　　广陈皮钱半　　　　郁　金钱半
炒枳壳钱半　　　　通　草七分　　　　粉丹皮钱半　　　　荷　叶半元
扁豆叶五片

四贴，水煎服，早晚各 1 次。

【案 2】

钱某，男。伏邪经感而发，寒热肢酸，肠鸣下利，已延两天，头目不清。苔薄底红，脉象滑结。拟方宣化。

藿　香钱半　　　　苏薄荷钱半　　　　淡黄芩钱半　　　　炒山栀三钱
苦桔梗二钱　　　　桑　叶钱半　　　　粉丹皮钱半　　　　薏苡仁三钱
云茯苓三钱　　　　通　草七分　　　　冬瓜仁三钱　　　　郁　金钱半
荷叶半元包烧陈仓米三钱　　　　　　　甘露消毒散三钱（布包）

四贴，水煎服，早晚各 1 次。

【案 3】

陈某，男。暑积气滞，胸腹胀痛，谷食不香，时形寒热，肢体酸楚，腹痛，甚则呕，下坠则泻，已有数日，舌苔薄滑，脉滑。治当清暑渗湿。

苏　梗钱半　　　　制半夏钱半　　　　赤　苓三钱　　　　炒枳壳钱半
香附米三钱　　　　川厚朴八分　　　　川黄连六分　　　　木　香一钱
广陈皮钱半　　　　省头草钱半　　　　川楝子三钱　　　　延胡索钱半
炒冬瓜仁三钱　　　香橼皮钱半

五贴，水煎服，早晚各 1 次。

【案 4】

葛某，男。伏邪经感，头眩身热，肠鸣水泻，苔黄，脉滑。治拟芳香化浊，燥湿运脾。

藿　香二钱　　　　醋半夏二钱　　　　广陈皮一钱　　　　炒白芍三钱
煨葛根三钱　　　　木　香一钱　　　　淡吴茱萸六分　　　益智仁钱半
赤　苓三钱　　　　炒苍术一钱　　　　炒薏苡仁三钱
荷叶半元包烧陈仓米三钱

五贴，水煎服，早晚各 1 次。

【案 5】

杨某，男。伏邪经感而发，头目不清，寒热肢酸，肠鸣下利，已延两旬。苔薄底红，脉象滑结。拟芳香化浊。

藿　香钱半	桑　叶钱半	郁　金钱半	淡黄芩钱半
炒山栀三钱	通　草七分	炒薏苡仁三钱	苏薄荷钱半
粉丹皮钱半	苦桔梗二钱	云茯苓三钱	陈仓米三钱
甘露消毒散三钱（布包）			

四贴，水煎服，早晚各1次。

【案6】

徐某，女。暑湿内伏，经感新寒，以致头疼身热，呕泻交作，腹痛肢酸，舌苔薄白，脉滑。治拟芳香化浊。

藿　香钱半	广橘红钱半	省头草钱半	制半夏钱半
赤　苓三钱	醋炒香附三钱	木　香一钱	粉葛根三钱
苏薄荷钱半	六和曲三钱	香橼皮钱半	荷　叶半元
香谷芽三钱（炒）			

三贴，水煎服，早晚各1次。

【案7】

沈某，男。暑湿内扰脾胃，呕泻并作，苔白而黄，脉细而滑。治拟芳香化浊渗湿。

藿　香钱半	醋半夏钱半	赤　苓三钱	泽　泻钱半
通　草七分	苏薄荷钱半	西乌梅二枚	猪　苓三钱
淡吴萸五分	川厚朴八分	广陈皮钱半	荷　叶半元
灶心土一两（煎水泡药）			

三贴，水煎服，早晚各1次。

【案8】

朱某，女。吐泻后暑湿结胸，干呕不已，胸烦阻闷，烦躁不宁，利下黄红稀水，身热口干，苔黄，脉数。拟方化湿和中。

制半夏二钱	川黄连五分	乌　梅三枚	贯　众三钱
炒山栀三钱	云茯苓三钱	炒枳实钱半	金银花三钱
连　翘二钱	淡黄芩钱半	炒白芍三钱	
竹　茹一钱（姜汁炒）		钉锈水三小匙（冲服）	

两贴，水煎服，早晚各1次。

【案9】

王某，女。暑湿内伏，清浊相干，吐泻交作，胸烦，头眩，四肢厥冷，舌色中绛边黄，手关两脉濡细。症势颇险，拟方获效乃吉。

醋半夏钱半	煨白芍三钱	公丁香五分（后下）	粉甘草五分
益智仁钱半	乌梅炭五枚	木　香一钱	熟附片六分
黄　连六分（盐水炒）		荷叶半元包烧陈仓米三钱	
钉锈水半匙（兑服）			

两贴，水煎服，早晚各 1 次。

【案 10】

梁某，男。暑伏中州，新凉加入，致头眩，身热烦躁，呕吐，下利绿水，两日未已，苔黄，脉滑数。拟方清暑化湿。

金银花三钱	连　翘二钱	制半夏三钱	吉乌梅三枚
炒山栀三钱	苦桔梗二钱	粉丹皮钱半	贯　众二钱
炒白芍三钱	淡黄芩钱半	竹　茹一钱	西瓜翠衣一两
钉锈水三小匙（冲服）	川黄连五分（姜汁炒）		

两贴，水煎服，早晚各 1 次。

体会：泄泻一症，经云"湿胜则濡泄"。张景岳指出，"泄泻之本无不由乎脾胃"。其治疗大法，明·张三锡曾说"泄泻之初，必须渗湿燥脾为主，而随证加减"，可谓一语肯綮。先生治疗泄泻，根据寒湿与湿热之不同，分别运用"芳香化浊"和"清利湿热"之法。如兼表邪积滞则分别加减。本组泄泻病案，大都由于暑湿当令、饮食不洁、脾胃升降失司、清浊不分而致，方选藿香正气散加味。有表邪者加苏薄荷、防风、葛根既能疏解表邪，又能燥湿助运，寓"风能胜湿之义"；湿热偏重取金银花、连翘、黄芩、山栀、贯众等清热解暑；呕吐以生姜水炒黄连辛开苦降。对暑湿泄泻，先生喜用鲜荷叶包烧陈仓米入药。陈仓米甘温养胃，荷叶芳香清暑，升清降浊，多能收效。湿热蕴中，呕吐烦躁，先生在许多案中用铁锈水冲服。《本经逢原》载铁锈水"辛寒无毒"。陶华氏认为，"铁锈水和药服，性沉重，最能坠热开结"。

泄泻一症，无论寒证、热证均以湿邪为著，先生常配以淡渗利湿药物，如赤苓、猪苓、泽泻、六一散等，取"治湿不利小便，非其治也"之意，俾使湿有出路，尤其猪苓有通利水湿不伤阴之效。

先生治疗泄泻常用乌梅、益智仁，此乃遵叶氏"阳明胃土已虚、厥阴肝风振动"之说，用"泄木安土"之法，用益智仁甘以温胃，兼能固涩止泻；乌梅酸以制肝；甘草、白芍同用亦是此意，足以启迪后学。

泄泻（五更泻）

【案例】

王某，男。晨起五更，大便溏稀、色红，腹痛绵绵，痛后即解，日行四五次，苔薄白，脉细。证属脾肾阳虚，命门火衰，拟方温补脾肾，缓图其效。

西党参三钱	补骨脂三钱	肉豆蔻一钱	淡吴萸八分
益智仁钱半	煨白芍三钱	甘　草六分	陈　皮钱半
云茯神三钱	阿胶三钱（蛤粉炒）	陈仓米三钱	龙眼肉八钱

五贴，水煎服，早晚各1次。

体会：晨起五更，腹痛便溏，泻后即安。诸症所见责之脾肾阳虚，命门火衰，运化失健。故用四神丸温补脾肾，涩肠止泻。大便溏稀色红，久泻阴络受戕溢血，故加蛤粉炒阿胶养阴止血，桂圆肉补气养血。

呃　逆

【案1】

蔡某，男。湿热内蕴中州，风邪外袭表分，遂致肺失清肃，身热头眩，呃逆频频，嗳气则舒，舌苔薄滑，脉细弦。法拟苦辛并进，降逆和胃。

公丁香四分	柿蒂五枚	川黄连五分（姜汁炒）
吉乌梅二枚	广橘红钱半	醋半夏二钱
瓜蒌皮三钱（炒）	郁　金钱半	桔　梗二钱
藿　香钱半	苏荷梗各钱半	姜竹茹钱半
刀豆子三生四熟		

三贴，水煎服，早晚各1次。

【案2】

丁某，男，1957年4月初诊。呃逆1周，频频而作，胸闷不展，舌苔薄腻，脉滑。气机不展，拟方降逆和胃。

煅赭石三钱	炒蒌皮三钱	薤　白三钱	苏　梗一钱
郁　金钱半	制半夏钱半	广陈皮钱半	炒枳实一钱
川楝子三钱	降香屑五分	刀豆子三生四熟	柿　蒂五枚

川黄连五分（姜汁炒）

三贴，水煎服，早晚各1次。

二诊：服前方后，呃逆得止，胸闷得畅。继服前方，以奏其效。

【案3】

刘某，男。气结痰热内扰，胸闷阻塞，呃逆频来，曾经痰中带红，嗳气纳差，舌苔薄腻，脉弦滑。拟方降逆和胃。

瓜蒌皮三钱	薤　白三钱	云茯苓三钱	淡昆布三钱
制半夏二钱	代赭石三钱	沉香花七朵	橘　络一钱
苏　梗钱半	石莲子三钱（杵）	苦竹根钱半	香橼皮钱半
刀豆子三生四熟			

三贴，水煎服，早晚各1次。

体会：呃逆古名为"哕"。经云"胃为气逆，为哕"，以气逆上冲、喉中呃呃连声、声短而频不能自制为主要表现，证有虚实之别。观上案症见呃逆频来，痰中带红，实为气痰互结，郁而化火，胃气上逆。先生予瓜蒌薤白汤宽胸理气化痰，代赭石、沉香花降逆止呃；橘络、香橼皮理气和络；昆布咸寒化痰；石莲子味甘涩苦，用于清热止哕；苦竹根来源于植物苦竹干燥根茎，味苦性寒，有清热除烦、化痰定志之效；刀豆子味苦性寒，有清热化痰之效，主治呃逆呕吐。

噎膈

【案1】

邓某，男，59岁，1963年5月初诊。咽中似物梗阻，吞咽不利，食入易出，呕吐痰涎；只能进流质食物，嗳气频频，口干咽燥，胸脘痞满，大便质硬不畅，形体消瘦，精神倦怠。舌苔薄白微腻，脉细弦。前经外院上消化道钡检提示食管癌，而来中医求治。诸恙所见，气痰互郁，胃气渐衰，病历有时，日久生变，恐难收效。勉拟一方，暂观进退。

代赭石三钱	旋覆花一钱（布包）	茯　苓三钱	郁　金钱半
南沙参三钱	昆　布三钱	海　藻三钱	绿海粉四钱
苏　梗三钱	沉香花一钱	石见穿六钱	
牛嚼草沫一小杯			

五贴，水煎服，早晚各1次。

二诊：药后呃逆渐平，咽部阻塞渐畅，渐能进稀粥之类。仍时有咳吐痰涎。原方加娑罗子一枚，浙贝母三钱。前后随症加减，服药1年余后，患者方逝。

体会：李士材云："郁气生痰，痰则塞而不通，气则上而不下，妨碍道路，饮食难进，噎膈所由成也。"临床治之，多为辣手，预后不佳。上案先生以代赭旋覆花汤降逆和胃，昆布、海藻咸寒软坚化痰，石见穿清解毒邪，沉香花理气畅中，绿海粉为海兔科动物蓝斑背肛海兔的卵群带，《本经逢原》载"性寒滑"，王孟英称有"去湿化顽痰、消瘿瘤、愈瘰疬"之功效。牛嚼草沫为水牛食草咀嚼所流涎沫，功能化痰治反胃，很难取之，现很少用之。

【案2】

凌某，女。气滞湿积，胸脘阻逆作痛，食入反出，大便燥结，形体消瘦，气短神疲，舌苔白而无津，脉细弦，已延百日。症成痼疾，难以奏效。

炒蒌皮三钱	薤白洗三钱	煅赭石三钱	娑罗子一枚
炒枳实片一钱	川朴花八分	制半夏钱半	郁　金钱半
广陈皮钱半	旋覆花六分（布包）	柏子仁钱半	韭菜汁一小盅
牛乳一杯（兑服）			

五贴，水煎服，早晚各1次。

【案3】

韩某，女。肝失条达，胃失冲和，气滞痰凝，中州失运。气阻不畅，脘次逆痛，甚则作呕，历经多日，苔薄腻，脉滑结。拟方速图，久则恐成反胃，即难除根。

制半夏三钱	延胡索钱半	伽南香二分	佛　手一钱
川黄连五分（姜汁炒）	炒乌梅三枚	台乌药钱半	瓜蒌皮三钱
川楝子二钱	炒枳实钱半	香橼皮钱半	
钉锈水三小匙（兑服）		娑罗子二枚（杵）	

五贴，水煎服，早晚各1次。

淋　浊

【案1】

顾某，阜宁马家荡人。肾失气化，肝失条达，水不涵养，肝热内结，下趋膀胱，加之脾胃之湿，乘虚内入，于是小溲淋沥不爽。气坠则湿热愈难化，热则因之秘结。苔黄，脉象滑结小数。拟方分清化浊，兼清湿热。

| 川知母三钱（炒） | 黄　柏三钱（盐水炒） | 细木通三钱 | 川草薢三钱 |

粉丹皮钱半	霜桑叶三钱	炒山栀三钱	云茯神三钱
石菖蒲钱半	甘草梢五分	干地黄三钱	瓜蒌皮三钱
淡竹叶二十片	灯心草六分		

五贴，水煎服，早晚各1次。

二诊：小溲淋沥稍见畅通，气坠觉轻，已得安眠通宵。仍从前方，去瓜蒌皮，加元参、滑石，继观后效。

三诊：前方服后，小溲已畅，未感疼痛，唯感偏坠，睾丸不大，再拟橘核丸加减。

知　母炒二钱	炒黄柏钱半	生地黄三钱	云茯苓三钱
橘核子三钱	荔枝核三钱	川楝子三钱	延胡索钱半
甘　草六分	淡竹叶二十片	粉丹皮钱半	元　参三钱

五贴，水煎服，早晚各1次。

【案2】

罗某，男，河北人。肝失条达，肾不固封，湿热败精相搏，蕴于膀胱，小溲浑浊和淡色血液互及涩痛，历经有时，权拟一方，希与有道正之。

人　参七分	茯　苓三钱	小蓟炭三钱	地黄炭三钱
粉丹皮钱半	枸杞子三钱	杜　仲三钱	明天冬三钱
甘草梢六分	莲藕肉五钱	玉红枣三枚	
蒲黄炭一钱（布包）			

六贴，水煎服，早晚各1次。

收来信悉告知，服药十余贴，诸恙已愈。

【案3】

王某，男，冈门人。脾胃不和，湿痰内扰肝胆，下趋膀胱，以致胸脘懊恢，小溲浑浊，时有淋沥不清。舌苔薄白腻，脉象滑。拟方分清泌浊。

云茯苓三钱	广橘红钱半	苦桔梗二钱	川草薢三钱
香附米钱半	郁　金钱半	杭白芍二钱	姜半夏钱半
秋秫米二钱	瓜蒌霜一钱（布包）		

六贴，水煎服，早晚各1次。

【案4】

施某，女。先后天不足，肝肾两虚，致头眩，寒热自汗，小溲淋浊不固，神疲乏力，舌苔薄滑，脉滑。拟方徐调，恐延日久有损怯之虑。

茯　神三钱	橘　红钱半	白　芍三钱	甘　草八分

延胡索钱半	石决明三钱（先煎）	枸杞子三钱	姜半夏钱半
郁 金钱半	冬 术三钱	黄 芩钱半	
煅牡蛎三钱（先煎）			

六贴，水煎服，早晚各 1 次。

【案 5】

陈某，女。外感寒邪，湿热下注，先自痢下多日，服药后便急滞下已愈，而感小溲淋沥不清，下腹胀满，虑其怀妊七月，过分苦寒恐伤胎元，先宜宣通气化，消息病机。

水炒柴胡六分	冬葵子三钱	云茯苓三钱	青 皮钱半
川萆薢三钱	炒香附子三钱	煨白芍三钱	泽 泻钱半
荷叶半元包烧陈仓米三钱			

六贴，水煎服，早晚各 1 次。

二诊：服前方后，小溲淋沥不清已畅，下腹胀满亦减。前方加炒白术三钱，炒黄芩钱半。

【案 6】

丁某，男。伏邪经感，头眩身热，胸闷，肢节酸楚，小溲浑浊涩痛，苔黄滑，脉弦。拟方渗湿。

藿 香钱半	川萆薢三钱	苏荷梗各钱半	醋半夏一钱
萹 蓄钱半	炒黄芩钱半	广陈皮一钱	炒枳壳钱半
车前子三钱（布包）	通 草七分	细木通三钱	淡竹叶二十片
丝瓜络三钱			

五贴，水煎服，早晚各 1 次。

【案 7】

张某，男。素体肾亏，湿热下注膀胱，腰酸且痛，小溲前溺血，淋沥不清，舌苔薄黄，脉细弦。拟方清热利湿。

小蓟炭三钱	蒲黄炭一钱（布包）	丹 参三钱	南沙参三钱
杜 仲三钱	地榆炭三钱	赤 芍二钱	
地 黄三钱（砂仁水炒）			

五贴，水煎服，早晚各 1 次。

【案 8】

郑某，女。湿邪内蕴肝胆，湿热下趋膀胱，以致小溲淋沥不爽，肢节酸痛，间有身热，苔薄黄，脉象弦滑。拟方徐徐图之。

云茯苓三钱	炒山栀三钱	淡黄芩钱半	桔　梗二钱
郁　金钱半	粉丹皮钱半	川草薢三钱	苏　梗钱半
炒苡仁三钱	丝瓜络三钱	冬瓜子三钱	荷　叶半元
滑　石三钱（布包）			

五贴，水煎服，早晚各1次。

【案9】

王某，男。雨湿泛潮，外进水谷，聚湿内蕴，邪结膀胱，气机不畅，于是胸胀腹膨，小溲赤少且痛，神疲身倦，谷食不香，感凉肢酸甚，得温则已，恙伤身之势，难免不发，久有终身之患。

苏　梗二钱	制半夏钱半	泽　泻二钱	冬瓜仁三钱
车前子三钱（布包）	川厚朴八分	炒枳壳钱半	香附米三钱
广陈皮钱半	赤茯苓三钱	炒黄芩钱半	白蔻衣一钱
薏苡仁二钱	香橼皮钱半		

五贴，水煎服，早晚各1次。

【案10】

潘某，男，27岁，1956年初诊。小溲浑浊，间有淋沥不清，舌苔薄滑，脉细弦。湿热下注，拟方清热渗湿。

川草薢三钱	芡　实三钱	黄　芪二钱	天　冬钱半
黄柏钱半（炒）	炒山栀三钱	茯　苓三钱	瞿　麦钱半
泽　泻三钱	煅牡蛎三钱（先煎）	广陈皮钱半	甘草梢三分
淡竹叶二十片			

五贴，水煎服，早晚各1次。

体会： 小溲频数、滴沥疼痛不利者为淋病。前贤将此病分为热、血、膏、石、劳五种。其发病机理，《诸病源候论》中说"诸淋者，由肾虚而膀胱热故也"，多系湿热内蕴，下注膀胱，气化失司。本组医案以热、血、膏淋为多见。先生治疗热淋多用八正散加减，通淋利湿；血淋者用小蓟饮子清热凉血。如见小溲浑浊、余沥不清者，方选草薢分清饮分清泌浊。治疗过程中先生不主张过用苦寒清利之剂，恐反伤正气，药量轻灵。淋证日久，湿热伤阴，虚实夹杂之证，先生运用少量苦寒药物清热通淋，佐以淡渗利湿之味，酌加养阴之品，如干地黄、枸杞子、女贞子。淋证久治不愈，过用苦寒清热之剂，先伤其阴，后损正气，气虚下坠者加参、芪益气升清。

阳　痿

【案例】

许某，男，23 岁，1962 年初诊。婚前曾有遗精现象，婚后四年，始感梦中遗精，继见阳事不举，头昏目眩，精神倦怠，畏寒形冷，舌苔淡，脉细。曾经西医检查诊断为不育症，而来求治。肾阳不足，命门火衰，拟方益肾壮阳，缓图其效。

白糖参钱半	炙黄芪三钱	金毛狗脊三钱	肉苁蓉三钱
巴戟天三钱	淫羊藿三钱	绵杜仲三钱	川续断三钱
补骨脂三钱	芡　实三钱	莲　须一钱	上油桂五分

五贴，水煎服，早晚各 1 次。

二诊：服药后梦遗渐止，阳事举而不坚。再从原方加味。

白糖参一钱	炙黄芪三钱	沙苑蒺藜三钱	狗　脊三钱
肉苁蓉三钱	左牡蛎三钱	苏芡实三钱	

痹　证

【案 1】

菅某，男，51 岁，1957 年 11 月 3 日初诊。风、寒、湿三气杂至合而为痹，头昏，胸次满闷，上下肢关节酸麻且痛，舌尖绛，苔黄腻不宣，步履不利，症经有日。拟方祛风和络。

羌独活各一钱	汉防己二钱	桑寄生三钱	淫羊藿钱半
片姜黄钱半	八楞麻二钱	寻骨风二钱	鹿衔草二钱
橘　络八分	橘　红钱半	路路通三钱	宣木瓜三钱
荷叶筋二钱	功劳叶二钱		

六贴，水煎服，早晚各 1 次。

【案 2】

李某，男，58 岁，1963 年 9 月初诊。风湿相搏，郁阻气分，微恶风，身热时形，胸闷脘胀，关节酸楚疼痛，活动不利，舌苔白腻，脉濡。拟方清宣化湿，祛风活络。

西豆豉三钱	炒山栀三钱	防己风各钱半	杏苡仁各三钱
汉防己钱半	木　瓜三钱	络石藤二钱	佩兰钱半
郁　金钱半	瓜蒌皮三钱	炒枳壳钱半	通　草八分

荷　叶半元　　　　　甘露消毒散三钱（布包）

两贴，水煎服，早晚各1次。

二诊：服前方发热得退，汗出较畅，肢体关节酸痛有减，苔腻化而未净，继从前法加味。

| 藿　香钱半 | 葛　根三钱 | 杏苡仁各三钱 | 鹿衔草二钱 |
| 木猪苓三钱 | 川牛膝三钱 | 嫩桑枝三钱 | 荷　叶半元 |

三贴，水煎服，早晚各1次。

【案3】

刘某，男。初感新凉，风湿相搏，身热数日，头昏，肢体关节酸楚，时感疼痛不适，舌苔薄滑，脉浮滑。治拟宣痹祛湿。

藿　香三钱	粉葛根三钱	苏薄荷钱半	荆　芥钱半
制半夏钱半	赤茯苓三钱	通　草七分	省头草钱半
郁　金钱半	炒枳壳钱半	冬瓜仁三钱	丝瓜络三钱

三贴，水煎服，早晚各1次。

【案4】

程某，男。湿郁脾胃，经受风寒，内窜肌肤，致令周身肢节窜痛，胸脘结痛，日晡畏寒，夜眠自汗，历经八九日，苔白，脉滑。拟方舒化之。

苏　梗钱半	络石藤三钱	川牛膝三钱	海桐皮三钱
广陈皮钱半	木　瓜三钱	晚蚕沙三钱（布包）	当　归二钱
甜桂枝七分	防　己钱半	木猪苓三钱	泽　泻钱半
荷叶筋一钱	嫩桑枝五钱		

五贴，水煎服，早晚各1次。

【案5】

王某，女。妊娠感受寒暑，致令血不营养，邪入内络，于是两腿窜痛，胸次满闷不宽，时行寒热，症经有日，苔白，脉滑。拟方徐图之。

苏　梗钱半	郁　金钱半	云茯苓三钱	当　归钱半
粉丹皮钱半	广陈皮钱半	桑　叶钱半	络石藤三钱
广木香一钱	赤　芍钱半	炒山栀三钱	省头草钱半
香橼皮钱半	荷　叶半元		

三贴，水煎服，早晚各1次。

【案6】

朱某，男。血不养肝，湿痰入络，以致左腿屈缩不便，疼痛时行，苔薄白，脉弦。拟方祛风和络。

甜桂枝一钱	川牛膝钱半	路路通三钱	络石藤二钱
白蒺藜三钱	炒当归三钱	藿 香钱半	桑 叶钱半
陈 皮钱半	苏 梗钱半	郁 金钱半	制半夏二钱
丝瓜络三钱	桑 枝五钱		

三贴，水煎服，早晚各 1 次。

【案 7】

李某，女。血不涵养肝木，湿痰入络，头眩咳逆，痰滞不利，手足麻木不仁，胸腹时痛，已延多日，舌苔薄白，脉滑。拟方化痰通络。

当 归三钱	茯 神三钱	橘 红钱半	荷 叶二钱
天仙藤三钱	法半夏二钱	木 瓜三钱	桔 梗二钱
瓜蒌霜一钱（布包）	粉丹皮钱半		

三贴，水煎服，早晚各 1 次。

附：痹证酒方

定风酒

主治：风湿痹证、关节疼痛。

天 冬五钱	麦 冬五钱	熟地黄五钱	五加皮五钱
川牛膝五钱	秦 艽五钱	川桂枝三钱	

以绢袋盛之，汾酒二斤，蜂蜜、砂糖、米醋各半斤，搅匀浸以瓷壶，豆腐皮封口，压以巨砖，煮三烟，取起埋土中，七日可饮矣。

鹿角霜三钱	松 节三钱	首乌藤三钱	海枫藤三钱
薏苡仁三钱	桑寄生三钱	独 活二钱	桐 花三钱
桐花皮三钱	石楠叶三钱	威灵仙三钱	怀牛膝三钱

上药煎好后去渣留汁，与备用老陈酒二三斤搅拌，每日服三钱。

体会：经云："风寒湿三气杂至，合而为痹也。"由于卫阳不固，腠理空疏，风寒湿得以乘虚而入，流走脉络，而致气血运行不畅，症见肢体酸痛等症。由于感受风寒或风热之不同，又有风寒湿痹、风湿热痹之别，证治有异。先生诊治风寒湿证，昔年常拟独活寄生汤加味，配桂枝片、姜黄、寻骨风疏风散寒，以八楞麻、络石藤舒筋活络。风湿热痹证，邪郁卫气之期，予以清宣化湿，透邪外达，常用栀豉汤、藿朴三仁汤加减清化湿热，湿热得清，痹证自除。兼以和络之味，以增其效。嫩桑枝有散寒通络之效，苏北医家有将桑枝入药之习惯，亦可用桑枝煎水，熏浴肢体关节。

胸　痛

【案1】

魏某，男。劳力思虑，加之肝胃气滞，头眩咳逆，胸膜疼痛，已延有日，舌苔薄滑，脉象弦。拟方理气和络。

苏　梗三钱	制半夏钱半	炒枳壳钱半	云茯神三钱
射　干一钱	桑　叶二钱	化橘红钱半	省头草钱半
桔　梗钱半	冬瓜仁三钱	香橼皮钱半	

枇杷叶三片（去毛，布包）

四贴，水煎服，早晚各1次。

【案2】

耿某，男，1957年初诊。气郁隧道，胸胁阻闷窒痛，上气逆吐，舌苔薄白，脉象弦滑。胸阳痹阻，气机郁结，治拟理气和络止痛。

瓜蒌皮三钱	薤白头三钱	法半夏钱半	广陈皮钱半
旋覆花五分（布包）	川楝子二钱	延胡索钱半	乌　药钱半
木　香一钱	降　香四分	竹　茹一钱	

四贴，水煎服，早晚各1次。

【案3】

陈某，男。湿痰滞内，气不舒展，以致胸胁疼痛，鼓胀不舒，甚则上逆，呕吐痰涎，迄今三载，舌苔薄腻，脉弦滑。拟方理气化痰，和络止痛。

瓜蒌皮三钱	薤　白三钱	制半夏钱半	川黄连五分
郁　金钱半	延　胡钱半	砂仁七分（后下）	苏　梗钱半
射　干一钱	佛手柑钱半	竹　茹一钱	

四贴，水煎服，早晚各1次。

【案4】

徐某，男，32岁，1957年初诊。劳力伤络，胸胁阻闷膨痛，引及肩背疼痛，头昏呛咳，寒热肢酸，舌苔薄白，脉浮。拟方理气和络。

炙桑白皮三钱	橘　红二钱	旋覆花五分（布包）	郁　金钱半
杏　仁三钱	乌　药二钱	延胡索钱半	狗　脊三钱
杜　仲三钱	荆芥炭钱半	金橘叶钱半	香橼皮钱半

琥　珀五分（研末冲服）

四贴，水煎服，早晚各1次。

体会：如案3和案4胸阳不振，痰浊中阻，气结于胸，症见胸痛诸症，故用薤白辛温通阳，宽胸散结；瓜蒌皮涤痰散结；半夏燥湿化痰；配以黄连清热；郁金、砂仁、佛手理气化湿；射干、苏梗、竹茹清热化痰；延胡索疏肝理气，和血止痛；炙桑白皮、橘红、杏仁行水平喘；郁金、乌药、旋覆花理气和络；狗脊、杜仲补肝肾，强腰膝；荆芥炭祛风除湿；金橘叶、香橼皮疏肝解郁；延胡索疏肝理气，和血止痛；配以琥珀散瘀。

失 眠

【案例】

周某，男。湿痰滞于气机，肝胃不和，致胸闷、痰咳不利，肢倦，不思谷食，语言间有謇涩，夜不安眠，症情有日，舌苔薄白腻，脉滑。拟方理气化痰安神。

瓜蒌皮三钱	薤 白三钱	炒枳实钱半	茯 神三钱
射 干一钱	夜交藤三钱	白蒺藜三钱	郁 金钱半
法半夏钱半	广橘红钱半	络石藤三钱	荷 梗尺许

四贴，水煎服，早晚各1次。

体会：《素问·逆调论》曰"胃不和，则卧不安"。气机不展，气郁生痰，痰湿中阻，胸阳失旷，而见胸闷不畅，痰迷机窍，故语言謇涩。先生以瓜蒌薤白汤加减，宽胸理气，涤荡痰浊，温胆汤清化痰热，痰化则神安。

癫 狂

【案例】

赵某，男。郁痰蒙闭包络，神志糊涂，语言错乱，甚至吵骂，症经半载，舌苔薄白黄腻，脉弦滑。拟方豁痰安神。

胆南星钱半（磨汁，和服）		法半夏钱半	郁 金钱半
炒枳实钱半	云茯苓三钱	广橘红一钱	夜交藤三钱
桑 叶钱半	瓜蒌霜钱半（布包）	络石藤三钱	秫秫米三钱
涤饮散四分（布包）	竹 茹一钱（姜汁炒）	指迷茯苓丸三钱（开水吞服）	

五贴，水煎服，早晚各1次。

体会：《证治要诀》认为，"癫狂由七情所郁"。思虑过多，积忧久郁，气滞津聚，结而成痰，痰浊上逆，蒙闭清窍而神志不清，痰郁化火，症见语言错乱。治当镇心涤痰，泻肝清火。予涤痰汤加味豁痰开窍，瓜蒌霜、竹茹清化痰热。涤饮散系清末名医赵海仙所创制，药铺都有配给。余于20世纪80年代曾治一例女性癫狂患者，师先生法，配服礞石滚痰丸，前后服药1年余，20余年未发。

黄 疸

【案1】

徐某，女。肝木侮土，脾阳不振，已历有年。近来由于外风内袭，致湿邪外溢，肌肤酿成黄疸，内结肝脾，致为肿胀，内外交攻，药难获效。拟方徐图，仍虑水溢高原喘咳之虑。

绵茵陈三钱	桂 枝五分	泽 泻三钱	猪 苓三钱
海金沙钱半（布包）	防 己钱半	瓜蒌皮三钱	大腹皮二钱
川楝子三钱	延胡索钱半	广陈皮钱半	炙鸡内金钱半
冬瓜皮三钱	香橼皮钱半		

四贴，水煎服，早晚各1次。

体会：肝脾两伤，气滞湿阻，胆汁外溢而成黄疸，似有"阴黄"之象。先予茵陈五苓散清化湿浊退黄，稍佐桂枝温阳化气。虽有水溢高原咳喘之虑，症见腹胀，久延恐有鼓胀之变，殊难奏效。

【案2】

陆某，男。湿积脾胃，经受新凉，致郁肌肤，周身黄疸色晦。久延营卫不和，寒热不已，历经四月有余，舌苔薄白腻，脉象滑结。拟方清化湿热。

绵茵陈三钱	炒黄芩钱半	藿 香钱半	制半夏钱半
粉葛根三钱	防 己钱半	泽 泻钱半	通 草八分
赤 苓三钱	木猪苓三钱	广陈皮钱半	香橼皮钱半
荷 叶半元			

四贴，水煎服，早晚各1次。

【案3】

赵某，女。肝脾不和，湿积气滞，以致胸腹不宽，肢面黄疸，神疲肢酸，经事先期，舌苔薄滑，脉象弦滑。拟方徐图。

绵茵陈三钱	苏 梗钱半	薏苡仁三钱	制半夏钱半
郁 金钱半	木猪苓三钱	广陈皮钱半	防 己钱半
泽 泻二钱	冬瓜皮三钱	香橼皮钱半	荷 叶半元

四贴，水煎服，早晚各1次。

胁　痛

【案 1】

陆某。劳伤经感，胸胁膨痛，咳逆上气，头昏，身热，肢酸，舌苔薄白，脉细弦。拟方理气和络止痛。

桑白皮三钱（炙）	乌　药钱半	桔　梗钱半	炒枳壳钱半
木　香一钱	旋覆花五分（布包）	广陈皮钱半	乌　药钱半
瓜蒌皮三钱（炒）	苏　梗钱半	延胡索钱半	荆芥炭一钱
藕节炭五枚	香橼皮钱半		

五贴，水煎服，早晚各 1 次。

【案 2】

熊某。气痰互郁，络脉不和，胸脘胁下痛，舌苔白腻，脉弦。拟方理气化痰和络。

苏　梗二钱	郁　金钱半	制半夏钱半	橘　红钱半
延胡索钱半	川厚朴一钱	炒枳壳二钱	乌　药钱半
炒蒌皮三钱	木　香一钱	大腹皮三钱	冬瓜皮三钱

五贴，水煎服，早晚各 1 次。

二诊：药后脘次作胀渐消，仍感胁下时有疼痛，继从前法，加川楝子三钱。

【案 3】

陆某。劳伤经感，胸胁膨痛，咳逆头昏，身热肢酸，气机郁结，痰湿内蕴。拟方化痰和络。

炙桑白皮三钱	乌　药钱半	桔　梗二钱	炒枳壳钱半
木　香八分	旋覆花五分（布包）	广橘络钱半	瓜蒌皮三钱
苏　梗一钱	荆芥炭一钱	延胡索钱半	藕节炭五枚
香橼皮钱半			

五贴，水煎服，早晚各 1 次。

【案 4】

陈某，男。气滞湿结，肚腹作胀，两胁膨痛，症经有日，舌苔薄腻，脉细弦。拟方理气和络止痛。

川楝子三钱	延胡索钱半	广木香一钱	橘　红钱半
苏　梗钱半	大腹皮三钱	郁　金钱半	白蔻衣一钱

制半夏钱半　　　　炒枳壳钱半

五贴，水煎服，早晚各 1 次。

【案 5】

张某，男。患疮愈后，余湿流窜入于脾络，致左胁窜痛恶寒，步履运动不便；面黄，谷食懒进，历有多日，舌苔薄白，脉象滑结。拟方舒化之。

苏　梗钱半	川楝子三钱	橘　络一钱	络石藤二钱
云茯苓三钱	郁　金钱半	延胡索钱半	腹皮绒二钱
炙鸡内金三钱	川厚朴一钱	绵茵陈钱半	佛手柑一钱
冬瓜子皮各五钱（煎汤代水）		旋覆花五分（布包）	

五贴，水煎服，早晚各 1 次。

【案 6】

刘某，女，42 岁。右胁疼痛，日晡寒热，脘腹作胀，舌苔薄白，脉细弦。拟方疏肝理气和络。

柴　胡六分（鳖血炒）	络石藤三钱	苏　梗钱半	郁金钱半
制半夏钱半	广陈皮钱半	旋覆花六分（布包）	川楝子三钱
延胡索钱半	醋香附三钱	绵茵陈三钱	当　归三钱

五贴，水煎服，早晚各 1 次。

【案 7】

张某，男。负力伤络，胸胁刺痛，肢腿浮肿，甚则鼻衄，症延两月。拟方徐图之。

苏　梗钱半	桔　梗二钱	茯　苓三钱	络石藤三钱
霜桑叶三钱	炒苡仁三钱	郁　金钱半	广陈皮钱半
豨莶草二钱	粉丹皮钱半		

四贴，水煎服，早晚各 1 次。

【案 8】

徐某，男。咳久，肝胃不和，胸胁胀痛，营卫失调，寒热互见，舌苔薄滑，脉象弦滑。拟方疏肝理气和络。

苏　梗钱半	通　草七分	射　干一钱	郁　金钱半
首乌藤三钱	苦杏仁三钱	桑　叶三钱	瓜蒌皮三钱
桔　梗二钱	络石藤三钱	炒枳壳钱半	粉丹皮钱半
枇杷叶三钱（布包）	荷　叶半元		

五贴，水煎服，早晚各 1 次。

【案 9】

陈某，男，46 岁，1962 年初诊。慢肝病史已有 3 年余，加之饥饱不均，劳倦伤中，胸脘疼痛，右胁疼痛，压之较著，头昏咳逆，舌苔薄白，脉细弦。肝失条达，瘀滞脉络，拟方疏肝理气，和络止痛。

炒柴胡七分	苏 梗一钱	醋香附三钱	郁 金钱半
老木香八分	乌 药钱半	杏苡仁各三钱	制乳香一钱
煅牡蛎三钱（先煎）	旋覆花六分（布包）	玫瑰花五朵	香橼皮钱半

三贴，水煎服，早晚各 1 次。

二诊：药后右胁疼痛已减，再从前方加味。

当 归二钱	杭白芍三钱	制半夏二钱	苏 梗钱半
乌 药钱半	醋香附三钱	木 香一钱	砂 仁六分（后下）
煅牡蛎三钱（先煎）	淡昆布三钱	川楝子三钱	延胡索钱半
香橼皮钱半	柴 胡五分（鳖血炒）		

三贴，水煎服，早晚各 1 次。

三诊：学生代诊。药后右胁疼痛已大减，腹胀亦较宽松，仍感头昏，肢倦乏力，夜眠不宁，大便干溏不一，继从疏肝运脾调治。

当 归钱半	白 芍三钱	醋香附三钱	木 香一钱
砂蔻仁各六分（后下）	炒枳实一钱	川厚朴一钱	川楝子三钱
旋覆花七分（布包）	延胡索钱半	槟 榔二钱	炙鸡内金三钱

五贴，水煎服，早晚各 1 次。

体会：胁痛是指一侧或两侧胁肋疼痛，亦是一种自觉症状。《景岳全书》指出："胁痛之病，本属肝胆二经，以二经之脉皆循胁肋故也。"并认为"胁痛有内伤、外感之辨"。凡寒邪在少阳经乃痛为胁痛，耳聋而呕，然必有寒热表证者，方是外感；如无表证，悉属内伤"。而内伤所见，先生认为不外肝失疏泄，气血郁滞。因此，治疗胁痛注重气血论治。理气和络以香附旋覆花汤合四七汤为主。疼痛配以金铃子散，气血不和胁痛者习用逍遥散加牡丹皮、赤芍、醋香附理气和络，尤擅药用鳖血炒柴胡入肝经，既能疏肝气郁结又入血分，软坚亦退内热。腹胀者常用乌药、大腹皮行气消胀，临床亦可收效。

鼓 胀

【案 1】

肖某，男，64 岁。头昏乏力，脘腹鼓胀，右侧胁痛，肢面浮肿，纳谷不香，舌苔薄白，脉细弦。脾虚湿蕴，气不宣通。拟方舒化，以防鼓胀之变。

茯　苓三钱	木　香一钱	泽　泻三钱	防己风各三钱
炒苍术炭一钱	南沙参三钱	橘　皮钱半	大腹皮钱半
炒枳壳钱半	莱菔子钱半（炒）	冬瓜子皮各五钱	香橼皮钱半

五贴，水煎服，早晚各1次。

二诊：药后腹胀渐软，肢面黄浮亦消，肚腹鼓胀未消，再从前法徐图。

茯　苓三钱	防己风各钱半	木　香一钱	炒莱菔子二钱
大腹皮三钱	炒枳壳钱半	南沙参三钱	泽　泻三钱
广陈皮钱半	苍术炭钱半	冬瓜皮五钱	炙鸡内金二钱

五贴，水煎服，早晚各1次。

三诊：症如前述，原方继图，以观进度。

四诊：药后腹胀渐消，自感胸闷不展，气痰互阻，湿邪未化。

木　香钱半	炒枳实钱半	醋制香附三钱	乌　药钱半
郁　金钱半	大腹皮三钱	茯　苓三钱	防己风各钱半
制半夏二钱	化橘红钱半	川厚朴一钱	香橼皮三钱
冬瓜子皮各五钱			

五贴，水煎服，早晚各1次。

【案2】

安某，男。脾虚生湿，气不宣通，肢面黄浮，脘腹鼓胀，腹水势成，历经有时，舌苔薄白，脉濡。

云茯苓三钱	炒苍白术各三钱	防　己钱半	炙白皮三钱
五加皮三钱	广木香钱半	泽　泻钱半	炒莱菔子三钱
瓜蒌皮三钱	大腹皮三钱	炒枳实钱半	冬瓜子三钱

五贴，水煎服，早晚各1次。

二诊：服前方后，肢面浮肿已消，肤黄已淡，咳嗽阵作，腹部鼓胀未竟全消，再以前法增易。

炒苍白术各三钱	防己风各一钱	川厚朴一钱	炒枳实钱半
木　香一钱	莱菔子三钱	炙白皮三钱	大腹皮三钱
竹　叶二十片			

五贴，水煎服，早晚各1次。

【案3】

卞某，女。腹胀如鼓，面色萎黄，神疲倦怠，肢体浮肿；小溲不利，舌苔薄白，脉细弦。气滞湿阻中州，水湿内蕴下焦，拟方行气消胀利水。

炒苍白术各三钱	白茯苓三钱	制香附三钱	炒枳实一钱
川厚朴八分	大腹皮三钱	炒蒌皮三钱	炒莱菔子三钱
防己风各钱半	车前子三钱（布包）	炙鸡内金三钱	冬瓜皮五钱

五贴，水煎服，早晚各1次。

二诊：症如前述，原方增易。

茯　苓三钱	桂　枝四分	炒苍白术各三钱	炒枳实钱半
泽　泻二钱	防己风各钱半	大腹皮三钱	炒莱菔子三钱
甘　草七分	川厚朴一钱	郁　金钱半	炙鸡内金二钱

五贴，水煎服，早晚各1次。

三诊：服前方腹胀较松，下肢浮肿已退，继予前法加活血之品。

紫丹参三钱	炙桑白皮三钱	海浮石三钱	木防己二钱
云茯苓三钱	泽　泻二钱	薏苡仁三钱	大腹皮三钱
木　瓜三钱	益元散三钱（布包）	竹　茹二钱	冬瓜皮三钱

五贴，水煎服，早晚各1次。

四诊：症如前述，再从原意。

当　归三钱	木　香二钱	乌　药钱半	炒白术三钱
大腹皮三钱	瓦楞子三钱	炙鸡内金三钱	冬瓜皮三钱

五贴，水煎服，早晚各1次。

五诊：药后腹胀渐消，饮食增进，小溲增多，药不多赘，原意增损。

茯　苓三钱	白　术三钱	山　药三钱	炒枳实钱半
川厚朴一钱	木　香钱半	大腹皮三钱	乌　药钱半
当　归三钱	瓦楞子三钱	炙鸡内金三钱	冬瓜皮五钱

五贴，水煎服，早晚各1次。

六诊：前后服药多贴，腹胀已消，肢体浮肿已退，近感大便时有溏稀，再从健脾助运。

太子参三钱	炒白术三钱	茯　苓三钱	制香附三钱
川厚朴一钱	炒枳实钱半	大腹皮三钱	防己风各钱半
煨白芍三钱	炙鸡内金三钱	香橼皮钱半	

五贴，水煎服，早晚各1次。

体会：肝为多郁之脏，脾为积湿之乡，肝失疏泄，脾为湿困，清浊相干，气血凝聚，隧道壅塞，而成鼓胀。诚如喻嘉言所说："胀病亦不外水裹、气结、血瘀。"症延日久，必累肾脏。实胀一般以肝脾失调、气滞湿阻为主，先生一般治以疏肝理气，除湿散满，方选香砂枳术丸合五苓散加减。寒湿困脾拟实脾饮加熟附片、桂枝，温阳化气，以行水湿。鼓胀一病，早期治疗尚可见效，但往往带病延年。其次鼓胀之病，先生用药很少用攻逐利水峻下之药，其虽取效于一时，但阴阳之气易伤，停药后，其胀愈甚。因此先生用药大都是攻补兼治，腹水消退后当缓调肝脾，以图其根。

眩　晕

【案1】

胡先生。木火上凌，虚易上升。加之感受微凉，致头目如掉，夜间自汗，胸怀不宁，舌苔薄滑，脉象滑濡。拟方徐图之。

云茯神三钱	粉丹皮钱半	稽豆衣三钱	杭菊花钱半
霜桑叶三钱	炒山栀三钱	左牡蛎三钱(先煎)	白蒺藜三钱
郁　金钱半	瓜蒌皮三钱	荷　叶半元	香橼皮钱半
石决明三钱(先煎)			

三贴，水煎服，早晚各1次。

【案2】

廖老先生。气滞湿痰内结，肝阳易于上升，以致头目眩晕，脘中阻痛，上逆呕吐痰涎，舌苔薄腻，脉细弦。症经有年，拟方宽胸理气化痰，以观进展。

瓜蒌皮三钱	薤白头三钱	川黄连六分(姜汁炒)	
制半夏三钱	炒枳壳钱半	延胡索钱半	广陈皮钱半
郁　金钱半	川楝子三钱	桑　叶三钱	络石藤三钱
荷　叶半元	香橼皮钱半		

四贴，水煎服，早晚各1次。

【案3】

蔡某，男，32岁，1956年初诊。肝阳夹湿痰，上攻清窍，头昏眩痛，手足心热，肢体酸楚，历经多时，舌苔薄白，脉弦滑。拟方平肝潜阳。

明天麻七分	煅磁石四钱(先煎)	软白薇钱半	朱茯神三钱
黄　芪钱半	白蒺藜三钱	炒山栀三钱	炒黄芩钱半
荷　叶半元	竹　茹钱半		

三贴，水煎服，早晚各1次。

【案4】

陈某，女。肝热上移，脾阳不运，以致头眩，脘次不畅，舌苔薄滑，脉细弦。拟方徐调。

桑　叶三钱	粉丹皮二钱	甘　草一钱	郁　金二钱
杭白芍三钱	淡黄芩钱半	茯　神三钱	炒枳壳钱半
枇杷叶二片			

三贴，水煎服，早晚各1次。

体会： 眩晕一病，《临证指南医案·眩晕》华岫云按："经云'诸风掉眩，皆属于肝'。头为六阳之首，耳、目、口、鼻皆系清空之窍，所患眩晕者，非外来之邪，乃肝胆之风阳上冒耳。"或肝气郁结，气郁湿滞而生痰，痰阻经络，清阳不升，髓海失旷，而见头目眩晕，临证所见肝阳夹痰为多见。先生治疗多用清泄肝火之药，如山栀、黄芩、竹茹；取磁石、天麻、白蒺藜平肝止晕，用介类药物石决明、牡蛎平肝潜阳。眩晕伴呕吐，常配用左金丸辛开苦降，至于气血亏虚之眩晕当随症加减。

中　风

【案1】

沈某，男。肝易化风，痰热内扰，上干于首，头目眩晕，胸脘懊憹，右上肢握拳无力，肢体麻木，舌苔白腻，脉象弦滑。症经有日，拟方速图，延及有类中之虑。

朱茯神三钱	菊花炭钱半	汉防己三钱	法半夏钱半
灵磁石三钱（先煎）	福橘红一钱	煅决明三钱（先煎）	桑　叶钱半
白蒺藜三钱	牵正散七分（布包）	荷叶筋一钱	竹　茹一钱
瓜蒌霜一钱（布包）			

三贴，水煎服，早晚各1次。

【案2】

熊某，男。患者中风服息风化痰之剂，诸恙好转，右手肩膀已能举动，口角不㖞斜，继从原意。

桑　叶钱半	菊　花钱半	白蒺藜三钱	粉丹皮钱半
炒山栀三钱	络石藤二钱	炒黄芩钱半	六和曲三钱
防　己钱半	连　翘二钱	牵正散七分（布包）	竹　茹一钱

嫩桑枝五钱　　　　川　连四分（姜汁炒）

　　　　　　　　　　　　　　五贴，水煎服，早晚各 1 次。

【案 3】

邹某，男。肝火上炽，右眼下部引及鼻根，时形跳动，胸脘阻闷鼓胀，舌绛少苔，脉滑。痰热内蕴，拟方清火化痰，平肝和络。

朱茯神三钱　　　　软白薇钱半　　　煅决明三钱（先煎）白蒺藜三钱
连　翘二钱　　　　炒山栀三钱　　　桔　梗二钱　　　乌　药钱半
炒蒌皮三钱　　　　炒枳壳钱半　　　延胡索钱半　　　荷　叶一角
竹　茹钱半

　　　　　　　　　　　　　　三贴，水煎服，早晚各 1 次。

【案 4】

邵某，女。肝风上扰，右眼下部牵引目睑及鼻部跳动不止，口苦作干，胸次不展，舌苔薄腻，脉弦滑。风痰入络，拟方平肝息风，清热化痰。

朱茯神三钱　　　　连　翘三钱　　　瓜蒌皮三钱　　　软白薇钱半
炒山栀三钱　　　　炒枳壳钱半　　　煅决明三钱（先煎）桔　梗三钱
延胡索钱半　　　　白蒺藜三钱　　　牵正散八分（布包）荷　叶一角
竹　茹二钱

　　　　　　　　　　　　　　三贴，水煎服，早晚各 1 次。

二诊：服前药后，右眼下部跳动渐止，呈间歇发作。效不更方，原方继进。

【案 5】

吴某，女。肝胃不和，湿痰入络，头眩，胸满，懊恼不宁，右手麻痹不仁，夜间寐不成寐，迄今有日，舌苔薄腻，脉弦。拟方化痰和络。

云茯神二钱　　　　霜桑叶钱半　　　天仙藤三钱　　　制半夏钱半
络石藤二钱　　　　瓜蒌霜一钱（布包）广橘红二钱　　　防　己钱半
苏　梗钱半　　　　郁　金二钱　　　八楞麻三钱　　　木　瓜一钱
佛　手一钱　　　　荷叶筋二钱

　　　　　　　　　　　　　　三贴，水煎服，早晚各 1 次。

体会：中风一症，其病机主要是肝阳暴张，血随气逆，夹痰夹火，横窜经隧，则见㖞僻不遂，蒙闭清窍则昏仆、不省人事。临床多以中经络和中脏腑辨证。本组医案多属中风（中经络）之证。先生尤重痰浊论治，治以平肝潜阳，化痰通络。方以涤痰汤加减。配以桑叶、菊花、山栀清泻肝火，瓜蒌霜、半夏、橘红、竹茹清热而化痰浊，石决明平肝潜阳，牵正散有息风镇痉之功效。肝风平，痰浊化，络脉和，诸恙渐有效机。

郁　证

【案1】

史某，男。抑郁致伤肝胆，湿痰内扰，胸中懊恢，多疑多虑，寤寐不宁，症经有日。拟方徐图，仍宜自开怀抑为是。

云茯苓三钱	广橘红钱半	瓜蒌霜一钱（布包）	桑　叶三钱
法半夏钱半	白蒺藜三钱	鸡心包二具	炒枳实钱半
夜交藤三钱	竹　茹一钱	涤饮散四分（布包）	荷　叶半元

三贴，水煎服，早晚各1次。

二诊：案列前章，诸恙好转，原方进退。

朱衣抱木茯神三钱	法半夏二钱	秫秫米三钱	炒枳实一钱
郁　金钱半	广橘红钱半	桑　叶钱半	射　干一钱
首乌藤三钱	白蒺藜三钱	鸡心二具（包）	
瓜蒌霜一钱（布包）	涤饮散三分（布包）	竹　茹一钱（姜汁炒）	

三贴，水煎服，早晚各1次。

【案2】

耿某，男。肝胆之气，痰结于肺系，以致咽中似有物碍，胸脘阻痛，肚腹膨胀，周身肢节酸楚，舌苔薄腻，脉象弦滑。拟方理气化痰。

瓜蒌皮三钱	薤白头三钱	煅赭石三钱	淡昆布钱半
白蔻衣钱半	制半夏二钱	煅牡蛎五钱（先煎）	
娑罗子半枚（杵）	射　干一钱	云茯苓三钱	郁　金钱半
苏　梗一钱	香橼皮钱半	春杆头糠三钱	

三贴，水煎服，早晚各1次。

【案3】

何某，女。肝胆痰热上升于喉，致咽阻塞，似有物阻，苔白，脉弦滑。拟方理气畅中。

苏　梗三钱	醋香附三钱	代赭石三钱	射　干一钱
瓜蒌霜一钱（布包）	苦桔梗二钱	降香屑六分	郁　金钱半
昆　布三钱	煅牡蛎四钱（先煎）	桑　叶三钱	茯　苓三钱

炒枳壳钱半　　　　荷叶筋一钱

三贴，水煎服，早晚各 1 次。

【案 4】

郁某，女。肝木侮土，气滞痰凝，而致胸脘结痛，上逆呕吐黏涎沫，舌苔薄腻，脉象弦滑。症经三月，拟方速图，久延恐有神思间病耳。

煅赭石三钱	川贝母钱半	郁　金钱半	法半夏钱半
云茯苓三钱	淡昆布钱半	广橘红钱半	苏　梗钱半
娑罗子二枚（杵）	瓜蒌皮三钱	薤白头三钱	香橼皮钱半

长流水扬 240 遍煎药

三贴，早晚各 1 次。

【案 5】

尤奶奶。肝胃气滞，湿痰阻遏，致令胸次气逆作呕，嗳嗳频仍，谷食不纳，苔白，脉象弦滑。症经近月，拟方速图，再延有满中之虑。

瓜蒌皮三钱	薤白头三钱（洗）	苏　梗一钱	制半夏二钱
煅赭石三钱	娑罗子半枚（杵）	广陈皮钱半	川厚朴花六分
炒枳实一钱	淡昆布三钱	茯　苓三钱	郁　金钱半
佛手花五分	炒冬瓜仁三钱		

五贴，水煎服，早晚各 1 次。

【案 6】

陈某，男。操劳抑郁不遂，致令气滞痰凝，中州失化，于是胸中阻闷，气逆作痛，碍于谷食，咽间不利，症经两月，舌苔薄白腻，脉滑结。拟方舒化，自开怀抑，慎勿疑虑为是。

苏　梗钱半	制半夏二钱	川厚朴一钱	郁　金钱半
瓜蒌皮三钱	薤　白三钱（洗）	广橘红钱半	射　干一钱
淡昆布二钱	降香屑二分	荷　蒂五枚	香橼皮钱半
云茯神三钱	白　芍三钱（沉香水炒）		

五贴，水煎服，早晚各 1 次。

【案 7】

薛某，女。肝郁不展，胃失冲和，胸脘阻闷膨痛，嗳嗳不爽，头眩烘热，舌苔薄滑，脉细弦。拟方理气畅中。

云茯苓三钱	郁　金二钱	川楝子三钱	延胡索二钱
乌　药钱半	法半夏钱半	广陈皮钱半	防己风各二钱

| 炒枳壳钱半 | 广木香一钱 | 当　归三钱 | 香橼皮钱半 |
| 荷叶筋一钱 | | | |

三贴，水煎服，早晚各 1 次。

【案 8】

张某，男，42 岁。郁证日久，咽干气燥，胸怀不畅，拟膏方缓图。

桑　叶一两五钱	橘　红一两	娑罗子五枚（杵）	粉丹皮一两
佛　手一两	淡昆布一两	川楝子二两	煅赭石二两
延胡索一两	炒枳实八钱	郁　金一两	苏　梗一两
炒蒌皮一两五钱	制半夏一两五钱		

上药共用河水熬取原法二三汁，去渣，以杜阿胶一两五钱，炖化收膏，每服三钱。

体会：郁证由于情志怫郁、气机郁滞而起。朱丹溪指出："血气冲和，万病不生，一有怫郁，诸病生焉。"气机郁滞，日久不愈，由气及血，变化多端。朱丹溪创六郁之说，究其病机多乃肝气郁结，气郁化火，气痰郁结。

先生诊治肝胃不和，气机郁结，多用四七汤加减，喜用佛手花、绿萼梅、川朴花、沉香花理气解郁不伤阴之味。气逆噫嗳、嗳气频频，配以代赭石、旋覆花平肝降逆。胸阳不展，痹阻疼痛，多以瓜蒌薤白汤宽胸理气，开痹通阳。气痰郁结、咽中似有物阻，民间俗称梅核气。在理气药中加用海藻、绿梅粉、昆布、煅牡蛎咸寒软坚化痰之品，效果显著。气郁化火先生日常处方多用山栀、黄芩、竹茹等清火化痰之味。寤寐不适，多用温胆汤合半夏秫米汤加酸枣仁、合欢皮宁心安神。半夏、秫米一燥一润，一降一补；半夏和胃通滞化痰，秫米益胃补虚和营，中气调和，痰湿亦去，自然安眠入睡（注：秫米即高粱颗粒）。

水　肿

【案 1】

李某，男。风水侵于肺脾，身热畏寒，颈部浮肿，肚腹胀痛，苔薄滑，脉象弦滑。拟方祛风行水。

苏　梗钱半	苏　子七分	防己风各钱半	粉葛根三钱
炙白皮三钱	泽　泻二钱	木猪苓三钱	赤　苓三钱
净蝉衣钱半	前　胡钱半	川厚朴七分	豨莶草三钱

冬瓜皮四钱　　　　香橼皮钱半

三贴，水煎服，早晚各 1 次。

【案 2】

吴某，男。脾易不运，湿积三焦，以致周身浮肿，肢凉，肢节酸楚，症
延有日。拟方徐图，转重就轻可耳，恐根株难除矣。

熟附片八分　　　　汉防己钱半　　　　福泽泻二钱　　　苏　梗钱半
炒枳壳钱半　　　　川厚朴八分　　　　木猪苓三钱　　　络石藤三钱
瓜蒌皮二钱　　　　白蔻衣一钱　　　　荷叶筋一钱
冬瓜皮一两（煎汤代水）

三贴，早晚各 1 次。

【案 3】

朱某，男。脾虚湿积，营卫两伤，日晡夜分寒热，肚腹胀痛，肢体浮肿，
小溲浑浊，舌苔薄白，脉濡。拟方渗湿利水。

川桂枝七分　　　　木猪苓三钱　　　　木　香一钱　　　制半夏钱半
炙鸡内金三钱　　　防　己钱半　　　　泽　泻钱半　　　广陈皮钱半
藿　香钱半　　　　薏苡仁三钱　　　　大腹皮三钱　　　川萆薢二钱
络石藤三钱　　　　淡黄芩钱半　　　　木　通钱半

四贴，水煎服，早晚各 1 次。

【案 4】

汪某，13 岁，1953 年初诊。患者有肾炎病史，经外地医院诊治未愈，而
来我处。症见全身面目俱肿，茎束亦肿，似透明体，腹膨似鼓，季胁肿硬，小
溲艰涩，大便溏稀，苔白，脉沉细。步履艰难，背来就诊。

此经所谓"三阴结谓之水"。脾居中州，转输水谷精气于上；肺司气化，
通调水道于下。今二脏气结，中阳不运，气不化水，水邪泛滥肌肤而见肢体俱
肿、腹胀如鼓。脾虚则便溏。水气随心气下交于肾，肾失开阖，阳气不足，命
门火衰，膀胱气化不利，而致小溲艰涩。脉证合参，此乃脾肾阳虚，治当温暖
肾阳，化气行水。未敢轻投逐水峻剂，恐重伤元阳而不治。先拟金匮肾气丸合
五皮饮加减为治。

茯苓皮三钱　　　　炙白皮三钱　　　　熟附子一钱　　　五加皮三钱
泽　泻二钱　　　　大腹皮三钱　　　　车前子三钱（布包）山茱萸三钱
防己风各钱半　　　粉丹皮钱半　　　　黄芪皮三钱　　　杜　仲三钱
官　桂一钱　　　　紫背浮萍草一钱　　冬瓜子皮各三钱

熟地黄三钱（砂仁水炒）

五贴，水煎服，早晚各 1 次。

二诊：药后茎中肿消，小溲得畅，面目浮肿渐消。原方去浮萍草、冬瓜皮，配服枳术丸。

前后服药 30 余贴，肢面浮肿已消，腹膨季胁胀痛亦减，诸恙悉退。继以调理脾肾，并配服济生肾气丸，早晚服之。另服用冬瓜汁。并加强营养，1 年后得以康复，继续读书。

冬瓜汁：以冬瓜用纸包裹好，加水湿透，再在火上烧烤取汁，每日服两小杯。

体会：水肿病名首源于《内经》。自朱丹溪分"阳水""阴水"辨证先河。张景岳说："凡水肿等证，乃脾、肺、肾三脏相干为病。盖水为至阴，故其本在肾；水化于气，故治标在肺；水惟畏土，故其制在脾。"其阐述精微。先生治疗水肿，见风遏水阻、风水相搏而成阳水之证，先予祛风行水，方选桂枝五苓散加减。若阳水之证久延不退，正气日衰，而致脾、肺、肾诸脏相干，症见阴水重证，当温脾益肾，化气行水，常用金匮肾气丸合五皮饮加减，收效亦彰。

关于水肿，早在《金匮要略》仲景就明示，"诸有水者，腰以下肿当利小便，腰以上肿，当发汗乃愈"。临床主要有发汗、利尿、逐水，以及健脾益气、温肾降浊等诸多治疗方法，或一方单进或数方合施，当辨证运用。水肿久而不愈，脾肾阳虚而见唇黑脐凸，此属危候。

痰　饮

【案 1】

陈某，男。肝旺脾虚，湿痰蕴中，以致脘中懊憹，胸中不利，呕吐酸涎，舌苔薄腻，脉象滑结。拟方温化之。

制半夏二钱	云茯苓三钱	杭白芍三钱	乌梅炭二分
於　术三钱	川厚朴一钱	广陈皮钱半	苦桔梗二钱
川椒目三分	郁　金钱半	炒薏苡仁三钱	冬瓜仁三钱
香橼皮钱半			

三贴，水煎服，早晚各 1 次。

【案 2】

乔某，男。痰饮有年，近来受风，咳逆气喘，周身浮肿，肚腹胀大，舌苔薄滑、脉细弦。脾肾阳虚，肺失肃降，水停于内，拟方温阳利水，止咳平喘。

苏子梗各钱半	法半夏钱半	炙冬花二钱	炙桑白皮三钱
薏苡仁三钱	杏　仁三钱	广橘红钱半	防己风各钱半
郁　金钱半	炒枳壳钱半	川萆薢三钱	北细辛四分
腹皮绒三钱	瓜蒌皮三钱	冬瓜子三钱	

三贴，水煎服，早晚各 1 次。

二诊：药后咳喘渐平，肢体浮肿亦消，腹胀好转，效不更方，原方再加川贝母钱半，再图进展。

体会： 痰饮是水液停积，不能输化的一种疾病。浊者为痰，清者为饮，有广义、狭义之分。广义痰饮是诸饮总称；狭义痰饮根据水饮停留部位不同，自仲景始分痰饮、悬饮、溢饮、支饮四类。虽有四类，而实有不同，治则有别。本组病案留有较少，以痰饮案为主。由于饮为阴邪，遇寒则聚，得温则行，故仲景提出"病痰饮者，当以温药和之"为原则，在表宜温散发汗，在里宜温化利水。

案中先生对饮停中焦、脘中懊恼、呕吐痰涎治拟温化痰饮，方选苓桂术甘汤加味，以川椒目温中利水，少佐乌梅二分酸甘化阴以养津。

另案中患者宿恙多年，感寒而发，咳逆气喘，腹部鼓胀，肢体浮肿。先生从脾肾阳虚，肺失肃降，水湿内停论治，治拟温阳利水，先予苏子降气汤止咳平喘，再加细辛温阳化浊，大腹皮行气消胀，冬瓜子利湿消肿。诸药相伍，药后始见其效。

咯　血

【案 1】

赵某，男。风邪侵肺，木火上凌，咳逆伤络，痰中带红，甚至满口，日晡间有寒热，胸腹不利，舌苔薄滑，脉象弦滑小数。拟方徐调，久延恐非所宜也。

霜桑叶三钱	云茯神三钱	络石藤三钱	炒当归二钱
粉丹皮钱半	炒山栀三钱	瓜蒌霜一钱 (布包)	苦桔梗二钱
旋覆花八分 (布包)	射　干一钱	丹　参三钱	竹　茹一钱

三贴，水煎服，早晚各 1 次。

【案2】

季某，女。风邪侵犯，木火上凌，咳逆，曾经见红，已延有日，时形烧热，苔薄黄，脉象弦滑。拟方清金化痰。

霜桑叶三钱	杏　仁三钱（去皮）	粉丹皮钱半	通　草七分
丹　参三钱	茯　苓三钱	瓜蒌霜一钱（布包）	射　干一钱
郁　金钱半	藕　节二枚	枇杷叶二片（去毛，布包）	

三贴，水煎服，早晚各1次。

【案3】

刘某，女。风邪化热，上灼于肺，咳逆痰带红丝，头眩寒热，肢酸，舌苔薄滑，脉细弦。拟方宁络止血。

霜桑叶钱半	射　干一钱	杏　仁三钱	紫丹参三钱
浙贝母三钱	苦桔梗二钱	海浮石三钱	瓜蒌皮三钱
通　草七分	大红茶花二朵	藕汁半杯（兑服）	
枇杷叶二片（去毛，布包）			

三贴，水煎服，早晚各1次。

【案4】

王某，男。络伤血溢，咳逆痰红，胸胁不利，右偏着痛，兼感风寒，头眩身热，苔白，脉滑。拟方速图，再延非宜。

瓜蒌皮三钱	薤白头三钱	紫丹参二钱	海浮石三钱
白茅花一钱	炒山栀三钱	淡黄芩钱半	粉丹皮钱半
荆芥炭一钱	络石藤二钱	浙贝母三钱	新　绛三分

三贴，水煎服，早晚各1次。

【案5】

朱某，男。咳嗽阵作，胸痛连胁，咳甚痰中夹血，时有血来盈口，劳力伤络。拟方和络止血。

苏　梗钱半	瓜蒌皮三钱	紫丹参三钱	郁　金二钱
花蕊石三钱	海浮石三钱	乌　药钱半	炒枳壳钱半
降香屑五分	藕　节六枚	参三七六分（磨汁，冲服）	

三贴，水煎服，早晚各1次。

【案6】

陈某，男。湿痰化瘀，肝热上炎，咳逆痰红，甚至满口，苔白，脉弦滑。拟方宁络止血为要。

苏　梗钱半	炒蒌皮三钱	海浮石三钱	炒枳壳钱半
络石藤三钱	郁　金钱半	丹　参钱半	花蕊石三钱
茜草根钱半	炒山栀三钱	藕汁半杯（兑服）	
参三七六分（磨汁，冲服）			

三贴，水煎服，早晚各1次。

【案7】

吴某，女。肝火上凌，络伤血溢，咳吐红痰，时形烧热，经事先期，头眩心悸，苔薄滑，脉细弦。拟方徐图，久延非所宜也。

当　归二钱	粉丹皮钱半	丹　参三钱	炒山栀三钱
苦桔梗二钱	云茯苓三钱	苏　梗钱半	络石藤三钱
海浮石三钱	郁　金钱半	射　干一钱	藕　汁半杯（兑服）
枇杷叶二片（去毛，布包）		参三七六分（磨汁，冲服）	

三贴，水煎服，早晚各1次。

【案8】

成姑娘。咳久营卫两伤，寒热互见，痰中带红，侧眠自汗，苔薄黄，脉滑数。症延有日，拟方速图，再延恐入怯途。

当　归二钱	海浮石三钱	花蕊石三钱	苦桔梗二钱
瓜蒌霜一钱（布包）	紫丹参三钱	诃子皮二钱	粉丹皮钱半
郁　金钱半	云茯苓三钱	霜桑叶三钱	炙地骨皮三钱
枇杷叶二片（去毛，布包）		藕　汁半杯（兑服）	

三贴，水煎服，早晚各1次。

【案9】

方某，女。风邪侵犯，湿痰上升，气机阻遏，中州失化，以致咳逆身热，痰带血沫，此乃肝火郁而不舒，胸脘胀痛，症经半载，苔薄，脉弦滑。拟方速图，久延恐有络伤血溢之虑。

瓜蒌皮三钱	瓜蒌霜一钱（布包）	苏梗小枝钱半	丹　参三钱
薤　白三钱（洗）	广橘络一钱	郁　金钱半	经霜桑叶钱半
射　干一钱	苦桔梗二钱	法半夏二钱	镜面茯苓三钱
荷　梗一尺	枇杷叶三片（去毛，布包）		

三贴，水煎服，早晚各1次。

【案10】

祁某，男。劳力伤络，咳逆，痰中带红，胸胁不利，延已日久，近来复受新凉，身热畏寒，又延数日，脉象弦滑。拟方两治之。

苏　梗钱半	海浮石三钱	云茯神三钱	郁　金钱半
瓜蒌皮三钱	射　干一钱	桑　叶钱半	苦桔梗二钱
杏　仁三钱	丹　参三钱	浙贝母钱半	荷　叶半元
枇杷叶三片（去毛，布包）		旋覆花五分（布包）	

　　　　　　　　　　　　　　　三贴，水煎服，早晚各1次。

【案11】

　　裔某，冈门人。曲直不遂，致动肝火，火灼金伤，阳络受戕，咳逆，痰中带红，自汗，脾胃不适，头目不清，苔薄，脉弦滑且数。拟方理气和络止血。

丹　参三钱	粉丹皮钱半	云茯苓三钱	桔　梗二钱
络石藤三钱	炒山栀三钱	苏　梗一钱	海浮石钱半
桑　叶钱半	广橘红钱半	新　绛二分	藕汁半杯（兑服）

　　　　　　　　　　　　　　　三贴，水煎服，早晚各1次。

【案12】

　　薛某，男。肝火上凌，柔金受戕，络伤血溢，咳逆痰中夹血，胸中懊憹，症经有日，舌苔薄滑，脉象弦结。拟方清泻木火，宁络止血。

丹　参三钱	粉丹皮钱半	霜桑叶三钱	青　黛六分（布包）
炒山栀三钱	郁　金钱半	苏　梗钱半	花蕊石三钱
海浮石三钱	茯　苓三钱	荷叶筋一钱	藕　汁半杯（兑服）
参三七六分（磨汁，冲服）			

　　　　　　　　　　　　　　　三贴，水煎服，早晚各1次。

【案13】

　　张某，女。郁结动肝，肝气内扰，瘀血内停，于是脘中结痛，咳吐痰红，时形烧热，头目眩晕，脉象滑数。拟方舒化之。

苏　梗钱半	瓜蒌皮三钱	炒枳壳钱半	炒山栀三钱
丹　参三钱	桔　梗二钱	郁　金钱半	射　干一钱
络石藤三钱	海浮石三钱	降香屑二分	藕　节三枚
佛手柑一钱	参三七五分（磨汁，冲服）		

　　　　　　　　　　　　　　　三贴，水煎服，早晚各1次。

【案14】

　　朱某，男。持劳抑郁，致伤肝络，木火上凌，痰热化瘀，咳逆，胸次不利，痰红满口，头目不清，时有烧热，病经三月。拟方速图，久延非宜也。

丹　参三钱　　　　瓜蒌霜一钱（布包）　花蕊石三钱　　海浮石三钱

广橘红一钱　　　　橘　络一钱　　　　射　干一钱　　郁　金钱半

络石藤钱半　　　　云茯神三钱　　　　苏　梗钱半　　藕　汁半杯（兑服）

参三七六分（磨汁，冲服）　　　　枇杷叶三片（去毛，布包）

三贴，水煎服，早晚各1次。

【案15】

许某，男。木火上凌，咳逆音嘶，虚火伤络，痰中带红，日晡潮热，侧眠自汗，已延有日，舌质红，脉细数。虚损之象已见，拟方养阴清热、和络止血为要。

青　蒿三钱　　　　地骨皮三钱（蜜炙）　桑　叶三钱　　茯　苓三钱

粉丹皮钱半　　　　白　芍三钱　　　　南沙参三钱　　川贝母二钱

紫　菀二钱（炙）　桔　梗二钱　　　　佛　手钱半

枇杷叶三片（去毛，布包）

四贴，水煎服，早晚各1次。

【案16】

董某，男，34岁，陈洋乡人。劳烦太过，肝火灼肺，咳嗽，胸胁引痛，痰中带血，手足心热，头昏肢酸，历经有日，舌苔薄滑，脉细弦。拟方清火和络止血。

青蒿梗三钱　　　　炒山栀三钱　　　　炙桑白皮三钱　光杏仁二钱

苦桔梗二钱　　　　粉丹皮钱半　　　　炒黄芩钱半　　川贝母二钱

瓜蒌霜一钱（布包）广橘红钱半　　　　乌　药钱半　　竹　茹钱半

枇杷叶三片（去毛，布包）

五贴，水煎服，早晚各1次。

【案17】

李某，男，37岁，黄尖人。劳力伤络，兼感风暑，头昏咳逆，痰中带红，胸胁膨痛，身热肢酸，舌苔薄滑，脉弦滑。肝火上逆，肺失清肃，拟方清泄肝火，宁络止血，先观其效。

炙桑白皮三钱　　　炒山栀三钱　　　　炒黄芩钱半　　南沙参二钱

生地黄三钱　　　　粉丹皮钱半　　　　乌　药钱半　　花蕊石三钱

海浮石三钱　　　　贝　母三钱　　　　藕节炭五枚

琥　珀五分（研末，冲服）　参三七六分（磨汁，冲服）

五贴，水煎服，早晚各 1 次。

【案 18】

吴某，男，34 岁，龙冈人。劳烦经感，头昏烘热，胸胁膨痛，咳逆，痰中夹血，苔薄脉弦。拟方清热利络止血。

炙桑白皮三钱	南沙参三钱	海浮石三钱	紫丹参钱半
浙贝母三钱	粉丹皮钱半	炒山栀三钱	炒黄芩钱半
乌　药钱半	橘皮络各钱半	白蒺藜三钱	白茅根三钱
荷　叶半元			

五贴，水煎服，早晚各 1 次。

体会：咯血又称嗽血。《丹溪心法》首提咯血为名。其血自肺中经气道咳嗽而出，痰血相兼，主要因火热熏灼肺络引起。先生治疗风热伤肺，肺失清肃，咽痒咳嗽，痰中夹血等症，多拟清金润肺、宁络止血之法，方选桑杏汤加减。去辛温解表之豆豉，合蒌贝二陈汤清热止咳化痰；取藕节炭、茅草根清热止血，花蕊石、海浮石收敛止血。

治疗内伤咳嗽，先生认为，肝之脉络布于两胁，肝火偏盛，痰火久踞，循络上乘，肺金亦伤，肺络受戕，故咳嗽胸痛，痰中夹血。先生多拟清泄肝火，宁络止血，方选泻白散合咯血方加减。桑白皮泻肺以治郁热；地骨皮泻肺气郁火兼退虚热；诃子收敛止咳；瓜蒌霜清热止咳化痰；花蕊石、海浮石、三七粉均有收敛止血效果；竹茹、牡丹皮、青黛具有凉血止血之功；鲜藕汁功能泻火清热止血。先生治疗咯血常用桔梗、山栀。桔梗味苦、辛，平，归肺经，有宣肺利咽、祛痰排脓之效。山栀具有清六郁之火、三焦之热之功。方中药引，先生时用大红茶花。《本经逢原》载"苦温无毒"。味凉入肝、肺二经。《本草从新》指出，"凉血，治吐衄肠风下血者，用红者"。

先生案中讨论，亦极清正。言简无华，方药轻灵而别具特色。由此体会，血证治疗尤当详察辨证。

林珮琴《类证治裁》曰："血禀水谷之精华，出于中焦，以调和五脏，洒陈六腑，生化于脾，宣布于肺，统于心，藏于肝。化精于肾，灌输百脉。其清而纯者，为守脏之血；清中之浊者，为腑络之血；清中之清者，为营经之血，皆有气以护之，膜以隔之，络以通之。庶不致上溢而下脱。"其概述可谓详矣。

血证包括吐血、咯血、便血、尿血等，病理性质有虚实之分。实证为气火亢盛、血热妄行。虚证有二：①阴伤虚火妄动，灼伤血络。②气虚不能统摄血液。临床以火热蒸腾、迫血妄行及阴虚火旺、络伤血溢为多见。属热者较多，属于虚寒者为少数。

血证论治，前贤论述浩如烟海，昔缪仲淳有"止血"三法。而清代余震《古今医案按·血症》对缪氏论述独抒己见，别开思路。余氏说："缪仲淳治吐血三诀，举世奉为明训，实未细绎其义。首条云：宜行血，不宜止血，固是。然行血之药，惟有大黄，所谓血以下行为顺也。又须看其血证之新久，与失血之多少而去取之。盖宜下于妄行之初，不宜下于脱血之后也。今本文不注明行血者何药，但云行血则血循经络，致近日有多服山羊血而死者，安知不误于此句？至于血来汹涌，必须止之。古方花蕊石散、十灰散，及童便、墨汁等，皆欲其止也。止之后，或消或补，尚可缓商。任其吐而不思所以止之，何从求活？特是止血之法，贵于虚实寒热辨得明，斯于补泻温清拿得稳耳……"

次条宜补肝不宜伐肝。注谓养肝则肝气平，而血有所归，伐之则肝虚不能藏血，血愈不止。此说诚妙，然亦要看脉象若何。肝阴固宜养，肝阳亦宜制。设遇木火两亢，血随气逆者，则抑青丸、龙胆泻肝汤、醋制大黄、桃仁、枳壳、青铅、铁锈水等，何尝禁用？盖得其道，则伐之即所以补之，不得其道，而徒奉熟地、当归、萸肉、枸杞等为补肝之药，则谬矣。

末条宜降气，夫气有虚实，亦分寒热。血证之气，虚者多，实者少，热者多，寒者少。惟恃强善怒之人，肝气实而吐血，往往有之。抑肝清肝，宜降气又宜降火矣。他如肺气虚而不降，则生脉散……必求其所以不降之故而治之……至不宜降火之句，况予生平所见，血溢上窍之人，合乎丹溪所谓阳盛阴虚有升无降者，十居八九……惟虚而有火者，清补并用；虚而无火者，气血兼补。或宜降火，或不宜降火，总无一定之法也。

余氏论述强调了血证论治，不囿前说，强调了"治病必求于本"，应予辨证详察，知常达变。姑且录之，以供后学，临床辨证论治不必拘泥一家之说，深读经典，博览群书，必有收获。今观先生遗存医案，治疗血证上遵古训，方药灵活。综其大法为"治血、治气、治火"。一为治血，以收敛止血药为主，临床常用炒地榆、侧柏炭、陈棕炭、藕节炭、血余炭、三七粉及成药十灰散。咯血瘀癥常用白及粉、三七粉研末冲服。血热妄行者，当凉血止血，常用犀角地黄汤加减；若血热偏盛而夹瘀滞者，当以清火配祛瘀之药，常用大黄末炒生地引火下行，祛瘀生新。一为治火，实者清热泻火，虚者滋阴降火，常用药如石膏、牡丹皮、生地黄、山栀、黄芩、白茅根、知母、麦冬、元参；一为治气，所谓"气有余，便是火"。气血同源，实者清气降火，药如瓜蒌皮、黄芩、桑白皮、代赭石、旋覆花。虚者当补气益气，可用独参汤、归脾汤类。

便血（远血）

【案1】

周某，男。脾胃湿热下移肠胃，酿成瘀血，致大便后下血，间有腹痛，已历十余日，舌苔薄滑，脉象滑数。拟方清化之。

当　归三钱	炒白芍三钱	净槐米钱半	地榆炭三钱
丹　参三钱	赤　苓三钱	炒地黄三钱	炒银花三钱
广陈皮钱半	云茯苓三钱	乌贼骨三钱	侧柏炭三钱

东壁土五钱（煎汤泡药）

　　　　　　　　　　　　　　五贴，水煎服，早晚各1次。

【案2】

李某，男，52岁。脾胃不健，气血不充，血溢肠外，酿成便血，致先便后血，间有腹痛，已历十余日，舌苔淡，脉细。拟方养血和营，兼加止血之味。

炒当归三钱	炒地黄三钱	炒白芍三钱	乌贼骨三钱
地榆炭三钱	茯　苓三钱	丹　参三钱	槐花炭钱半
炒银花三钱	云茯苓三钱	侧柏炭三钱	

东壁土五钱（煎汤泡药）

　　　　　　　　　　　　　　五贴，水煎服，早晚各1次。

体会：便血有远血、近血之分，该两案先便后血，证属"远血"，乃中气衰弱，脾不统血，先予四物汤补血养营，地榆炭、侧柏炭、槐花炭均有止血之效；乌贼骨收敛止血；东壁土有温中止血之功。东壁土即灶心土，农村厨灶用柴火烧之，其灶壁之土即是。

蛔　厥

【案1】

吉某，女，62岁，1961年初诊。肝失疏泄，胃不降顺，胸脘阻塞胀痛，上逆呕吐黄绿苦酸稀液，带有蛔虫，匀饮难存，寒热溲赤，舌苔薄黄，脉弦滑。治拟苦辛泄热，酸甘化阴。

制半夏二钱	川黄连八分（姜汁炒）	乌梅炭三钱	川楝子钱半
延胡索钱半	炒枳实钱半	粉甘草一钱	炒黄芩钱半
防风己各钱半	榧子仁三钱	炙桑白皮钱半	
铁钉锈水一匙（冲服）	白　芍三钱（桂枝水炒）		

三贴，水煎服，早晚各 1 次。

二诊：药后呕吐得止，疼痛得减，身热不退，皮肤继见疹块，瘙痒，风湿外达，再拟清化湿热。

清水豆卷三钱	杏苡仁各三钱	郁　金钱半	炒山栀三钱
炒黄芩钱半	连　翘三钱	蝉　衣钱半	炒蒌皮三钱
制半夏钱半	黄　连六分	炒枳壳钱半	

三贴，水煎服，早晚各 1 次。

三诊：前进清宣解达之剂，发热得退，疼痛未作，饮食有增，疹块消退。再从前法加调理脾胃之味，以善其后。

【案 2】

高某，男，12 岁。脾虚多湿，饮食不洁，湿困于中，脘腹疼痛且膨，大便带有蛔虫，舌苔薄滑，脉滑。拟方驱蛔安中。

云茯苓三钱	广陈皮钱半	苏薄荷钱半	粉葛根三钱
木　香一钱	延胡索钱半	使君子二钱（杵）	炒枳壳钱半
大腹皮三钱	杏苡仁各三钱	香橼皮钱半	冬瓜子皮各三钱

两贴，水煎服，早晚各 1 次。

体会：蛔厥早在《内经》中即有记载。《素问·咳论》云："胃咳之状，咳而呕，呕甚则长虫出。"仲景指出："蛔厥者，乌梅丸主之。"先生运用乌梅丸治蛔厥，古方今用，方证合拍。柯韵伯曾谓乌梅丸治蛔作用，概括为"蛔得酸则静，得辛则伏，得苦能下"。使君子、榧子仁均有驱蛔之效。

瘰　疬

【案例】

祁某，男。湿热凝积，致成瘰疬，溃而复坚，泄之未透，势宜表里兼治，庶可全功，否则缠绵不已，有覆窜之虑。

酒炒当归三钱	润元参二钱	左牡蛎三钱（先煎）	金银花三钱
炒薏苡仁三钱	制乳没各钱半	煅石决明三钱（先煎）	

浙贝母三钱　　　　宣木瓜三钱　　　　嫩柴胡二分

三贴，水煎服，早晚各1次。

体会：瘰疬民间俗称"老鼠疮"，多生于颈部间，数核连绵若贯珠，小者为瘰，大者为疬，类似西医学的淋巴结核，多为湿热壅积、痰湿瘀阻而致。久延不愈，溃破之时，难易收功。初起之时，先生外病内治，初起清热解毒，配以化痰软坚之品。牡蛎咸寒化痰消积；当归、制半夏、乳没活血化瘀止痛；元参、生地黄养阴；柴胡疏肝解郁。药量颇轻，恐量大劫伤肝阴。关于瘰疬，先生一般主张内外合治，外以敷药，内以托消，可收奇效。

医案汇录·妇科

月经病

【案1】

周某，女。肝郁气滞，血不运行。经事先期，肚腹胀痛，时形烘热，已延有日，舌苔薄滑，脉细弦。拟方疏肝解郁，调畅气机。

当　归三钱	杭白芍三钱	郁　金钱半	香附米三钱
广橘皮钱半	苏　梗钱半	藿　香钱半	制半夏钱半
赤　苓三钱	木　香一钱		

三贴，水煎服，早晚各1次。

【案2】

蔡某。血不养肝，肝郁气滞，冲任不调，营卫不和，肝热时易内扰，致经事前后不一，脘腹胀痛，历经有日，舌质红，苔薄，脉弦。拟方徐图。

当　归三钱	苏　梗钱半	醋制半夏钱半	郁　金钱半
大腹皮二钱	木　香一钱	省头草钱半	陈　皮钱半
川楝子三钱	延胡索钱半	炙鸡内金三钱	香橼皮钱半
鸡血藤胶钱半（兑服）	玫瑰花三朵		

四贴，水煎服，早晚各1次。

【案3】

李某，女。始因外感，药后发热已退，头痛面浮未清，兼之月经来潮，量行不多，舌苔薄滑，脉弦。拟方调理气血。

当　归三钱	杭白芍三钱	炒地黄三钱	醋香附三钱
艾叶炭三钱	刘寄奴二钱	淮红花钱半	桃仁泥三钱
防　己三钱	广木香八分	月月红钱半	炒冬瓜皮三钱

五贴，水煎服，早晚各1次。

【案4】

李某，女。肝失疏泄，其经不调，腰肢酸痛，带浊频仍，手足心热，苔白，脉数且滑。拟方徐调。

当归身三钱（酒洗）	杭白芍二钱	川　芎七分	广陈皮钱半
绵杜仲三钱	川续断二钱	粉丹皮钱半	炒子芩钱半

白蒺藜三钱　　　　茺蔚子钱半　　　　苏　梗一钱　　　玫瑰花二朵
荷　梗尺许

三贴，水煎服，早晚各1次。

【案5】

徐某，女。经前招感新凉，头痛烘热不止，头眩脘闷，气逆呕吐，痰涎带血。月事来临，延已旬日，症势颇重。拟方标本兼治。

当　归三钱　　　川黄连五分（姜汁炒）荆芥炭钱半　　　炒子芩钱半
乌梅炭二枚　　　延胡索钱半　　　广陈皮钱半　　　　藿　香一钱
桃仁泥一钱　　　荷　叶半元　　　铁锈水小半匙（兑服）

三贴，水煎服，早晚各1次。

【案6】

王某，女。气滞冲任，血不养筋，致胸腹胀痛，经事先期，历有年余，脉象弦滑。拟方调治气血。

苏　梗钱半　　　郁　金钱半　　　当　归三钱（酒洗）香附米钱半
延胡索钱半　　　川楝子三钱　　　粉丹皮钱半　　　省头草钱半
广陈皮钱半　　　艾　叶钱半　　　大腹皮三钱　　　荷叶筋一钱
香橼皮钱半

三贴，水煎服，早晚各1次。

【案7】

陈某，女。血不养肝，气滞中州，以致胸腹胀痛，经事先期，烘热口干，已延多日，现值经至。拟方兼调气血。

当　归三钱　　　醋香附三钱　　　省头草钱半　　　大腹皮三钱
郁　金钱半　　　广陈皮钱半　　　云茯苓三钱　　　粉丹皮钱半
西红花四分　　　川楝子三钱　　　延胡索钱半　　　苏　梗钱半
香橼皮钱半　　　荷叶筋一钱

三贴，水煎服，早晚各1次。

【案8】

孙某，女。血不养肝，肝热内扰，经事先期，时形烘热，胸腹胀痛，症经有年。宜调气和营。

当　归三钱（酒炒）粉丹皮钱半　　　炒山栀三钱　　　杭白芍三钱
云茯苓三钱　　　川楝子三钱　　　延胡索钱半　　　炒黄芩钱半

| 苏　梗钱半 | 广郁金钱半 | 广陈皮钱半 | 香橼皮钱半 |

三贴，水煎服，早晚各 1 次。

【案 9】

陈某，女，27 岁。气郁隧道，胸闷，乳房发胀，头昏，腰背酸楚，手足心热，白带频仍，经事不时，苔白，脉弦。肝气郁结，冲任失调。拟方行气活血。

当　归三钱	杭白芍钱半	川　芎一钱	广陈皮钱半
乌　药钱半	旋覆花五分（布包）	苏　梗一钱	省头草钱半
粉丹皮钱半	炒山栀三钱	木　香一钱	香橼皮钱半
荷叶筋一钱			

三贴，水煎服，早晚各 1 次。

【案 10】

王某，女。抑郁动肝，兼受新凉，伏于血分，致经来腹痛，脘中气阻，头眩寒热，舌苔薄滑，脉象滑结。治宜疏肝解郁。

苏　梗钱半	郁　金钱半	制半夏钱半	广陈皮钱半
制香附三钱	当　归二钱	炒枳壳钱半	木　香一钱
延胡索钱半	川楝子钱半	艾　叶一钱	淡吴萸七分
香橼皮钱半	鸡血藤胶三钱（烊化）		

三贴，水煎服，早晚各 1 次。

【案 11】

黄某，女，22 岁，1956 年 8 月初诊。奇经不振，经事不时，痛引于腹，带下频仍，头昏烘热，手心尤甚，肺不清肃，呛咳少痰，胸次不展。治宜标本兼图。

云茯苓三钱	粉丹皮钱半	炒山栀三钱	炒黄芩钱半
延胡索钱半	浙贝母三钱	瓜蒌霜一钱（布包）	川杜仲三钱
女贞子三钱	射　干一钱	苏薄荷钱半	荷　叶一角
枇杷叶三片（去毛，布包）			

三贴，水煎服，早晚各 1 次。

【案 12】

徐某，女，32 岁。经期失慎，感寒致腹痛甚剧，历十余日矣。拟方调治冲任。

醋香附三钱	当　归三钱	白　芍四钱	广陈皮钱半
木　香五分	杜　仲四钱	炒山栀三钱 (杵)	粉甘草钱半
益母草四钱	椿根皮三钱		

三贴，水煎服，早晚各1次。

体会：先生治疗妇科疾患，对《傅青主女科》《济阴纲目》两书尤为称道。昔年妇女患月经病求诊甚多。先生认为，调理月经病先因病而后经不调，当先治病，病去则经自调；若因经不调而后生病，当先调经，经调则病自除，颇有见解。本组月经不调案，多数为月经先期，前人将其因归之于"血热"。如朱丹溪说："经水不及期而来者，血热也。"血得热则妄行。临床辨证有实热、虚热之分，是谓要领。先生案中多以丹栀逍遥散加减，取当归、白芍、川芎、丹参、牡丹皮调和气血；加白薇、地骨皮、山栀子清虚热除烦；香附、乌药、陈皮等行气消胀；腹痛予金铃子散；血行不畅加桃仁、红花、艾叶、玫瑰花之类。先生调治月经病不喜用温燥耗血伤阴之品，疏肝解郁用柴胡之量从不越钱，一般都在五至六分之间。

附：①主治月经不调、胁痛等症。（丸方）

当　归二两	广橘红一两	苏　梗一两	炒白芍一两五钱
佛　手八钱	郁　金一两	川楝子二两	延胡索一两
炒枳实七钱	桑　叶一两	炒瓜蒌皮二两	粉丹皮一两
制半夏一两五钱	淡昆布一两	娑罗子五枚	

上药共研极细末，以杜阿胶一两五钱炖化，合白蜜、枣一两和炼为丸，如小绿豆大，每晚开水送服三钱。

②主治月经不调、痛经。（丸方）

酒炒当归二两	川楝子二两	乌　药一两五钱	炒白芍一两五钱
苏　梗一两	桑　叶一两五钱	制香附一两	泽　兰一两二钱
粉丹皮一两	广橘红一两	淡黄芩一两	木　香八钱
延胡索一两二钱	佛　手八钱	失笑散二两	

上药共研为细末，以大腹皮二两、杜阿胶一两五钱炖化，和炼为丸，如小绿豆大，每晚开水送服三钱。

③月经愆期，前后不一，膏方缓图。

潞党参五钱	当归身一两五钱 (酒洗)	海螵蛸二两	炒於术八钱
开口吴茱萸六钱	鸡内金二两	白　芍二两	益智仁一两
川石斛五钱	粉甘草五钱	淮山药二两	女贞子一两五钱

陈　皮二两	五味炭四钱	延胡索一两五钱	云茯苓二两
茯　神二两	菟丝子一两	旱莲草二两	补骨脂二两
黄　芪一两	制香附一两	玉红枣二两	陈老米三两

上药用河水煎取原二三汁去渣滤清熬，以阿胶二两收炼成膏，每服三钱，开水和服。

不孕症

【案例】

孙某，女。情怀少畅，形乐苦志，血为忧煎，气为悲损，外耗于卫，内夺于营，肝脾两伤，脘腹虚胀，月事愆期衰少。经脉失之涵养，肢惫内削，跻维二经，不司固摄，带淋频多，营卫失序，寒热偏见。综上病状，气血俱虚，无败可攻。议以培营益气，补脾和肝，可冀逐渐康复，而毓麟在望。并就有道酌之。

党　参	当　归	砂仁水	炒熟地黄	炒於术	生牡蛎
淡肉苁蓉	沙苑蒺藜	蛤粉炒阿胶	鹿角霜	新会皮	鳖血炒柴胡
云茯苓	炙甘草	粉丹皮	川石斛	抚川芎	苏芡实
菟丝子	生禹粮石	五味子炭	炒枸杞	甘菊炭	制首乌
海螵蛸	川杜仲	川续断	白　芍	炙鸡内金	

上药熬煎，以蜂蜜收膏。

闭　经

【案1】

沈某，女。咯血后寒热如疟，乃营卫两伤耳，经闭半载，间有头眩口干，鼻燥，亦属血不养肝，肝热上炎，症情如此，所主缓图。

炒当归三钱	炒白芍三钱	丹　参三钱	牡丹皮钱半
柴　胡八分	桑　叶三钱	炒山栀三钱	郁　金钱半
苦桔梗二钱	瓜蒌霜一钱（布包）	川贝母钱半	广橘红钱半
地骨皮露五钱	枇杷叶二片（去毛，布包）		

三贴，水煎服，早晚各1次。

二诊：服药数贴，寒热得退，月事已至，再从前法加味调理气血，再观进展。

体会：肝火戕肺，咯血已见，乃虚火内灼之象，复兼寒邪乘虚客于冲任，而见寒热如疟，经闭半载。先生方选丹栀逍遥散加减清泄肝热，配以瓜蒌霜、川贝母、橘红止咳化痰；桔梗宣通肺气，故而奏效。此症初见寒热如疟，不宜发汗攻邪或攻逐破血，致犯虚虚实实之戒。

【案2】

仇女。寒凝气滞，肚腹胀痛，经事闭结半载，头眩，肢体酸楚，苔白，脉细弦。拟方舒化之。

当　归三钱	牡丹皮钱半	苦桔梗二钱	苏　梗钱半
香附米三钱	炒山栀三钱	络石藤三钱	广陈皮钱半
郁　金钱半	制半夏钱半	桑　叶三钱	省头草钱半
香橼皮钱半			

三贴，水煎服，早晚各 1 次。

带下病

【案1】

蔡某，女。血不养肝，肝热内炽，脾失统摄，带下淋沥，头眩，间有咳逆，胸次不利，延已有日，时有烘热，苔薄，脉滑。拟方调治肝脾。

当　归三钱	白　芍三钱	粉丹皮钱半	旱莲草三钱
女贞子三钱	杜　仲三钱	法半夏钱半	川续断三钱
橘　红钱半	莲　蓬一只	茯　神三钱	

四贴，水煎服，早晚各 1 次。

【案2】

张女。肝脾不和，气滞内结。血不涵养，胸腹不宽，赤带频仍，时形烘热，苔滑，脉象弦。拟宽胸理气，清热渗湿。

瓜蒌皮三钱	薤　白三钱	郁　金钱半	粉丹皮钱半
炒山栀三钱	地骨皮三钱（炙）	当　归三钱	杭白芍三钱
云茯苓三钱	川黄连五分（姜汁炒）	桑　叶三钱	玫瑰花二朵
荷　叶半元			

五贴，水煎服，早晚各 1 次。

体会：本案所谓"赤带"，《神农本草经》谓"赤沃"。《傅青主女科》指出："肝经之郁火内炽，下克脾土，脾土不能运化，致湿热之气蕴于带脉之间，而肝不藏血，亦渗于带脉之内。皆由脾之受伤，运化无力，湿热之气，随气下陷，同血俱下。"本案初起气机郁结，胸阳失旷，先生予以瓜蒌、薤白开胸散结化痰，配以牡丹皮、山栀、地骨皮、荷叶、桑叶清泄肝火而退虚热，当归、白芍、玫瑰花调和气血。肝火得清，气血和畅，而带下可愈。

【案3】

吉某，女，1956年初诊。湿浊下注，带脉受戕，带下色黄频仍，少腹胀痛，手足心热，胸脘时痛，舌苔薄白，脉滑。拟方分清泌浊。

川草薢三钱	芡 实三钱	杭白芍三钱	炒丹皮钱半
炒黄芩钱半	醋香附三钱	煅牡蛎三钱（先煎）	炒地黄三钱
乌 药钱半	鱼腥草三钱		

五贴，水煎服，早晚各1次。

二诊：带下渐稀，腹胀已消，原方增损。

丹 参二钱	炒地黄二钱	杭白芍二钱	芡 实三钱
煅牡蛎四钱（先煎）	制香附三钱	川续断三钱	杜 仲三钱
鱼腥草三钱	炒黄芩钱半	海螵蛸三钱	炙鸡内金三钱

五贴，水煎服，早晚各1次。

【案4】

晟某，女，1956年5月初诊。血为湿化，腰腹酸痛，带浊频多，经事不时，头昏身热，肢酸，乃受新暑所致。拟方标本亦图。

云茯苓三钱	广陈皮钱半	粉丹皮钱半	炒山栀三钱
黄 芩钱半	旱莲草三钱	女贞子三钱	藿 香钱半
杜 仲四钱	川续断三钱	制香附三钱	海螵蛸三钱
香橼皮钱半			

五贴，水煎服，早晚各1次。

【案5】

凌某，女，24岁，南洋人，1956年8月初诊。血为湿化，带浊频仍，烘热头昏，胸闷咳嗽，咳痰不利，舌苔薄黄，脉滑。再拟清热宣肺化痰。

云茯苓三钱	明天麻五分	白蒺藜三钱	牡丹皮钱半
淡黄芩钱半	炒山栀三钱	浙贝母三钱	青 蒿二钱
南沙参三钱	杜 仲三钱	石 斛三钱	女贞子三钱
荷 叶一角			

五贴，水煎服，早晚各1次。

【案6】

季某，女，25岁，东村人。产后体虚，带下淋沥未清，复感外邪，寒热时形，胸闷作泛，腹痛不适，舌苔薄白，脉细弦。拟方先予清宣解达。

西豆豉三钱	炒山栀三钱	荆　芥钱半	粉葛根三钱
制半夏钱半	广陈皮钱半	醋香附三钱	砂　衣钱半
高良姜八分	省头草钱半	左金丸五分	

三贴，水煎服，早晚各 1 次。

二诊：药后寒热得退，腹痛未作，带下量少未净。继以前法，原方加川草薢、生薏苡仁，去山栀、豆豉。

体会：患者产后百脉空虚，易感外邪而见寒热，胸闷作泛。先生以栀豉汤加减透邪外达，配以葛根、荆芥疏风解表；少佐左金丸苦辛并进而止呕吐；取良姜而温中止痛。诸药合参，先予治标。后加川草薢、薏苡仁健脾渗湿，再治带下。

【案 7】

刘某，女。小溲涩痛，尿黄或红经，服药治疗，诸恙均已好转。湿热留恋，带脉受戕，而见带下色黄频仍，手足心发热，大便时干。拟方清化湿热。

炒知母八分	黄柏炭钱半	云茯苓三钱	川草薢三钱
苏芡实三钱	白蒺藜三钱	炒黄芩钱半	朴　硝八分
煅牡蛎三钱（先煎）	炒地黄三钱	女贞子三钱	省头草钱半
竹　叶十五片			

三贴，水煎服，早晚各 1 次。

二诊：服前方后，小溲得畅，带下色黄渐退，频仍未净，大便干燥，原方加味。

川草薢三钱	知　母一钱（炒）	黄柏炭钱半	芡　实三钱
茯　苓三钱	煅牡蛎三钱（先煎）	当　归二钱	赤　芍钱半
朴　硝八分	延胡索钱半	广陈皮钱半	
生地黄三钱（砂仁水炒）			

三贴，水煎服，早晚各 1 次。

三诊：药后带下已净，效不更方，去朴硝、当归、赤芍，加杜仲、滑石、淡竹叶。

体会：《傅青主女科》载："夫带下俱见湿症而以带名者，因带脉不能约束，而有此病，故以名之。"其病多由肝郁脾虚，湿热下注，故以疏肝健脾、升阳除湿为治疗大法。先生治脾虚湿热带下以草薢分清饮加山栀、黄芩等药清泄肝热；香附、乌药行气消除下腹胀满；狗脊、杜仲补肝益肾；海螵蛸、煅牡蛎、菟丝子益肾止带下注。先生昔时治白带喜用菟丝子益肾固带，疗效尚显。气虚带下清稀者用白果去壳，将白果肉切开去绿心。每日 6～8 枚与山药同煮，有止带下之功，服 5～6 天。

癥　瘕

【案例】

张某，女，42 岁。经停数月，带下色黄黏连，日晡寒热，胸闷气逆，腹满作胀，血块凝于下腹，腹部癥块疑见。症势非轻，苔薄白，脉细弦。气血凝络，腹痛经阻，宜祛瘀生新。

柴　胡六分（鳖血炒）	杭白芍三钱	炒山栀三钱	炒黄芩钱半
醋香附三钱	炒白术三钱	广陈皮钱半	炒枳壳三钱
炒莱菔子三钱	五灵脂三钱（布包）	玫瑰花四朵	
大黄䗪虫丸三钱（另服）			

五贴，水煎服，早晚各 1 次。

二诊：服药后血块已流，多呈紫黑红色，有泡沫状；身热渐退，腹部按之较前软缩。仍感胸闷，有时气喘。原方加味。

苏　子七分	苏　梗钱半	桃杏仁各三钱	醋香附三钱
荆三棱三钱	蓬莪术三钱	木　香钱半	炒莱菔子三钱
陈　皮钱半	大腹皮三钱	地骨皮三钱	
失笑散三钱（布包）			

五贴，水煎服，早晚各 1 次。

三诊：服前方后，腹痛作胀渐消，下行血块渐少，仍有内热时形，咳嗽，再予止咳化痰。以助进展。

瓜蒌皮三钱	象贝母三钱	细生地三钱	川黄连五分
炒黄芩钱半	炒山栀三钱	元　参三钱	软白薇钱半
麦　冬三钱	石决明钱半（先煎）	连　翘二钱	竹　茹钱半

五贴，水煎服，早晚各 1 次。

体会：《临证指南医案》说："夫癥者，征也，血食凝阻，有形可征，一定不移；瘕者假也，脏气结聚，无形成假，推之可动。"其病在肝脾，气血瘀滞。今观先生医案中以鳖血炒柴胡入肝经血分，疏肝解郁，配山栀、软白薇、黄芩等药而退内热；取辛香苦温香附、陈皮、枳壳、莱菔子行气消胀；五灵脂、玫瑰花有活血化瘀之力。始见初效，继而二诊加三棱、莪术、桃仁、失笑散活血祛瘀等味，药不妄投逐步收功。诚如《临证指南医案》所说："用攻法宜缓宜曲，用补法忌涩……"掌握"致病之因由，则治法自然无误矣"。

妊娠内热

【案例】

周某，女，29岁，1956年8月初诊。素本体虚，兼之贫血，经停数月，似入妊娠之途，烘热多日。尤以手心足心热甚，头眩心悸，舌苔薄滑，脉细滑。拟方培血清热，慎防高热有碍胎元之虑。

当　归三钱	杭白芍二钱	云茯神三钱	酸枣仁钱半
炒地黄三钱	粉丹皮钱半	青蒿梗一钱	炒山栀三钱
炒黄芩钱半	香橼皮钱半	荷　叶一角	

五贴，水煎服，早晚各1次。

体会：素禀气血不足，阴虚生内热。气血两亏而感头眩心悸，故用四物汤加减养血补血；青蒿、牡丹皮、山栀、黄芩而清虚热；酸枣仁、茯神安神定志。

妊娠中暑

【案例】

卞某，女，32岁，1957年初诊。暑湿经感，头昏，肢体酸楚，胸胁时有疼痛，食滞不化，亦经停两月，似有妊娠之象，舌苔薄腻，脉滑。治拟芳化和中。

藿　香三钱	葛　根三钱	苏薄荷钱半	砂　仁一钱(后下)
六一散三钱(布包)	吴茱萸五分	省头草钱半	六和曲三钱

五贴，水煎服，早晚各1次。

体会：妊娠始初，经感暑湿，湿浊著里。先生予藿香、省头草、葛根芳香化浊，清解暑湿；砂仁、吴茱萸和胃；六和曲消化食积；六一散淡渗利湿。药味不多，至为轻灵，不伤胎元之气。

妊娠恶阻

【案1】

詹某，女。经停三月，肝胃气滞，热结痰瘀，加之感受新凉，致郁中州，兼结表分，于是头眩寒热，胸脘阻结作痛，气逆作呕，甚则见红。延及近月，苔白，脉象滑结。拟方舒化和胃。

瓜蒌皮三钱	薤　白三钱	制半夏三钱	云茯苓三钱
苏　梗钱半	郁　金钱半	陈　皮钱半	娑罗子半枚（杵）
藿　香钱半	川楝子三钱	延胡索钱半	佛　手一钱
川黄连五分（姜汁炒）	竹　茹一钱（姜汁炒）	铁锈水一小匙（冲服）	

三贴，水煎服，早晚各 1 次。

体会：本案脉证合参，所见症状系属肝失疏泄，气机横逆犯胃所致。先生以瓜蒌皮、薤白宽胸理气化痰，主治胸脘阻结作痛；取川黄连姜汁炒，意在辛开苦降以止呕吐；佛手、陈皮、郁金、娑罗子均能条达气机；金铃子散理气止痛；藿香、姜竹茹芳化和中。

【案 2】

谭女。经停三月，易患恶阻，内热上攻，浮易上扰，以致头眩，如载舟车，呕吐不已，舌苔薄腻，脉滑。治化痰和胃，升清降浊。

桑　叶三钱	明天麻一钱	白蒺藜三钱	法半夏钱半
瓜蒌霜一钱（布包）	炒枳壳钱半	广橘红钱半	云茯苓三钱
炒山栀三钱	菊　花钱半	川黄连六分（姜汁炒）	
炒冬瓜子三钱	荷　叶半元		

三贴，水煎服，早晚各 1 次。

体会：胃失冲和，痰湿停中，冲脉之气上逆，浮阳上扰，而见头晕，如坐舟中。呕吐证属眩晕，兼之经停三月，似有妊娠之象，而见呕吐，亦称恶阻。所谓"无痰不作眩也"。姑拟黄连温胆汤清化痰浊；天麻、白蒺藜、桑叶、菊花清泄肝阳而止眩晕，升清降浊，痰湿得化，诸恙可愈。

子　嗽

【案 1】

仇某，女，郭村人。妊娠经感，身热头眩，肢节酸楚，胸次烦闷，间形恶阻，呛咳少痰，苔黄滑不宣，脉滑。拟方宣肺疏表。

苏薄荷钱半	粉葛根三钱	杏　仁三钱	桔　梗二钱
广橘红钱半	防　己钱半	炒枳壳钱半	桑　叶钱半
省头草钱半	通　草七分	冬瓜子三钱	荷　叶半元
枇杷叶二片（去毛，布包）			

三贴，水煎服，早晚各 1 次。

【案 2】

德某，女，潘黄人。怀妊六月，胃气不展，痰湿内蕴，胸次懊恼，头昏咳嗽，舌苔薄白，脉浮。肺失宣达，拟方宣肺化痰。

藿 香钱半	陈 皮钱半	佛 手一钱	象贝母三钱
苏 梗一钱	桑 叶三钱	菊 花钱半	郁 金钱半
香橼皮钱半	枇杷叶三钱（去毛，布包）		

三贴，水煎服，早晚各 1 次。

【案 3】

王某，女。怀妊之期，风邪侵肺，咳逆，胸次作痛，日暮畏寒烘热，已历月余，舌苔薄腻，脉浮滑。拟方宣肺化痰。

苏 梗钱半	桑 叶三钱	通 草七分	桔 梗二钱
云茯苓三钱	瓜蒌霜一钱（布包）	杏 仁三钱	射 干一钱
郁 金钱半	前 胡钱半	炒冬瓜仁三钱	荷 叶半元
枇杷叶二片（去毛，布包）			

三贴，水煎服，早晚各 1 次。

【案 4】

韩某，女。咳喘有年，近来妊娠七八月，风邪侵犯，咳逆痰黏不利，曾经带红，两胁胀痛，舌苔薄腻，脉象浮滑。拟方止咳化痰。

苏子梗各钱半	云茯神三钱	苦桔梗二钱	炙冬花二钱
苦杏仁三钱	粉丹皮钱半	郁 金钱半	射 干一钱
海浮石三钱	络石藤三钱	丹 参三钱	
藕 汁半杯（兑服）	枇杷叶二片（去毛，布包）		

三贴，水煎服，早晚各 1 次。

【案 5】

李某，女。妊娠六月，风暑伏肺，咳逆寒热，胸胁不利，已延近月，苔白，脉象滑数。拟疏风宣肺，止咳化痰。

苏 梗一钱	前 胡钱半	广橘红钱半	苦桔梗二钱
杏 仁三钱	法半夏钱半	炙冬花二钱	桑 叶三钱
瓜蒌霜一钱（布包）	通 草六分	粉葛根三钱	荷叶筋一钱

三贴，水煎服，早晚各 1 次。

【案 6】

陈某，女。风邪侵肺，加以妊娠足月，咳逆，胸胁不利，口干作燥，时有烘热，舌苔薄滑，脉象弦滑。拟方宣肺化痰。

苏　梗钱半	法半夏钱半	苦桔梗二钱	炒山栀三钱
通　草六分	杏　仁三钱	广橘红钱半	射　干一钱
粉丹皮钱半	黄菊花钱半	瓜蒌霜一钱（布包）	苦丁茶钱半
荷　叶半元			

三贴，水煎服，早晚各1次。

体会：妊娠咳嗽谓之"子嗽"。本组医案多为妊娠数月，感受风寒，袭于肺卫，痰湿内停，肺失宣达而见咳嗽诸症。肺居上焦，为五脏华盖。吴鞠通指出："上焦如羽，非轻不举。"先生用药多取清宣肺气之味，如苏薄荷、防风、葛根之类，配以苡、桔、杏、苏疏风宣肺，止咳化痰；酌加款冬花、紫菀止咳，很少用阴柔滋腻、镇咳之类药物，虑其痰浊内聚，而致病情久延不愈。

妊娠水肿

【案例】

蔡某，女。胎水肿满，咳嗽气喘，肢体浮肿，舌苔薄滑，脉细弦。脾肺失调，水溢肌肤，上溢高原。治拟利水平喘。

川萆薢三钱	炙桑白皮钱半	木猪苓三钱	海南子三钱
福泽泻三钱	广陈皮钱半	冬瓜皮一两（煎汤，代水）	

四贴，水煎服，早晚各1次。

产后病

产后感冒

【案例】

贾某，女。产后余邪未清，上干于肺胃，口鼻作燥，近来复受新凉，寒热腹痛，头眩肢酸，苔白，脉滑。拟方疏风解表。

藿　香三钱	粉葛根三钱	醋半夏钱半	省头草钱半
炒山栀三钱	桑　叶钱半	木　香一钱	通　草七分
郁　金钱半	广陈皮钱半	荷　叶半元	香橼皮钱半
冬瓜仁三钱			

三贴，水煎服，早晚各 1 次。

产后恶露不下

【案例】

吴杨氏，40 岁。产后经感，头昏身热，胸闷，少腹坠胀，恶露未能多行，肢节酸楚，苔白，脉涩。瘀血内阻，拟方化瘀消胀。

当　归三钱（酒炒）	杭白芍三钱	川　芎一钱	荆芥炭钱半
木　香一钱	制香附三钱	桃　仁三钱	淮红花钱半
艾叶炭钱半	生楂肉三钱	广陈皮钱半	香橼皮钱半
玫瑰花四朵			

三贴，水煎服，早晚各 1 次。

体会：产后恶露不下，《济阴纲目》说："思虑动怒，气所壅过，血蓄不行。"恶露不下多为瘀阻胞宫，先生仿生化汤之意，调气活血，不宜攻逐破血，处方熨帖。

产后恶露不绝

【案例】

李某，女，34 岁，工人，1963 年初诊。产后十余日，始见恶露未清，继而下血淋沥不净、色红，头昏心慌时作，时有内热汗多，倦怠乏力，咳嗽痰黏，已逾二十日。舌苔薄滑，脉细缓。冲任不调，气血亏虚，拟方益气止血。

黄　芪三钱	焦白术二钱	当归身三钱	白　芍三钱
炒地黄三钱	抱木茯神三钱	酸枣仁三钱	川贝母钱半
杜　仲三钱	煅牡蛎三钱（先煎）	炙地骨皮三钱	炙甘草一钱
莲房炭三枚	阿胶珠三钱（烊化，冲服）		

三贴，水煎服，早晚各 1 次。

二诊：药后咳嗽渐止，内热渐退，恶露量减未净，头眩肢酸，再从前法加味。

当归身三钱	白　芍三钱	熟地黄三钱	菟丝子三钱
云茯神三钱	酸枣仁三钱	天　麻一钱	白蒺藜三钱
煅决明三钱（先煎）	川贝母钱半	莲房炭三枚	
阿　胶三钱（烊化，冲服）			

三贴，水煎服，早晚各 1 次。

三诊：药后下行，恶露已净，诸羔好转，再拟补益气血，以善其后。

体会：冲为血海，任主胞胎，产后失血耗气，气虚下陷，冲经不固，因而产后恶露不止，伴感头昏乏力、心慌等症状。先生拟用归脾汤加减，补气生血，加牡蛎固涩，莲房炭、阿胶珠养阴止血。

产后风疹

【案例】

周某，女，23 岁，1957 年初诊。产甫弥月，遭受寒水之气，气蕴于腹，腹里作痛，外达皮肤，发有红疹，瘙痒不休，面浮形寒，肢体酸楚，舌苔薄滑，脉浮。拟方祛风止痒。

苏薄荷钱半	防己风各钱半	炒牛子一钱	粉葛根二钱
杏　仁三钱	桔　梗二线	通　草七分	当　归三钱（炒）
赤　芍钱半	广陈皮钱半	延胡索钱半	蝉　衣钱半
枇杷叶三片（去毛，布包）			

三贴，水煎服，早晚各 1 次。

产后腹痛

【案 1】

刘某，女。小产后经受寒凉，致气滞血亏，日暮夜分寒热，肚腹胀痛，少腹有形，或散或聚，延已三月，苔白，脉细弦。拟方徐图之。

川楝子三钱	延胡索钱半	苏　梗钱半	郁　金钱半
广陈皮钱半	佛　手一钱	炒枳壳一钱	苦桔梗钱半
桑　叶钱半	炒黄芩钱半	炙地骨皮三钱	当　归三钱
香橼皮钱半	失笑散三钱（布包）		

三贴，水煎服，早晚各 1 次。

【案 2】

孙某，女。恙由产后失调，肚腹胀痛，带浊频仍，近感新凉，寒热，肢面浮肿，苔白，脉滑。宜先疏风达表，再拟分清泌浊。

藿　香钱半	防己风各钱半	苏荷梗各钱半	醋半夏一钱
广陈皮一钱	木　香一钱	制香附三钱	延胡索钱半
炙鸡内金钱半	淡吴萸四分	川萆薢三钱	香橼皮钱半
荷　叶半元			

五贴，水煎服，早晚各 1 次。

【案 3】

王某，女，30 岁。产后经感，少腹凝痛有形，带下频仍，头眩，寒热不清，腰肢酸楚，胃脘时痛，舌苔薄滑，脉细弦。宜先温中止痛，兼调气血。

高良姜八分	制香附三钱	当　归三钱	白　芍三钱
浔桂心六分	杜　仲三钱	川续断三钱	云茯苓三钱
瓦楞子三钱	广陈皮钱半	白蒺藜三钱	菟丝子三钱
炙地骨皮三钱	艾叶炭钱半		

三贴，水煎服，早晚各 1 次。

体会：产后腹痛主要由于气滞、血瘀、寒凝而起。本组病案多由生后感凉，寒邪入内，气血凝滞，症见腹痛腹胀等。前人谓"产后用药宜温"，先生根据病情而论治。感受风邪，症见寒热，予以疏邪解表，药用苏薄荷、防风、葛根之属；兼顾气血，常用当归、白芍；寒凝于里，常用良姜、肉桂温中止痛，亦即知常达变之理。

产后胃痛

【案 1】

凌某，女。产后受凉，兼之郁结动肝，致脘胀腹胀上窜，痛延有日，苔白，脉象滑结。宜理气和中。

苏　梗钱半	广陈皮钱半	制半夏二钱	炒枳壳钱半

郁　金钱半	川楝子三钱	延胡索钱半	制香附三钱
淡吴萸六分	藿佩兰各钱半	大艾叶钱半	香橼皮钱半
荷　叶半元			

三贴，水煎服，早晚各1次。

【案2】

姜某，女。产后受寒，致气滞血不养肝，胸腹窜痛，时形烘热，苔滑，脉弦。拟方理气和络。

瓜蒌皮三钱	炒山栀三钱	桑　叶三钱	苏　梗钱半
郁　金钱半	炒枳壳钱半	川楝子三钱	延胡索钱半
络石藤三钱	省头草钱半	荷叶筋一钱	香橼皮钱半

三贴，水煎服，早晚各1次。

体会：产后气血违和，情志不遂，肝气郁结，失于疏泄，横逆犯胃，则引胃痛而作。气病多游走，胁为肝之分野，故脘痛时有牵及两胁；气有余便是火，故而症见内热时形。所谓"治肝即可安胃"。先生用药重在条达气机，常用苏梗、陈皮、香附、香橼皮等行气流动之品，不多用香燥耗气之味，以免伤阴耗津之弊。

产后胁痛

【案例】

申某，女。产后受寒，兼之郁结动肝，致脘腹两胁膨痛，上下窜痛，时形寒热，舌苔薄滑，脉象滑结。拟方缓图。

苏　梗钱半	广陈皮钱半	制半夏钱半	藿　香钱半
木　香一钱	淡吴萸五分	川楝子三钱	延胡索钱半
大腹皮三钱	大艾叶一钱	制香附三钱	香橼皮钱半

三贴，水煎服，早晚各1次。

产后咯血

【案例】

周某，女。肝脾两伤，胎前曾经木火上凌，咳逆痰红，延及产后，虚阴未复，内热愈延，近来又伤肺络，营卫失和，寒热互见，侧眠自汗，总之见症，非所宜也。拟方速图，再延恐入怯途。

苏　梗七分	霜桑叶钱半	瓜蒌霜钱半(布包)　射　干一钱

川贝母二钱	粉丹皮钱半	乌梅炭三枚	炙地骨皮三钱
新　绛二分	炒山栀三钱	桔　梗二钱	丹　参钱半
枇杷叶三片（去毛，布包）		藕　节三枚	

两贴，水煎服，早晚各 1 次。

二诊：案如前章，咳逆渐止，再从前法。

霜桑叶三钱	旋覆花八分（布包）	川贝母二钱	粉丹皮钱半
丹　参二钱	郁　金钱半	地骨皮炙三钱	炒山栀三钱
射　干一钱	瓜蒌霜钱半（布包）	枇杷叶二片（去毛，布包）	
藕节炭三枚			

三贴，水煎服，早晚各 1 次。

三诊：药后诸恙渐愈，原方去络石藤、旋覆花，以冀康复。

体会： 咯血宿恙，责因木火刑金，病延产后未愈。复感外邪，营卫失和，寒热互见，灼伤肺络，咯血又见。先生辨证清晰，方药中綮。以瓜蒌霜、川贝母止咳化痰；射干、桔梗、枇杷叶宣通肺气；山栀、地骨皮清泻肝火；乌梅酸甘敛阴；牡丹皮清血热；新绛和络止痛；藕节有清热止血之效。诸药合用，共奏其功。

产后痢疾

【案例】

曹某，女。素来血虚肝旺，浮易上升。刻下产后感受暑湿，化为滞下，便夹红白黏液，气不内化，腹痛胀坠，头眩心悸，时形烘热，舌苔薄腻，脉滑。拟方宣化之。

当　归二钱	杭白芍三钱	粉丹皮钱半	广陈皮钱半
桑　叶三钱	炒山栀三钱	省头草钱半	云茯苓三钱
白蒺藜三钱	络石藤三钱	大艾叶一钱	香橼皮钱半
荷　叶半元			

三贴，水煎服，早晚各 1 次。

体会：《妇人大全良方》谓："产后痢疾，因饮食、六淫七情伤于脾胃，或血渗大肠，皆为难治。"本案妇人小产后气血亏虚，又感暑湿内蕴曲肠，而现滞下红白黏冻等症状，治颇辣手。缪仲醇告诫："凡产后痢，积滞虽多，腹痛虽极，不可用大黄等药行之，致伤胃气，遂不可救。"先生遵古训，予桑叶、省头草清化暑湿；当归、白芍、艾叶调气血；山栀、荷叶亦有清热解暑之效，湿浊得清。中州得运，病自向愈，切忌用荡涤之品用于一时，而留遗患于后。

附：肿瘤外敷膏

白菊花五钱　山慈菇四钱　白　及三钱　紫金锭三个

天南星三钱　浙贝母三钱　天花粉三钱　芙蓉叶三钱

上药共研极细末，用温水和蜜调匀敷之。主治肿瘤、无名肿块。

· 医话辑存 ·

论述随笔

一、暑温

壬年秋，王殿良患温病，延余诊治，其状口燥身热，但欲嗽水不欲饮者，鼻衄，予以瓜蒌薤白汤一贴，药后衄止热退。

仲景《伤寒论·阳明篇》载："阳明病，口燥，但欲漱水，不欲咽者，此必衄血。"患者温热病，必见身热，又兼胸痛，胁肋疼痛，为有瘀阻于里之象。热在血而属经，经中热甚，热迫血行，必作为衄，阳明之脉起于鼻，是血由鼻而出也。

二、鼓胀

许叔微《普济本事方》云："脐腹四肢悉肿为水，但腹胀而四肢不甚肿者为蛊。"此下焦阳虚，气不运化也。此属危症，勉拟一方恐未能效。

淡川附，荜澄茄，人参，鹿茸，茯苓。

三、癥瘕

1957年3月22日，余在联合诊所治一妇女病，为本城区葛某四媳，24岁。病者在滨海县工作。病因停经3个月，似有妊娠之象，彼觉腹中有吸动感觉，后在经停4～5个月时，不觉主动吸。至近6个月时，少腹脐旁左偏有形胀痛颇剧，痛后则形散，不能工作。赴当地人民医院检查，认为胎死腹中，非施行手术不可，并介绍至市中心卫生院检查，亦认为胎死下腹，唯有手术，庶可治疗。

病者闻之起悲，不愿剖腹，乞我诊治。我之意见：如胎死二三个月之久，在腹中必腐化，臭气自出，胀闷不食，外观指甲青黑，详查细询，未有如此见闻。此乃癥瘕也。予以止痛、行气化瘀之剂，服药3贴后，腹痛缓，下行瘀黑紫血，继从活血化瘀之大法，又见黑瘀血增多，渐以通畅。服药两周，腹痛未作，乃依调理气血善后。

四、血吸虫病

血吸虫病颇以中医"蛊鼓"一症。其一因水源不洁，食饮邪胞水蛭幼虫（王允论衡，蛭乃食血之虫，楚惠王食寒菹得蛭而腹病）进入脏腑，运化功能失常，早期肝脾胀硬，晚易形成单腹胀。二是偶涉动物接触的污水、秽浊之气，与积蕴食物郁蒸，化为蛊症。其治疗有仲景乌梅丸、景岳扫虫煎。其记有叶天士治徐姓小儿单腹胀，百治无功。叶氏用归须、桃仁、延胡索、山甲、蜣螂虫、䗪虫、五灵脂、山楂。10日而愈。中医余的看法是脾湿有热，气不宣通，水病气分，脘腹作胀，水湿泛溢，面目肢浮，何不如用金匮防己茯苓汤合枳术丸加减。

五、鼓胀病

鼓胀一病不外水裹、气结、血瘀，而以治水诸法施之，百无一愈。气结血滞，气居血中，血裹气外则下腹痞硬如棒矣。今查伤寒、金匮医籍中有仲景于阴气结于下，桂枝芍药汤去芍药加麻黄附子细辛汤合五苓法，亦可加入理气活血化瘀药物，宣肺脏气化，则膀胱通利，不致胀大撑压大肠，而大便得以解，小溲亦利，腹胀逐渐可消，下肢肿胀亦可随消。

六、斑疹与白㾦的诊断

斑疹与白㾦同源异脉，考古方书无专论解辨，白㾦前人也未尝细论。

（一）斑和疹

出现于皮肤表面一种片形或点状者，其点大成片，抚之不碍手，视之斑如锦纹的为斑。

若云头隐隐或见琐碎小粒，形如粟米，高出皮肤之上，抚之碍手者为疹。

由于斑疹的出现每多斑夹疹，故统以斑疹称之，然治法则不同。温病发斑，热病汗出不彻，邪热入胃，多气多血之经，由经入腑，受热重灼，而里实表虚，邪热出于肌肤，稠如绵纹者为斑，紫黑为胃烂而不治。

时行风热之气，侵入肺虚血热之体，先予清透。如传及太阴血分，出于皮肤如砂如粟，面色红，琐碎为麻疹。

斑疹的发生变化有一定规律可依，治疗也有一定原则可遵。前人谓："斑以清化，勿宜提透；疹宜透发，勿宜补气。"因斑属阳明燥热迫于血分，疹属太阴风热内窜营分，所以发斑治宜清胃解毒，凉血化斑，一般方选化斑汤。

发疹治宜宣肺达邪，清营透疹。斑疹同见，治以化斑兼以透疹。清营透疹可选清瘟败毒饮。斑疹初透之际切不可早投寒凉，免致邪热内遏，斑疹不能外透；不可妄用壅补、升提之品，误用则必致邪热内闭而产生吐衄、厥逆等坏证。

（二）白㾦

白㾦是一种细小形如水泡的呈水晶色而莹亮的疹子，多见于颈项和胸腹部，四肢很难见到，头面部不会出现。

白㾦多见于湿温及温热夹湿之证，温热暑邪病中，必兼湿为多。人身素蕴之湿与外来之邪氤氲蒸发，上甚为热。初病治法，未能正确使用清透渗解之法，则肺为热伤，气从中馁，不能振邪外解，热渐陷于营分，转投清营滋化，热势稍缓，而肺气亦伤。湿仍从上焦气分寻隙而出，于是发为白㾦。以肺主气，故多发于颐项肩背胸隐之间。白为肺之色，光润为湿之余气，至此而邪始尽泄。

白㾦几经补泻之后，病仍不解，而忽然发出而愈者，以人之气液内复，邪自外达，故不治亦愈。

白㾦以元气未离、色润晶莹有津者为吉，枯白乏泽空壳、散者为气竭而凶。大抵此症在春末夏初暑湿之令为甚，秋冬间有之。要不出乎，手经受病，仍从手经发泄，足经之邪可从下解。肺为主气之脏，气旺邪从外解，上泄而病愈，可用清透之法。气衰邪正并竭，虽发必朽反无神而难治，以甘寒疗法为主，保存胃液，可用玉女煎之类。

叶氏"温邪上受，首先犯肺，逆传心包"是指温邪上受，首先犯肺，以卫气通于肺，营气通心，而邪自卫入营，故逆传心包。盖包络心脏之衣，属火；肺属金，火本克金，而肺邪反传于心，故谓之逆传。风寒先受于足经，当用辛温发汗；风温先受于手经，宜用辛平解表。此传与伤寒不同，其治法大异。伤寒多有传变，温病很少。伤寒先受于足经，足经脉长而多传变；温病先受于手经，手经脉短，故易传变。

吴又可托里举斑汤，不言疹者，混斑疹为一气。温病中发疹十之七八发斑，十之二三斑色纯赤成片，为肌肉之病，主以化斑汤。疹系红点高凸，血络中病，主以芳香透络，辛凉解肌，甘寒清血。药用托里举斑汤。方中用柴、升、归、芷、穿山甲温燥之品劫灼津液。此外，寒疹宜温，湿疹不须发，可用辛凉，不可用辛温。

读书杂记

1. 仲景《伤寒论》共113方，397法，分为和、寒、温、汗、吐、下6剂。
和剂44方，寒剂10方，温剂19方，汗剂13方，吐剂5方，下剂22方。其中，太阳篇21方，阳明18方，少阳篇5方，合病并病篇5方，太阴篇4方，少阴篇17方，厥阴篇方11方，汗吐下后误治诸证篇方36方，结胸痞证篇16方，瘥后复阴阳易病方6方。

2. 仲景《伤寒论》113 方中用人参者只有 17 方，为新加汤、小柴胡汤、柴胡桂枝汤、半夏泻心汤、黄连汤、生姜泻心汤、旋覆代赭石汤、干姜黄连黄芩人参汤、厚朴生姜半夏人参汤、桂枝人参汤、四逆加人参汤、茯苓四逆汤、吴茱萸汤、白虎加人参汤、竹叶石膏汤、炙甘草汤。《金匮要略》云："妊娠，呕吐不止，干姜人参半夏丸主之。"干姜、半夏均不利于妊娠、恶阻呕吐不止者，用之却又往往有效，而不碍胎，这就是《内经》所说的"有故殒""无故殒"的道理。

3. 衄血：水亏于下，火亢于上致衄血不止者用玉女煎，鼻衄头晕、胸脘烦闷，系阴亏阳升用清降法，阳逆上升，衄不止，热在心营。

4. 惊悸：有触而动曰惊，不触而动曰悸。惊从外起，悸从内生。

5. 近血：先血后便为近血。谓之血聚于大肠，离肛门近，故曰近血，此有两项证治。一为脏毒下血，一为肠风下血。脏毒下血多浊，肠风下血多清。脏毒者，肛门肿硬疼痛，出血与痔漏相似，用赤小豆当归散主之。肠风者，肛门不肿痛，而但下血。仲景书无肠风之名。风者外则太阳，风邪传入阳明，故热而下血；内则厥阴肝木，虚热生风，风邪内扰而下血。

6. 远血：先便后血为远血。谓血在胃中离肛门远，便后始下。名为远血，即古所谓阴结下血，黄土汤主之。

7. 叶天士忌用柴胡，徐灵胎讥之。清张千里多崇叶说。长兴臧寿泰尝问张曰"毋为叶说所惑"。张千里曰"非也"。江浙人病多夹湿，轻投提剂瞑眩，可必获效，犹赊叶氏实阅历之言。徐氏乃拘泥之说，此河间以有在方，不可从之邀论也。（见《中国医学大字典》，谢观主编）。

8. 蛲蛔为人所当有之虫，倘寒侵火迫，则不安其位，亦所为病。若饮食不慎，气血虚衰又新变生诸虫，不可名状。

蛔厥为胃寒之故，宜理中汤，加川椒粉五分，槟榔五分，吞乌梅丸。程郊倩言乌梅丸辛酸入肝，药中微加苦寒，纳上逆之阳气，而顺之便下也。名曰安蛔，实属安胃。

医学笔录

一、青附金丹（薛一瓢制方）

主治：癥瘕、疟癖。

组成：青皮（硝石五钱化水浸）四两，香附（童便浸）四两，郁金（用生矾五钱化水浸）二两，丹参（姜汁浸）二两。

上四味研极细末，醋丸麻子大，晒干，洒上阿胶水，摇令光泽。再用人参、当归、川芎各一两，白术、茯苓、制半夏各二两，陈皮、炙甘草各五钱，共研极细末，以米饮泛前四味小丸上作外衣晒干。每服三钱，开水送下。

注：该丸方主治癥瘕、痃癖等病，有形之病不可任施攻下。因此缓消之剂，妙在六君、芎、归为衣，使药入胃，不予专攻消之味；而胃气不伤，迫之渐化，则对证之药也已至病所，俾病去而正不伤，诚女科要方也。

二、心脾双补丸（薛一瓢制方）

主治：心悸、失眠。

组成：人参、元参、五味子、远志、麦冬、茯神、酸枣仁、柏子仁、於术、川贝母、甘草、苦桔梗、丹参、生地黄、黄连、香附。

上十六味研末，用桂圆熬膏代蜜捣丸，如弹子大，朱砂为衣。每晨嚼服一丸，开水送下。

注：今日泛丸不用朱砂为衣。

三、福利堂哮喘丸

主治：咳嗽、哮喘。

组成：麻黄、知母、桔梗、杏仁、姜半夏、党参、五味子、甘草、葶苈子、旋覆花、紫菀、陈皮、阿胶。

注：此方系中华人民共和国成立前上海福利堂大药房自制。

四、滋营养液膏（薛一瓢制方）

女贞子四两	广陈皮四两	桑　叶四两	熟地黄四两
旱莲草四两	白　芍四两	黑芝麻四两	枸杞子四两
甘菊炭四两	当归身四两	黑稆豆四两	玉　竹四两
南烛叶四两	白茯苓四两	沙苑蒺藜二两	炙甘草二两

上药用阿胶三两，白蜂蜜三两，收炼成膏，每晨服3～5钱，开水和服。

注：用六味地黄丸碍脾，则胃不思纳，如归脾汤助火，则血液耗竭。王孟英颇赞此方治月经不调、经闭发嗽。

五、黑热病

黑热病即旧时所谓"痞块病"，年来江北流行甚烈。于民国二十年大水以前仅流行于涟水县麻垛古寨集一带，迄今未见。五年前，北起海南至扬州均为流行之区。患者多为少壮男丁。病态为面黄枯瘦、腹部高肿，两侧皆有硬块，全身皮肤呈土黑色，胸腹疼痛，轻者饮食少进，重者滴水不入，旬日即可死去。现卫生署黑热病研究院化验得系患白鸽附有毒菌，与该病相应。（民国二十四年申报）

六、流行性脑脊髓膜炎

1929 年 4 月上海感染流行性脑脊髓膜炎甚众，我县境上有传染。余之认为，春风遇冷，又受冰雪、寒气潜藏于内，春令升泄，又感龙雷之气，从口鼻而入，直达三焦膜原，循络上项出耳上角颠，则头痛项强，角弓反张，络心包，则神昏窍闭，初觉头胀痛、发热，不可用辛温发散，宜用辛凉清热。清心凉膈散加减，清泄内热。

七、上海流行脑炎特效方

恽铁樵载于已乙年四月十日申报第一张里面广告栏。

龙胆草五分，鲜生地四钱，当归身四钱，川黄连四分，涂菊三钱，回天丸半粒药化服。

凡初起觉胸闷头胀痛，眼眶或后项发酸，口唇颤动，手脚冷而微抽搐者服此一剂立效。其神昏谵语、瘛疭目上视者，加羚羊三分，犀牛角三分。6 点钟内服两剂，可以起死回生，已治效多人，甚为妥当。分量切勿更动云。

恽铁樵回天丸方：蕲蛇四两，姜黄二两，首乌二两，白芷二两，鳖甲一两，川芎二两，葛根二两五钱，全蝎二两五钱，乌犀角八钱，冰片二钱，桂心二两，川贝母二两，制香附一两，藿香二两，乳香一两，熟附片一两，青皮一两，穿山甲二两，川黄连二两，锦大黄二两，赤芍一两，两头尖二两，僵蚕一两，沉香一两，虎胫骨二两，北细辛一两，广陈皮一两，冬白术一两，防风二两，炙黄芪二两，当门子五钱，西牛黄二钱五分，当归二两，麻黄二两，天竺黄一两，白茯苓二两，元参二两，熟地黄二两，山羊血五钱，松香五钱，威灵仙二两，羌活一两，台乌药一两，桑寄生一两五钱，白蔻仁二两，上血竭八钱，母丁香一两，元辰砂一两，红曲八钱，明天麻二两，粉甘草二两，广地龙五钱，草豆蔻二两，骨碎补一两，明没药一两。共 55 味。

上药共研细末，蜜丸重一钱二分。孕妇忌服。

附：《验方内外急门》记载回天再造丸。

水安息香四两，人参二两，蕲蛇四两，当归二两，川芎二两，川黄连二两，羌活二两，防风二两，元参二两，藿香二两，白芷二两，茯苓二两，麻黄二两，天麻二两，川萆薢二两，姜黄二两，甘草二两，肉桂二两，白蔻仁二两，何首乌（料泉水蒸九次）二两，琥珀二两，黄芪二两，大黄二两，草豆蔻二两，两头尖二两（雄鼠类），熟地黄二两，穿山甲（麻油浸炙四次）二两，全虫二两五钱，威灵仙二两五钱，葛根二两五钱，桑寄生二两五钱，细辛一两，赤芍一两，乌药一两，青皮一两，於术一两，僵蚕一两，乳香一两，没药一两，辰砂一两，骨碎补一两，香附一两，天竺黄一两，制附片一两，生鳖甲一两，沉香一两，母丁香一两，胆南星一两，红花八钱，犀牛角八钱，川厚朴五钱，地龙五钱，松香五钱，广木香四钱，梅龙冰片二钱五分，牛黄二钱五分，血竭八分，虎胫骨一对。

上药研末，炼蜜和匀，捣数千槌为丸。每丸重一钱，金箔为衣，蜡壳封固，每服一丸，姜汤送下。（孕妇忌服）

全国医学联合总会讨论流行性脑脊髓膜炎在中医学是何病原，"温毒扇动肝风，循督脉而上，犯于脑"。盖症由温毒内外交攻引起神经系统之病理变态，循督脉所附之脊椎上入于脑故发为头痛项强，拘挛神昏状也。

读章太炎黄疸论，《要略》治黄疸方，徐灵胎以为用辄不效。西医皆之胆中淤汁为石，石猝吒裂，上入血管以是作痛，胆汁色黄，自血中排泄而出，则遍体皆黄，而小溲持甚也。欤！《要略》大黄硝石汤。孙思邈《备急千金要方》云："太医校尉史，家多婢患黄疸，拟猪膏发煎，下燥粪十余枚者，即此症是也。"喻家言论钱小鲁嗜酒积热，热证酒者，清冽之扬，不随浊物下行……必先从胃入胆，胆为清净之腑，同气相交，然胆之收缩无几，重次从胃入肠，膀胱渗出，化溺虽多，所有酒之烈性，唯胆独立之。胆之热汁满而溢出，如外以渗透经络则身目俱黄矣。为酒疸之病……又言"溺黄，未安卧者"。疸病，肝胆同处，胆热则肝亦热，此又重症也。章先生服芒硝后，胆石虽下，黄犹未已。因思血中黄汁如自小便浊出，则通利小便为主，朝服芒硝，夕下茵陈五苓散，二十日即愈。喻氏亦云因重渗易出可转，驱尚纳入膀胱从溺道可消也。因西医论黄疸以胆汁上逆为主。

/ 阮亦周传略 /

阮亦周，名宗诜，1934 年师从于兴化名医顾余斋门下，尽得其传。顾余斋，讳善庆，为乾隆进士，"扬州学派"早期代表人物，著名经训学家顾九苞裔孙。顾余斋幼从全国名医赵海仙得意门生赵瑞周夫子究习方书。其民国时任兴化县医学公会会长，乃蜚声淮扬之一代名医。阮亦周学成后悬壶盐城，济世寿人，名噪一时。历任盐城城区医药协会常委、盐城城区第三联合诊所所长、盐城县中医联合诊所副所长、盐城镇卫生工作者协会主任、盐城县中医院副院长、盐城地区中医学会副理事长、江苏中医学会常务理事、江苏省中华医学会理事，《江苏中医》《江苏医药》编委，盐城城区第二届人民代表大会代表，盐城县第六届人大代表，政协盐城县第一、第二、第三、第四届委员会常委。享誉盐阜，擅长中医内、妇科。其诊治特点：一是注重胃气，尝谓胃为后天之本，选方择药平正轻灵，习以六君子汤化裁。二是宣畅气机，认为气机以通畅为贵，滞则为病，喜用四七汤加味。三是指出妇人之病责之于肝，认为妇人以肝为先天，肝气郁结，血脉不和，则诸病丛生，常用逍遥散疏肝解郁，调和血脉。撰有论文《临床治验举隅》《浅谈辨病论治与辨证论治》《高血压病辨证论治》《支气管哮喘论治》《中医治疗慢性肠炎的临床体会》《肾盂肾炎证治体会》等。

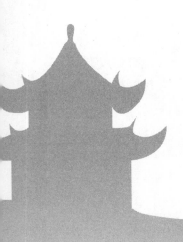

·阮亦周医案医话·

医案汇录·内科

感 冒

【案 1】

陈某，女，22 岁，宜兴人，1955 年 10 月初诊。风寒搏湿，头昏身热，怯寒，咳嗽多痰，脘闷肢酸，苔白根腻，脉象浮滑。法拟宣解透达为要。

藿　香钱半	防风己各钱半	赤猪苓各三钱	制半夏钱半
杏苡仁各三钱	薄橘红一钱	苏薄荷钱半	炒牛子二钱
川厚朴一钱	粉葛根三钱	淡豆豉二钱	炒枳壳钱半
荷叶筋三钱			

三贴，水煎服，早晚各 1 次。

【案 2】

吴某，男，26 岁，西街人，1955 年 11 月初诊。感冒头痛，身热怯寒，脘闷肢酸。拟方宣解之。

藿　香钱半	防风己各钱半	粉葛根三钱	苏薄荷钱半
赤白苓各三钱	杏苡仁各三钱	炒枳壳钱半	川厚朴花一钱
蔓荆子钱半	通　草六分	荷叶筋二钱	丝瓜络钱半

三贴，水煎服，早晚各 1 次。

【案 3】

孙某，男，9 个月，新西镇人，1955 年 10 月初诊。风邪搏乳滞，身热咳嗽腹膨，延及月余。法拟宣解化痰为宜。

苏薄荷钱半	煨葛根半钱	炒枳壳一钱	炒牛子一钱
炒黄芩八分	赤　苓钱半	青防风一钱	光杏仁钱半
焦楂肉一钱	橘　皮一钱	橘　红五分	川厚朴根三分

三贴，水煎服，早晚各 1 次。

【案 4】

田某，女，45 岁，南洋人，1955 年 10 月 9 日初诊。原为表邪在外，头痛寒热，经服宣解之剂，诸恙已退，仍湿浊未化，腹胀不适，肢体酸楚，舌苔滑腻，脉滑。再以宣化。

藿　香钱半	省头草钱半	苏薄荷钱半	制半夏钱半
炒枳壳钱半	光杏仁三钱	川朴花一钱	广陈皮钱半
防风己各钱半	建　曲三钱	赤白苓各三钱	荷叶筋三钱

三贴，水煎服，早晚各 1 次。

【案 5】

陈某，男，36 岁，西大街人，1955 年初诊。表邪寒热渐退，唯湿气未化，脘次闷胀，哕吐酸水，舌苔腻，脉弦。再拟芳化和中。

藿　香钱半	煨葛根三钱	苏薄荷钱半	制半夏三钱
赤白苓各三钱	川厚朴一钱	豆蔻衣一钱	荷　叶半元
吴茱萸五分（川黄连水炒）		炒枳壳钱半	六和曲三钱
省头草钱半	青陈皮各钱半		

三贴，水煎服，早晚各 1 次。

【案 6】

高某，女，28 岁，城区人，1955 年 11 月初诊。凉邪引动内湿，头痛身热，怯寒，脘闷肢酸，苔白根腻。拟宣解渗湿。

藿　香钱半	葛　根三钱	苏薄荷钱半	防风己各钱半
云茯苓三钱	制半夏钱半	广陈皮钱半	杏苡仁各三钱
炒枳壳钱半	川朴花一钱	丝瓜络钱半	荷叶筋三钱

三贴，水煎服，早晚各 1 次。

体会：感冒亦称"伤风""冒风"，多由风邪乘虚而入，治则有"辛温""辛凉"之别。自清代温病学说兴起，林珮琴《类证治裁》提出"时行感冒"一语，具有一定的传染性。随四时季节变化亦有夹暑夹湿之不同。先生治疗感冒风寒者多用辛温发散，风热者辛凉解表。特别是夏季感冒，长夏多湿，先生多喜用藿葛三仁汤宣解化湿，湿遏热伏加用豆豉透邪外达。

先生治疗感冒，从阮氏诸前辈用药特点来看，很少用麻黄、桂枝辛温解表，多用芬芳化浊之味，而以轻灵见长。一则防辛温燥热药物伤津耗液；另一方面，苏北里下河地区多为湿地，其人多湿之体，受叶氏学说影响，多用芳化之品，药物轻灵。

暑 湿

【案1】

李某，男。因肝胃不和，脘痛呕吐，夏秋以来，暑湿困中，脘腹作胀，谷食减少，形体消瘦，近来感受外邪，寒热不清，舌苔薄白，脉象虚弦而数。暑为表寒所遏，阳气不得伸越，先予疏邪外达。

粉葛根钱半	杏　仁二钱	川桂枝三分	郁　金钱半
制半夏钱半	大腹皮钱半	苏　梗六分	川厚朴四分
茯　苓三钱	橘皮络各八分	白蔻仁三分（后下）	
生姜皮二分	枇杷叶三片（去毛，布包）		

三贴，水煎服，早晚各1次。

体会：夏月伤暑，复因乘凉饮冷，以致暑为寒湿所遏。寒郁肌表，则寒热不清，湿邪内阻，则脘闷腹胀。先生以桂枝、葛根、苏梗解表散寒，化湿涤暑；半夏、大腹皮、郁金、橘皮行气消胀；生姜皮温寒祛湿；茯苓淡渗利湿。

【案2】

高某，男，21岁，1957年初诊。暑湿内蕴，湿浊未能宣化，时见寒热，胃脘不舒，舌苔薄腻，脉弦滑。拟方清泄少阳，和解化湿。

柴　胡四分	酒炒黄芩钱半	制半夏钱半	苏　梗一钱
云茯苓三钱	白蔻衣钱半	川朴根一钱	郁　金钱半
炒枳壳钱半	广陈皮钱半	采云曲三钱	青蒿梗一钱
荷　梗尺许			

三贴，水煎服，早晚各1次。

【案3】

朱某，男，27岁，1956年初诊。风暑夹湿，头昏咳嗽，脘闷肢体酸楚，舌苔薄白，脉滑。拟方宣解。

藿　香钱半	防风己各钱半	炒黄芩钱半	制半夏钱半
杏苡仁各三钱	苦桔梗二钱	苏薄荷钱半	云茯苓三钱
葛　根三钱	浙贝母三钱	枇杷叶二钱（布包）	野秫米三钱
西砂仁五分（后下）			

三贴，水煎服，早晚各1次。

【案4】

蒋某，男，19岁。暑湿内伏，头昏肢酸，纳谷不香，精神倦怠，舌苔薄腻，脉濡。拟方宣化和中。

藿　香钱半	防风己各钱半	薏苡仁三钱	制半夏钱半
络石藤钱半	苏薄荷钱半	川牛膝三钱	赤　苓三钱
六和曲三钱	六一散三钱（布包）	荷　叶半元	

三贴，水煎服，早晚各 1 次。

【案 5】

刘某，男，36 岁，1956 年 7 月初诊。寒暑内伏，经感而发，头疼身热，脘闷作呕，肢体酸楚，纳谷不香，舌苔薄腻，脉滑。拟方宣解。

藿　香钱半	粉葛根三钱	砂　仁五分（后下）	醋半夏三钱
炒黄芩钱半	新会皮钱半	苏薄荷钱半	赤　苓三钱
炒枳壳钱半	六和曲三钱	六一散三钱（布包）	
荷　叶半元	野芦秫米三钱		

三贴，水煎服，早晚各 1 次。

【案 6】

陈某，女，57 岁，1956 年初诊。暑湿内蕴，复感新凉，头昏身热，伴有恶寒，脘闷腹胀，肢体倦怠，舌苔薄白，脉滑。拟方疏风达表。

藿　香钱半	粉葛根三钱	大豆卷三钱	苏薄荷钱半
青陈皮各钱半	制半夏钱半	川厚朴一钱	砂蔻衣各钱半
赤茯苓各三钱	木　香一钱	泽　泻钱半	香橼皮钱半
炒枳壳钱半			

三贴，水煎服，早晚各 1 次。

【案 7】

段某，男，34 岁，1956 年 7 月初诊。风暑夹湿，头昏，身热怯寒，咳嗽，肢体酸楚，舌苔薄腻，脉滑。法宜宣化。

藿　香钱半	粉葛根三钱	防风己各钱半	赤白苓各三钱
制半夏钱半	川厚朴一钱	广陈皮钱半	苏薄荷钱半
炒枳壳钱半	炒黄芩钱半	佩　兰钱半	
枇杷叶三钱（布包）	六一散三钱（布包）		

三贴，水煎服，早晚各 1 次。

【案 8】

施某，女，23 岁，1956 年 7 月初诊。风暑夹湿，头昏，身热怯寒，脘闷咳嗽，肢酸乏力，纳谷不香，苔薄白腻，脉浮滑。拟方宣解渗湿。

藿　香钱半	粉葛根三钱	苏薄荷钱半	防风己各钱半
杏苡仁各三钱	醋半夏钱半	桔　梗二钱	炒黄芩钱半
炒枳壳钱半	川厚朴一钱	络石藤二钱	
枇杷叶二钱（布包）	福橘皮仁各钱半		

三贴，水煎服，早晚各1次。

【案9】

陈某，女，56岁，1956年初诊。暑湿经感，头昏咳嗽，面部浮肿，身热怯寒，脘闷纳差，肢体酸楚，精神倦怠，舌苔薄腻，脉滑。拟方宣肺化痰。

藿　香钱半	粉葛根三钱	杏苡仁各三钱	苏薄荷钱半
炒黄芩钱半	赤茯苓三钱	川厚朴一钱	砂蔻衣各钱半
防风己各钱半	青陈皮各钱半	丝瓜络钱半	冬瓜仁三钱
枇杷叶钱半（布包）			

三贴，水煎服，早晚各1次。

【案10】

王某，男，30岁，1956年7月初诊。暑湿内伏，经感而发，以致头昏，畏风形寒，身热不扬，脘闷纳差，肢体酸楚，舌苔薄白，脉浮。拟方疏风解表，清暑化湿。

藿　香钱半	粉葛根三钱	苏薄荷钱半	炒黄芩钱半
霜桑叶钱半	炒菊花钱半	制半夏钱半	赤　苓三钱
砂　仁五分（后下）	广陈皮钱半	六一散三钱（布包）	荷　叶半元

三贴，水煎服，早晚各1次。

【案11】

胡某，男，17岁，1956年初诊。暑湿内伏，兼之饮食不洁，头昏，身热怯寒，脘腹胀痛，大便溏稀，肢体酸楚，舌苔薄白，脉滑。拟方宣解渗湿。

藿　香钱半	炒苍术钱半	炒枳壳钱半	制半夏钱半
木　香一钱	青陈皮各一钱	苏薄荷钱半	海南子一钱
煨葛根二钱	川厚朴一钱	赤　苓三钱	泽　泻钱半
六和曲三钱			

三贴，水煎服，早晚各1次。

【案12】

桑某，女，60岁，1965年初诊。暑湿内蕴，经感而发，头昏，寒热往来，口苦作干，胸闷不舒，肢体倦怠，纳谷不香，舌苔薄白，脉浮。先予和解，清暑化湿。

柴　胡七分	炒黄芩钱半	制半夏钱半	杏苡仁各三钱
蔻　仁六分（后下）	藿　香钱半	清水豆卷三钱	陈　皮钱半
六一散三钱（布包）	炒枳壳钱半	焦六曲三钱	通　草六分

　　　　　　　　　　　　　　　　　　三贴，水煎服，早晚各1次。

　　二诊：服前方后，寒热渐退，大便溏稀已好转，原方去枳壳，加炒薏苡仁。

【案13】

　　周某，男，29岁，工人，1957年初诊。原有外感，表邪解而未透，兼之暑湿内蕴而致头昏，身热怯寒，肢酸无力，舌苔薄腻，脉滑。拟方清暑化湿，宣畅气机。

藿　梗钱半	青　蒿钱半	炒黄芩钱半	苏荷梗各钱半
炒山栀三钱	霜桑叶钱半	粉丹皮钱半	炒薏苡仁三钱
茯　苓三钱	通　草七分	西滑石三钱（布包）	

　　　　　　　　　　　　　　　　　　三贴，水煎服，早晚各1次。

　　体会：前人谓暑热之病多必兼湿，兼之病者夏日不避风露，贪凉饮冷，亦可多兼表寒。故王孟英说"暑令湿盛，必多兼感"。先生治疗暑热患者，清暑之剂中多配以祛湿之味。对暑热兼有表邪者，多用藿葛三仁汤加味。防风疏散表邪，山栀、黄芩清解里热。邪郁少阳，症见寒热往来，重在清透少阳胆经气分之热，兼化痰湿，仿蒿芩清胆汤意，和解表里，分消上下，宣展气机而收效。

湿热病

【案1】

　　朱某，女，28岁，南洋人，1955年初诊。表邪解而未透，唯湿遏伏，脘次不舒，汗出热而不退，肢体倦怠，舌苔薄黄，脉滑。法拟清泄化浊。

柴　胡五分	酒炒黄芩钱半	清水豆卷三钱	藿　香钱半
苏薄荷钱半	白蔻衣钱半	粉葛根三钱	川厚朴一钱
赤白苓各三钱	防风己各钱半	广陈皮钱半	省头草钱半
丝瓜络二钱			

　　　　　　　　　　　　　　　　　　三贴，水煎服，早晚各1次。

　　二诊：服前方后身热渐退，苔腻得化。继以前法加味，原方去省头草、丝瓜络，加六和曲三钱，鲜荷叶一角。

【案2】

高某，男，21岁，1956年初诊。伏邪湿气互滞中宫，致令头昏，身热汗出不退，肢酸，胸脘闷胀且痛，谷纳少思，舌苔薄腻，脉弦滑。延经数月，拟方和解渗湿为治。

柴　胡五分	青蒿根一钱	酒炒黄芩钱半	云茯苓三钱
炒薏苡仁三钱	广陈皮钱半	苏　梗一钱	川厚朴花一钱
炒枳壳钱半	黄郁金钱半	瓜蒌皮钱半	醋制香附三钱
姜竹茹五分			

两贴，水煎服，早晚各1次。

体会：温邪郁于少阳，流连三焦，邪恋气分，而见身热不退，或时有寒热往来。三焦为化气行水之路，气化失司，痰湿内阻，而见脘闷腹胀。病久不愈，不宜再用苦寒之味阻遏湿浊。这与伤寒少阳之病治有不同。正如叶天士所指出的："彼则和解表里之半，此则分消上下之势。"先生立法依蒿芩清胆汤意，重在清泄少阳胆经气分之热，兼化痰湿。配以瓜蒌皮、竹茹涤痰；苏梗、厚朴花、香附理气消胀；陈皮、枳壳宽胸畅中。邪祛热清，痰化湿祛，气化宣畅，病可向愈。

痢　疾

【案1】

王某，男，27岁，1956年9月初诊。暑湿内蕴曲肠，化痢滞下红白黏冻；头昏身热，腹痛后重，舌苔薄黄，脉滑。拟方清肠化湿。

煨葛根钱半	炒黄芩钱半	当　归钱半	煨白芍三钱
木　香一钱	槟　榔三钱	防　风一钱	青陈皮各钱半
赤猪苓各三钱	泽　泻钱半	车前子三钱（布包）	六和曲三钱

三贴，水煎服，早晚各1次。

二诊：服清肠化湿剂后，腹痛得减，后重得除，大便滞下红白黏冻已少。继从前法，加荷叶包烧陈仓米三钱，再图进展。

【案2】

徐某，男，53岁，工人，1955年10月初诊。患者因患痢疾，经服清化湿热之剂，病情渐减，仍感脘腹时有作胀不舒。予以理气化湿。

制苍术一钱	广木香二钱	青陈皮各钱半	槟　榔三钱

川厚朴一钱	防　风钱半	赤猪苓各二钱	泽　泻钱半
炒枳壳钱半	煨葛根二钱	淡吴萸五分	煨　姜二片
陈仓米三钱			

三贴，水煎服，早晚各 1 次。

体会：痢疾古名"滞下"。严用和《济生方》首提痢疾一名，提出治痢"必先荡涤肠胃，次正其根本"。该病起于湿热居多，早补早敛，往往受累。前贤谓"调血者则便脓自愈，调气者则后重自除"，可谓要旨。一般治湿热痢用葛根黄芩黄连汤解表清里，即可奏效。配以木香、槟榔、枳壳调气而除后重；当归、白芍调理血分；止血可加炒地榆、红白扁豆花、马齿苋之类。痢疾愈后当以调理脾胃，以助后天之本。

休息痢

【案例】

陈某，男，48 岁。痢成休息，延及脾肾两虚，肝木独旺，内患未平，外患又溃。由阳亏传及阴分，舌上少苔，面色萎黄，脉象虚弦而数，有土虚木贼之虞。

嫩毛角八分	炙甘草五分	制半夏钱半	煨葛根钱半
橘　皮钱半	橘　络五分	熟附片五分	野於术钱半
五谷虫二钱	鸡谷袋钱半	云茯苓二钱	陈仓米三钱
新荷叶一角			

四贴，水煎服，早晚各 1 次。

体会：久痢阴伤，脾肾俱败。诸虚丛生，虚不受补，治疗先取中州，用野於术、五谷虫、陈米、鸡内金、甘草健脾益气；葛根升阳；熟附片温肾而暖脾土；病情缠绵，导致肾气亏虚，故用嫩毛角温补肾阳之真元之气。

注：嫩毛角是指鹿初长的带血茸毛。五谷虫为丽蝇科动物大头金蝇及其近缘运动的幼虫或蛹壳，又名谷虫、水仙子，性寒无毒，具有清热消滞之效，用于疳积、泻痢等症。

咳　嗽

【案 1】

王某，男，45 岁，1965 年 9 月初诊。始感风寒，头昏，恶寒发热，经当地医院诊治，药后发热已退，咳嗽未止。自服冰糖炖梨愈觉咳嗽不止，已有旬余。刻下仍微恶风形寒，咽痒咳嗽频频，咳痰不爽、色白稠黏，胸次满闷不舒，舌苔薄白，脉浮滑。风邪袭肺，肺失宣达，拟方宣肺化痰为治。

苏薄荷二钱	荆　芥二钱	杏　仁三钱	粉葛根三钱
前　胡二钱	桔　梗二钱	陈　皮二钱	甘　草一钱
象贝母三钱	郁　金二钱	枇杷叶三钱（布包）	橘　红三钱

两贴，水煎服，早晚各1次。

二诊：服药数贴，风寒得减，咳嗽咽痒好转，咳痰已爽。再从前法加味，原方去郁金，加炒牛子三钱，再观进展。

三诊：服药后咳嗽渐愈，痰咳已爽，诸恙渐愈，配以苏杏二陈丸续服，以固其效。

体会：本案始因外感咳嗽，继因自拟民间验方冰糖煮梨服用，而致风邪留恋，肺气失宣，痰道阻塞，咳嗽不爽。先生予杏苏散加减宣肺化痰，咳嗽渐愈。药物轻灵，切中病情，屡获治验，深为可法。

【案2】

蔡某，男，41岁，工人，1956年初诊。风邪外袭，肺失宣达，寒热时形，咳嗽阵作，咽痒不适，咳吐白痰，头昏肢酸，舌苔薄白，脉弦滑。拟方宣肺化痰为治。

射　干一钱	荆　芥一钱	桔　梗二钱	苏荷梗各钱半
光杏仁三钱	桑　叶钱半	防　风钱半	浙贝母二钱
菊　花钱半	白蒺藜三钱	藿　香钱半	荷叶筋二钱
益元散三钱（布包）			

三贴，水煎服，早晚各1次。

【案3】

葛某，男，31岁，新西镇人，1956年初诊。素本肺气不充，近缘风邪外袭，气痰互滞，以致头昏，身热怯寒，胸闷咳嗽，苔白根腻，脉浮滑。法宜宣解化湿为治。

苏薄荷钱半	法半夏钱半	云茯苓三钱	光杏仁三钱
浙贝母钱半	福橘红一钱	橘　皮钱半	射　干一钱
苦桔梗二钱	酒炒黄芩钱半	炒牛子二钱	粉葛根三钱
郁　金钱半	枇杷叶三钱（布包）		

三贴，水煎服，早晚各1次。

【案 4】

陈某，男，14 岁，射阳人，1955 年初诊。感受风邪，咽痒咳嗽，咳痰不爽，已逾二十日。拟方疏风宣肺，止咳化痰。

射干片六分	浙贝母钱半	云茯苓三钱	苏　子一钱
苏　梗钱半	瓜蒌皮钱半	橘　红一钱	杏　仁三钱
苦桔梗二钱	粉甘草五分	法半夏钱半	

三贴，水煎服，早晚各 1 次。

【案 5】

陈某，男，56 岁，射阳人，1954 年初诊。原患泄泻，经治已止，便溏未愈。咳逆轻而复重，咳吐淡白稀涎，甚则气喘。舌苔薄滑，脉象细数。肺家喜润而恶燥，脾家喜燥而恶润，喜恶既殊，寒温又忌。拟方变通治之。

木蝴蝶一钱	制半夏二钱	橘　皮八分	橘　络八分
云茯苓三钱	南北沙参各钱半	干　姜五分	五味子四粒
阿　胶五分（蛤粉炒）	粉甘草五分		

三贴，水煎服，早晚各 1 次。

体会：泄泻虽止，便溏未愈。脾土未复，原有咳逆与泄泻同感外邪，而咳嗽加重，此为肺失肃降、痰湿内蕴之象。诚如先生案中所述，肺为娇脏不耐邪侵，喜润而恶湿。脾为湿土，健运失司而见便溏。湿土当令喜燥而恶润。用药寒温又忌，素为辣手。先生以南北沙参、甘草益肺气；蛤粉炒阿胶既能止咳，又能清养润肺；配以半夏、橘红、橘络止咳化痰；少佐干姜既能温化稀白痰涎，又能温中治疗便溏；恐温燥伤津，以五味子收敛肺气。先生别具匠心，知常达变，药味轻灵，有助后学。

【案 6】

吴某，男，76 岁，船民，1955 年初诊。风邪搏滞，气痰郁结，头昏咳嗽，胸闷寒热，腹鼓胀，舌苔薄白腻，脉浮滑。拟方疏风解表。

苏薄荷钱半	粉葛根三钱	青防风钱半	西豆豉钱半
光杏仁三钱	炒山栀钱半	酒炒黄芩钱半	炒牛子二钱
苦桔梗二钱	青陈皮各钱半	焦楂肉二钱	炒枳壳钱半
枇杷叶钱半（布包）			

三贴，水煎服，早晚各 1 次。

【案 7】

朱某，男，35 岁，西乡人，1956 年初诊。劳伤，风邪伏肺，咳嗽多痰，头昏胸闷。舌苔薄白，脉浮滑。拟方宣肺化痰。

射干片一钱	法半夏钱半	云茯苓三钱	苏 子二钱（炙）
苏 梗一钱	浙贝母钱半	橘红皮各钱半	光杏仁三钱
苦桔梗二钱	粉甘草五分	川厚朴花一钱	炒枳壳钱半
枇杷叶钱半（布包）			

三贴，水煎服，早晚各 1 次。

【案 8】

戴某，男，58 岁，1956 年初诊。风暑伏肺，头昏咳嗽，咳痰色白不爽，咽痒，舌苔薄白，脉滑。拟方宣肺化痰。

前 胡钱半	桔 梗二钱	光杏仁三钱	苏薄荷钱半
法半夏钱半	防风己各钱半	薄橘红一钱	浙贝母钱半
川厚朴花一钱	茯 苓三钱	炒枳壳钱半	甘 草五分
枇杷叶二钱（布包）			

三贴，水煎服，早晚各 1 次。

【案 9】

李某，男，21 岁，1956 年 7 月初诊。恙由风邪，遏伏太阴，以致呛咳，膺胸憋闷，声音不扬，延及数月，舌苔薄白，脉滑。法宜宣化舒气和络，化痰清热所图。延及非所宜也。

苏薄荷钱半	桔 梗二钱	云茯苓三钱	杏 仁二钱
浙贝母二钱	橘 皮钱半	橘 红一钱	射干片一钱
桑 叶三钱	粉甘草五分	蝉 衣七分	
枇杷叶二片（去毛，布包）			

三贴，水煎服，早晚各 1 次。

【案 10】

仓某，女，40 岁，潭南乡人，1955 年 10 月初诊。始患感冒，药后表邪解而未清，唯肺气不充，营卫失和，身热咳嗽多痰，气粗似喘，曾经带血，舌苔薄，脉弦滑。拟方清热化痰。

青蒿根一钱	酒炒黄芩钱半	炒山栀钱半	地骨皮三钱（炙）
射干片六分	法半夏钱半	牡丹皮钱半（酒炒）	苏 子二钱（炙）
苏 梗一钱	杏 仁三钱	云茯苓三钱	炙款冬花钱半
浙贝母钱半	白 芍三钱（桂枝三分水炒）		福橘皮钱半

橘　红一钱

四贴，水煎服，早晚各 1 次。

【案 11】

陈某，男，14 岁，射阳县人，1955 年初诊。自幼时发咳喘，病后余邪未净，气痰未能宣化，咳嗽痰白，甚则气喘，舌苔薄白，脉浮滑，胸闷不畅。拟方舒气化痰，清肃为治。

炙苏子二钱	苏　梗一钱	射　干一钱	瓜蒌皮钱半
光杏仁三钱	法半夏钱半	云茯苓三钱	浙贝母钱半
福橘皮钱半	橘　红一钱	苦桔梗二钱	粉甘草五分
炙枇杷叶钱半（布包）			

三贴，水煎服，早晚各 1 次。

【案 12】

刘某，女，59 岁，上冈人，1954 年初诊。病起寒热伴咳嗽，药后寒热已退，仍觉咳嗽、咽痒。再以宣肺化痰，以观后效。

射　干一钱	苦桔梗二钱	云茯苓三钱	苏　子三钱
苏　梗一钱	法半夏钱半	福橘皮红各钱半	光杏仁三钱
浙贝母三钱	粉甘草五分	桑　叶钱半	桑白皮钱半
白　芍三钱（桂枝水炒）			

四贴，水煎服，早晚各 1 次。

体会：肺司呼吸，外合皮毛，内为五脏华盖，位高气清，其性娇嫩。外邪侵袭，最易感染，引起咳嗽多痰。先生治疗外感风邪咳嗽多用杏仁、前胡、桔梗、苏薄荷之类宣通肺气；伴恶寒发热加苏薄荷、防风、葛根疏风解表；热盛加栀、芩等；咳嗽加浙贝母、橘红、射干；久嗽、内伤咳嗽则加敛肺止咳药物。

注：射干，一名乌扇，具有疗咽、宣通肺气、止咳化痰作用，为先生治疗咽痛、咳嗽常用药物。

秋燥咳嗽

【案 1】

钱某，男，46 岁。客冬十月，暑湿深伏曲肠，致成纯红滞下或作或止，已成休息痢。腹痛后坠兼而有之，延已旬余。近来数天，木火凌金，干咳无痰，脉象沉细而滑。拟方兼顾。

煨干葛一钱	赤 苓三钱	前 胡钱半	甘 草五分
桔 梗钱半	橘皮红各五分	杏 仁钱半	射 干八分
郁 金钱半	炙苏子茎各一钱	川贝母二钱	煨白芍钱半
榧子仁七粒	糯稻根三钱	枇杷叶三片（去毛，布包）	

三贴，水煎服，早晚各1次。

【案2】

陈某，女，50岁，北方人，1954年初诊。木叩金鸣，络伤血溢，气血两亏，寒热往来，肝脾不和，天癸先期不一，谷食减少，形气消索。脉象细数，种种见症有损怯之渐。姑拟一方，以尽人力。

蜜炙紫菀三钱	川贝母三钱（去心）	箱当归钱半	云茯苓三钱
杭白芍一钱	桔 梗二钱	杏 仁钱半	柴 胡四分
橘皮络各七分	生甘草五分	南沙参三钱	
炙枇杷叶三片（去毛，布包）			

三贴，水煎服，早晚各1次。

【案3】

邹某，男，49岁，中学教师，1955年10月初诊。病史略述，现拟咳嗽丸方缓图。

瓜蒌皮一两二钱	光杏仁一两五钱	云茯苓一两五钱	炙甘草三钱
老苏梗六钱	苦桔梗一两	水炒柴胡三钱	射干片六钱
浙贝母一两	地骨皮一两五钱	郁 金一两	青葛根六钱
橘 皮一两	橘 红六钱	南北沙参各一两五钱	

上药共研极细末，用炙枇杷叶一两煎汤泛丸。如川椒目子大，每晚服三钱，开水送下。

哮 喘

【案例】

韩某，女，42岁。产后正阴未复，客秋九月，宿饮复发，遂致哮喘不已。加之肝邪入肺，气与饮搏，成聚右胁，脘中攻冲作痛，甚则作哕，懊㤅不安，寒热时作，天癸六月一见，迄今未至。舌苔薄滑，脉弦而滑。不能安卧，已四月有余矣。拟方缓图可也。

射 干八分	制半夏二钱	煅紫石英二钱	醋炒柴胡五分
干 姜三分	云茯苓三钱	瓜蒌霜钱半（布包）	川贝母三钱

旋覆花六分（布包）　　杏仁泥三钱　　　　银杏叶七片　　　秫秫米钱半
逐饮散三分（布包）

三贴，水煎服，早晚各 1 次。

体会：《景岳全书》曰："盖实喘者有邪，邪气实也；虚喘者无邪，元气虚也。"病者产后百脉空虚，体质未复，时逢九月，伏气相交，宿疾逢感而发。气郁积内，肝失条达，胁为肝之分野，故见胁下攻窜作痛；中阳不振，阴寒之邪凝结，上凌心肺则为咳喘；邪郁表里之间，故见寒热往来。症情多变，虚实相杂。先生予小柴胡汤和解以退寒热；由于饮邪于内，以干姜温化痰浊；五味子收敛肺气；旋覆花、郁金理气和络；瓜蒌霜、射干、川贝母、杏仁止咳化痰平喘；银杏叶平喘有效。诸药相伍，可见转机，则为有幸。

失　声

【案例】

陈某，女，24 岁，教师，1965 年初诊。总由教学言语过多，近感风邪，咽喉红肿声哑不扬，舌苔薄滑，脉浮。风热外邪，拟方宣肺利咽。

射　干一钱　　　杏　仁三钱　　　忍冬藤三钱　　桔　梗二钱
元　参三钱　　　马　勃一钱（布包）　甘　草一钱　　生　地三钱
橘　红钱半　　　青果核三钱　　　木蝴蝶八分

两贴，水煎服，早晚各 1 次。

二诊：药后咽部红肿渐消，声音渐扬，而感小溲浑浊，腰部酸楚。再以前法，加养阴清热渗湿之味。

金银花三钱　　　炒知母钱半　　　黄　柏钱半（盐水炒）　炒山栀三钱
元　参三钱　　　桔　梗二钱　　　生　地三钱　　　　麦　冬三钱
石　斛三钱　　　青果核三钱　　　甘　草一钱

三贴，水煎服，早晚各 1 次。

体会：风热侵袭，内遏于肺，肺气失宣，邪气客于会厌，开阖不利，音不能出，而致突然声哑。此即前贤谓之"金实不鸣"。治当清热化痰，宣肺利咽。药用忍冬藤、射干、杏仁、桔梗、橘红清热利咽，宣通肺气；马勃疗咽；木蝴蝶、青果核清热利咽；元参、麦冬、石斛养阴清热生津。风热得清，失声可愈。

鼻　渊

【案1】

孙某，男，27 岁，1955 年 11 月初诊。肝胆湿热上移于脑，致令头昏，鼻流浊涕，业经数月，时发时愈。舌苔薄滑，脉滑。拟方平肝清热，升清降浊。

藿　香一钱(猪胆汁炒)	荷叶筋三钱	香白芷六分	甘菊炭钱半
苍耳子二钱	辛夷花一钱	瓜蒌皮二钱	霜桑叶三钱
瓜蒌霜一钱（布包）	云茯苓三钱	炒山栀钱半	姜竹茹五分

三贴，水煎服，早晚各 1 次。

【案2】

陈某，男，29 岁，1956 年 7 月初诊。感受风暑，肝胆湿热上移，以致头昏眩晕，鼻流浊涕，舌苔薄腻，脉弦滑。拟方宣通肺气，清热化浊。

苏薄荷钱半	桑　叶钱半	甘菊炭钱半	防　风钱半
辛夷花七分	苍耳子二钱	云茯苓三钱	炒山栀钱半
石决明三钱	杏苡仁各三钱	姜竹茹五分	
藿　香一钱（猪胆汁炒）			

四贴，水煎服，早晚各 1 次。

体会：《医宗金鉴》谓："此证内因胆经之热移于脑髓，外因风寒凝郁火邪而成。"症见鼻塞流脓涕，先生用苍耳子散加减。其中流下黄色脓臭鼻涕加炒山栀、炒黄芩、菊花以清少阳、阳明之火；取猪胆汁炒藿香，清热渗湿，芳香避秽，清胆经之热，猪胆汁味苦性寒，有清热解毒利胆作用，用于流黄脓鼻涕的鼻炎患者确有良好效果。

胃　痛

【案1】

陈某，男，37 岁，1964 年 9 月初诊。患者于五日前因急躁忿怒而致胸脘阻塞，嗳气频频，胃脘胀痛，痛甚作泛欲吐，口苦作干，纳谷不香，舌苔薄白，脉弦。气机郁结，肝失条达，胃失和降，治宜理气和胃。

苏　梗三钱	制半夏二钱	云茯苓三钱	郁　金二钱
川楝子三钱	延胡索二钱	陈　皮三钱	佛　手二钱
砂蔻仁各八分（后下）	黄　连六分	吴茱萸五分	荜澄茄钱半

三贴，水煎服，早晚各 1 次。

二诊：服前方后嗳气得畅，胃脘胀痛亦减，仍觉纳谷不香。原方去荜澄茄，加六和曲，再图进展。

体会：本病悉由情志怫郁，肝失疏泄，木气横逆，胃失通降，气机失调所致。治当舒气和胃，使中枢运转，气得畅行。方用四七汤通调气机；配以左金丸苦降辛通，一辛一苦，泻火平木；佐以金铃子散理气畅中止痛；陈皮、郁金、佛手等舒气解郁。木得条达而不横逆，胃气得和，其胃痛亦愈。此法用于肝胃不和、气滞作痛者效果屡显。

【案2】

吉某，男，57岁。3年前病后失调，肝木乘胃，水饮停中，于是胀痛哕吐，均以通利腑气为快，兼之命火不足，胃土乏生化之源，脉象沉弱，久则有胀满之虑。拟方善图，尚可向愈。

益智仁二钱半	砂仁壳钱半	通络散三分（布包）	防 己八分
姜半夏三钱	络石藤钱半	天仙藤一钱	肉桂子六分
川椒目五分	熟附片八分	白蔻衣一钱	南烛叶八分
橘皮络各八分	干 姜五分	伏龙肝一两（煎汤代水）	

三贴，水煎服，早晚各1次。

【案3】

夏某，男，48岁。肝胆厥阳之气，由胃上升于喉，初见喉间不利，状如物阻。近见肝木乘脾，脘中结痞，胀痛哕吐，食入反出，脉象沉弦。拟方缓图之。

制半夏三钱	川黄连四分	橘 皮钱半	干 姜四分
云茯苓三钱	射 干五分	煅赭石三钱	川贝母二钱
佛 手一钱	白蜂蜜三钱		

三贴，水煎服，早晚各1次。

二诊：前患梅核气，药后已解。唯肝胃违和，胸脘时痛，嗳腐，脉象沉弦。拟方进图，远烦戒怒为要。

香苏茎一钱五分	制半夏钱半	云茯苓三钱	天仙藤一钱
白蔻衣一钱	射 干八分	苏 子八分	防 己钱半
逐饮散三分（布包）	干 姜四分	橘皮络各八分	川贝母二钱

三贴，水煎服，早晚各1次。

【案4】

李某，女，42岁。肝气横逆，胃失冲和，气与痰搏，升而不降，每发时两乳疼痛，脘中亦痛，食入则阻，甚则作吐，脉象沉弦，已经两载有余。久则气结津枯，防成反胃，拟方缓图之。

射干片一钱	云茯苓三钱	苏子梗各八分	橘皮络各八分
旋覆花五分（布包）	杏仁泥二钱	煅赭石钱半	北细辛四分
明天麻钱半			

三贴，水煎服，早晚各 1 次。

【案 5】

周某，男，52 岁。肝木横逆，克脾犯胃，湿痰互结，上下不通，脘次左坚硬胀痛，哕吐酸水，脉象沉弦，已经两载有余。久则气结津枯，防成反胃，拟方缓图之。

姜半夏三钱	川黄连五分（姜汁炒）	淡吴萸五分	云茯苓三钱
砂仁壳钱半	野於术二钱五分	汉防己钱半	炙鸡内金三钱
橘皮络各五分	苏 梗一钱	伏龙肝钱半（布包）	

三贴，水煎服，早晚各 1 次。

【案 6】

乔某，女，46 岁。肝气郁遏，痰瘀阻塞，中脘有形，嘈杂且痛，历经有年，舌苔薄白，脉象细弦。拟方徐调。

苏 梗钱半	广陈皮钱半	川厚朴一钱	云茯苓三钱
九香虫九分	杭白芍二钱	郁 金钱半	广木香一钱
炒枳实一钱	白蔻衣一钱	荷 梗尺半	香橼皮钱半

三贴，水煎服，早晚各 1 次。

【案 7】

朱某，男，39 岁，1955 年初诊。劳伤抑郁伤肝，肝失条达，胃失冲和，胸脘阻逆胀痛，间行哕吐酸水，业经数载，舌苔薄滑，脉弦。法拟柔肝舒气缓图。

瓜蒌皮三钱	薤 白三钱	制半夏钱半	云茯苓三钱
乌 药钱半	郁 金钱半	广陈皮钱半	老木香一钱
炒枳壳钱半	川楝子三钱	延胡索钱半	降香屑三分
姜竹茹一钱			

三贴，水煎服，早晚各 1 次。

【案 8】

王某，女，44 岁，1955 年初诊。肝脾不和，胃失和降，气逆阻于中宫，头昏，寒热肢酸，胸脘胀痛，谷纳少思，延及数月。拟和解渗湿，舒气和胃。

醋炒柴胡五分　　　炒黄芩钱半　　　　郁　金钱半　　　制香附三钱
瓜蒌皮三钱　　　　薤白头三钱　　　　白　芍三钱（桂枝水炒）
当　归钱半（酒洗）　降　香三分　　　　川　芎五分　　　台乌药钱半
广陈皮钱半　　　　川楝子钱半

　　　　　　　　　　　　　　　　　　　　三贴，水煎服，早晚各1次。

【案9】

商某，男，55岁，1956年初诊。肝失条达，胃失冲和，气滞湿阻，头昏，胸脘闷胀，纳谷不香，舌苔薄白，脉细弦。拟方疏肝理气和胃。

苏　梗一钱　　　　制半夏钱半　　　　川朴花一钱　　　茯　苓三钱
郁　金钱半　　　　广陈皮钱半　　　　白蔻衣钱半　　　大腹皮钱半
建　曲三钱　　　　荷　梗钱半　　　　香橼皮钱半

　　　　　　　　　　　　　　　　　　　　三贴，水煎服，早晚各1次。

【案10】

王某，女，35岁，1955年初诊。始患感冒，表邪解而未透，时有寒热，唯气滞湿阻，郁于中宫，脘闷胀痛，纳谷不香，舌苔薄白，脉浮滑。拟方表里兼治。

苏薄荷钱半　　　　粉葛根三钱　　　　藿　香钱半　　　制半夏钱半
云茯苓三钱　　　　川黄连四分　　　　炒干姜四分　　　吴茱萸四分
广陈皮钱半　　　　制香附三钱　　　　炒枳壳钱半　　　川厚朴七分
白蔻仁五分（后下）焦六曲三钱

　　　　　　　　　　　　　　　　　　　　三贴，水煎服，早晚各1次。

【案11】

孟某，女，55岁，1955年初诊。气滞湿阻于中焦，脾胃运化失健。症见胸脘闷塞且痛，噫嗳频频，谷纳少思，舌苔薄腻，脉细弦。拟方理气畅中缓急，延久防变。

苏　梗钱半　　　　川厚朴一钱　　　　制半夏钱半　　　云茯苓三钱
制香附三钱　　　　乌　药钱半　　　　郁　金钱半　　　广陈皮钱半
炒枳壳钱半　　　　杏苡仁各三钱　　　荷　梗少许　　　降香屑五分
砂蔻仁各五分（杵，后下）

　　　　　　　　　　　　　　　　　　　　三贴，水煎服，早晚各1次。

【案 12】

徐某，男，35 岁，1955 年初诊。气滞湿郁，脾阳受困，健运失常，脘闷腹胀，谷纳少思，肢体酸楚，精神倦怠，舌苔薄白根腻，脉弦滑。拟方理气和胃。

苏　梗钱半	川厚朴一钱	制半夏钱半	云茯苓三钱
砂蔻衣各钱半	炒薏苡仁三钱	炒苍白术各钱半	炒枳壳钱半
大腹皮钱半	焦六曲三钱	炒谷麦芽各三钱	炙鸡内金钱半
六一散三钱（布包）			

三贴，水煎服，早晚各 1 次。

【案 13】

王某，女，35 岁，1954 年初诊。感受新凉，气痰互滞中宫，致令头昏，身热怯寒，胸脘闷胀，哕吐黏痰酸水，苔白根腻，脉象浮滑。法拟舒气化痰，兼以解表。

藿　香钱半	苏薄荷三钱	粉葛根三钱	淡黄芩钱半
荷　叶半元	制半夏三钱	赤白苓各三钱	川朴花一钱
青陈皮各钱半	炒枳壳钱半	郁　金钱半	焦六曲三钱
吴茱萸五分（川黄连水炒）			

三贴，水煎服，早晚各 1 次。

【案 14】

白某，女，33 岁，1975 年初诊。肝气郁结，横逆犯胃，以致胃脘疼痛，腹胀嗳气，纳谷不香，苔白，脉弦。治拟理气和胃。

老苏梗钱半	制半夏钱半	云茯苓三钱	白蔻衣一钱
广陈皮钱半	制香附三钱	干　姜五分	乌　药钱半
郁　金钱半	炒枳壳钱半	白蒺藜三钱	荷叶筋三钱
吴茱萸五分（川黄连水炒）			

三贴，水煎服，早晚各 1 次。

【案 15】

宋某，男，26 岁，1955 年初诊。肝失条达，胃失冲和，气郁不舒，头昏，脘次作痛，纳谷不香，嗳气则畅，舌苔薄滑，脉弦。拟方疏肝理气为治。

苏　梗钱半	制半夏钱半	茯　苓三钱	郁　金钱半
制香附三钱	乌　药钱半	广陈皮钱半	炒枳壳钱半

川楝子三钱（醋炒）　　延胡索钱半　　　　　降香屑五分

三贴，水煎服，早晚各 1 次。

【案 16】

朱某，女，39 岁。肝胃不和，气痰互郁，湿滞停中，以致头昏，脘闷作胀，咽似物阻，嗳气频频，舌苔薄滑，脉象弦滑。治拟理气化痰畅中。

瓜蒌皮三钱	制半夏钱半	象贝母三钱	茯　苓三钱
炒枳实八分	广陈皮钱半	川厚朴一钱	苏　梗一钱
郁　金钱半	射　干一钱	金橘叶七片	荷　梗少许
香橼皮钱半			

三贴，水煎服，早晚各 1 次。

【案 17】

陈某，女，48 岁，1956 年初诊。肝气横逆，犯于胃土，以致头昏，脘腹胀痛，哕吐酸水，延及多日，苔白，脉弦滑。拟方理气和胃。

苏　梗钱半	制半夏三钱	云茯苓三钱	干　姜五分
制香附三钱	乌　药钱半	木　香一钱	青陈皮各钱半
象贝母三钱	黄　连三分	炒吴萸五分	

三贴，水煎服，早晚各 1 次。

【案 18】

蒋某，男，32 岁，工人，1956 年 7 月初诊。劳伤，肝胃不和，兼感暑湿，致令头昏、脘闷，腰酸楚，舌苔薄腻，脉弦。拟方理气和胃，兼疏通经络。

苏　梗钱半	川朴花一钱	制半夏钱半	茯　苓三钱
炒枳壳钱半	制香附三钱	广陈皮钱半	当归身钱半
川杜仲三钱	络石藤三钱	桑寄生三钱	
西砂仁五分（后下）	白　芍三钱（桂枝水炒）		

三贴，水煎服，早晚各 1 次。

【案 19】

殷某，男，42 岁，本城人。肝气郁结，失于疏泄，横逆犯胃，而致头昏，气逆噫嗳，胸脘刺痛，嘈杂不舒，舌苔薄白，脉弦滑。治宜理气和络止痛。

苏　梗钱半	醋制半夏钱半	煅赭石三钱	射干片一钱
郁　金钱半	橘　皮钱半	橘　红一钱	炒黄芩钱半
炒山栀钱半	桑　叶三钱	竹　茹一钱	

黄连五分（吴茱萸炒）粉丹皮钱半

三贴，水煎服，早晚各 1 次。

【案 20】

戴某，男，30 岁，射阳人。劳累过伤，肝胃不和，气滞湿郁中宫，以致头昏，胸脘虚膨且肿，舌苔薄腻，脉细弦。法宜舒气化痰，徐以图之。

云茯苓三钱	大腹皮二钱	制香附三钱	广陈皮钱半
炒薏苡仁三钱	乌 药钱半	郁 金钱半	制半夏钱半
苏 梗钱半	川厚朴花一钱	炒枳壳钱半	香橼皮钱半
冬瓜子皮各三钱			

三贴，水煎服，早晚各 1 次。

【案 21】

薛某，女，19 岁，南洋人，1956 年初诊。年幼劳伤，肝胃不和，头昏且痛，脘闷作胀，肢体酸楚，纳谷不香，舌苔薄白，脉弦滑。拟方先予理气和胃，不宜劳累。

藿 香钱半	苏薄荷钱半	霜桑叶三钱	天 麻一钱
炒枳壳钱半	川厚朴一钱	广陈皮钱半	郁 金钱半
制香附三钱	菊花炭钱半	云茯苓三钱	香橼皮钱半

三贴，水煎服，早晚各 1 次。

【案 22】

沈某，男，39 岁，工人，1956 年初诊。悉由劳力伤络，气机不展，胃脘疼痛，时有针刺之感，胀满不舒，舌质淡红，苔薄滑，脉弦滑。治宜理气和血止痛。

当归身钱半	大白芍三钱	五灵脂二钱（布包）	制香附三钱
乌 药钱半	制半夏钱半	广陈皮钱半	云茯苓三钱
苏 梗钱半	木 瓜三钱	延胡索钱半	玫瑰花五朵
降香屑五分			

三贴，水煎服，早晚各 1 次。

【案 23】

张某，男，68 岁，1965 年初诊。悉由急躁忿怒，而感胸闷不畅，呃逆有声，频频不止，胃脘作胀不适，纳谷不香，舌苔薄滑，脉弦滑。肝木失疏，气逆向上，治拟降逆和胃。

代赭石三钱	旋覆花八分（布包）	制半夏钱半	炒枳壳钱半

橘皮仁各钱半　　　　砂　仁五分(后下)　　南沙参三钱　　　柿　蒂五枚
丁　香七分

两贴，水煎服，早晚各 1 次。

二诊：前方服后呃逆得平，仍感腹胀，大便不畅，伴有气喘。再从前法，去南沙参、丁香、柿蒂，加瓜蒌仁，再图进展。

三诊：药后大便得以畅通，腹胀亦消，呃逆未作。诸症悉愈，再拟条达气机，巩固疗效。

苏　梗钱半　　　　川朴花八分　　　　制半夏钱半　　　　茯　苓三钱
佛手片一钱　　　　砂蔻衣各钱半　　　炒枳壳钱半　　　　采云曲三钱
炙鸡内金二钱　　　炒白术二钱　　　　炒谷麦芽各三钱　　大腹皮二钱

三贴，水煎服，早晚各 1 次。

体会：胃痛又称胃脘痛，《灵枢·邪气脏腑病形》云："胃病者，腹䐜胀，胃脘当心而痛。"其伴有嘈杂、泛酸或黑便等症。本病民间俗称"肝胃气"，临床以情志怫郁、气机横逆而致肝胃不和型多见。《内经》曰："木郁之发，民病胃脘当心而痛。"《景岳全书》指出："胃脘痛症多因食、因寒、因气不顺者；然而因食因寒，亦无皆关于气。盖食停则气滞，寒留则气凝。"

气行则血行，气滞则血凝；如气郁日久，久痛入络，亦可成瘀血痛证，故而气机升降失常乃本病之关键。本病施治，朱丹溪谓"诸痛不可补气"。至清代叶天士《临证指南医案》又指出："胃被肝所乘，法当补胃，但胃属腑阳，凡六腑以通为补。"在治疗法则上，叶天士提出："以泄肝和胃为纲，用药以苦辛为主，以酸佐之，如肝犯胃，而胃阳不衰有火者，泄肝则用芩、连、楝之苦寒；如胃阳衰者稍减苦寒，用苦辛酸热，此其大旨也。"纵观阮氏几位先贤，治疗胃痛上效叶氏之说，下则各阐己见，临床施治，常拟通调气机、疏肝和胃为大法，喜用四七汤之类方药加减，很少用辛温、燥热之药，以免劫肝耗津。偏于寒者，加用良附丸；偏于热者，酌用芩、栀或左金丸苦辛并进；泛酸者，用瓦楞子、乌贼骨、灶心土；腹胀嗳气，用大腹皮、大腹子、木香、枳壳；痛久入络，兼有瘀阻之象，用当归、赤芍、九香虫、制乳没等活血化瘀之品，收效亦著；理气常用佛手、绿梅花、金橘叶、香橼皮、代代花等芬芳轻灵之类。诚如前人所谓："疏肝不忘和胃，理气还防伤阴。"近时常见胃痛腹胀嗳气者，医者常拟甘温建中之法，大剂参、芪、生熟地黄之味，不加细辨，愈补愈胀愈痛，为生弊端。余习医以来，遵先辈之法，切记辨证要点而分型施治。诸病愈后，细虑脾胃同居中州，升降之枢纽为后天之本，故当治以健脾和胃，方选四君子汤加减，以善其后，缓治其本。

附：胃痛诊治八法

先生熟读经典，涉猎诸家学说，临床诊治胃痛颇有见著。观先生医案，其诊治要点，略述于后。

1. 首重胃气，以固其本

胃为六腑之一，与脾合称后天之本；为五谷之腑，又号太仓。水谷入口，皆注于胃，"散精于肝""淫气于筋""浊气归心""经气归于肺"，故称"胃者，五谷之海"。其气和调于五脏，洒陈于六腑，成为奉养生身之大源。《内经》云："五脏六腑皆禀气于胃。"概而言之，则曰："人以胃气为本。"其又体现在疾病的发展及转归中，胃气起着主导作用。李东垣指出："胃虚则五脏六腑、十二经、十五络、四肢皆不得营卫之气，而有痛生也。"故先生多年临床实践深切体会到"凡欲察病者，必须先察胃气"。尝谓："人有胃气则生，无胃气则死。"明代医家缪希雍说："谷气者，譬国家之饷道也，饷道一绝，则万众立散；胃气一败，则百药难施。"所以"治阴阳诸虚病，皆当以保护胃气为急"。在治疗疾病过程中，先生首重胃气盛衰，取方轻灵，用药不宜攻伐、苦寒太过，以免耗伤胃气。对于久病、重病、老年人之病，这点尤为重要。若胃气一败，后天化源告竭，终成败局。此临床屡见不鲜。因此，大病初愈，邪气一退，需宜甘平养胃，扶正固元，饮食进，胃强而安和五脏。实践证明，注意扶持胃气是建立在整体观念基础上的，是临床辨证的精髓部分。而养胃扶正以祛邪、通调气机以和胃又为具体运用的主要治疗措施。

2. 舒展通降，以调气机

适应证：胸闷不畅，嗳气频频，胃脘胀满，脘痛连胁，时欲作泛欲吐酸水，舌苔薄白，脉弦。胃痛，民间俗称肝胃气，临床以情志怫郁、气机不畅类型为多见，由于肝气郁积，横逆犯胃，胃失通降而见诸症。张景岳指出："胃脘痛证，多因食因寒，因气不顺者。然而因食因寒，亦无皆关于气。"因此气机郁积、升降失调是本病之关键，法当理气和。亦如叶天士《临证指南医案》所说："胃被肝所乘，法当补胃，但胃属腑阳，凡六腑以通为补。"时人却多用柴胡疏肝饮加减，而先生深信"柴胡劫肝阴"之说，喜用四七汤加减，药用苏梗、制半夏、川厚朴、茯苓、白术、佛手、木香、枳壳、金橘叶、香橼皮之类。疼痛加川楝子、延胡索；气逆噫嗳加代赭石、旋覆花、沉香花；腹部胀满酌加乌药行气消胀。用药同时注意忌刚用柔，做到疏肝不忘和胃，理气还防伤阴，辛燥耗气药物，药量较轻。

3. 苦降辛通，以调升降

脾胃不健，升降失常，寒热互结，清浊相干，故见心下痞满，作胀不舒，嗳气频频，口苦心烦，时有嘈杂欲吐。治拟辛开苦降，寒热并投。选方以仲景半夏泻心汤为主。药用制半夏、炒黄芩、黄连、干姜、淡吴萸、太子参、白术、甘草。疼痛加川楝子、延胡索；痞满胀甚去参、草之味，加木香、枳壳；嗳气频频加佛手、绿梅花、金橘叶、香橼皮芳香理气之味；胁痛者加醋柴胡、醋制香附。药宜轻灵条达，即前人谓"治肝即可安胃"之说。

4. 温中和胃，以散寒止痛

适应证：胃痛时作，畏寒喜暖，喜饮热饮。痛时温熨按之则舒，时有泛吐清水。舌苔薄白，脉细缓。寒邪犯胃，或食生冷，寒积于中，阳被寒遏，气机不展而致疼痛。选方以良附丸加味。药用高良姜、制香附、荜澄茄温中止痛；太子参、白术健脾益气；半夏温胃止吐；陈皮、佛手、沉香花、香橼皮理气畅中，和胃止痛。

5. 活血止痛，以化瘀阻

适应证：胃脘疼痛，痛有定处，痛如针刺，伴嗳气、口苦作干，舌边有紫斑，脉涩。气滞日久，瘀阻脉络，治疗应活血止痛，兼化瘀阻。方选血府逐瘀汤合手拈散加减，药用当归、赤芍、川芎、桃仁、红花、五灵脂、玫瑰花。疼痛加制乳香、没药、延胡索等味；亦可加醋炒柴胡、郁金、枳壳行气之品；疼痛甚加虫类药物，如炙九香虫、炙刺猬皮。"气行则血行"。理气之药不宜用辛温耗气伤津之味。至于胃痛引起的吐血、便血在血证中别有议论。

注：手拈散出自程钟龄《医学心悟》，由醋炒延胡索、醋炒香附、醋炒五灵脂、酒炒没药组成。

6. 温化痰饮，以鼓胃阳

适应证：头昏如蒙，目眩，胸闷不畅，泛吐痰涎，并见胃痛嘈杂，舌苔薄白腻，脉濡。水谷精气得脾之健运，肾之温煦。三焦之气化，以生气血津液，营养全身。如脾胃虚弱，中阳不振，运化失职，输布失司则可成饮成痰。《金匮要略》云"其人素盛今瘦，水走肠间，沥沥有声，谓之痰饮"，即指饮在肠胃。饮停中焦，气机不利，故见胸闷、胃痛时作；浊邪上逆、胃阳受戕而见泛泛欲吐。饮为阴邪，得温则化，选方以苓桂术甘汤加减，药用茯苓、桂枝、白术、甘草温化痰饮。眩晕者加天麻；呕吐甚者加黄连、干姜，苦辛并用；气逆噫嗳呃逆者加丁香、柿蒂，降逆止呃；症状偏热者可选用温胆汤加减。

7. 甘寒生津，以养胃阴

适应证：胃痛隐隐，时发低热，口燥咽干，胃脘时有灼热感，大便时干，舌红少津，脉象细弦。胃属阳明而主燥，属阳土，以阳气为本，赖津液之濡养。胃者体阳而用阴，由于呕吐、发热，药过辛燥，郁热伤阴，津液内耗，胃络失养，而感胃痛隐隐，胃有灼热；津不上乘，而觉咽燥口苦；肠道失润而见便燥。治当甘寒生津养胃。方选一贯煎加减，药用南沙参、麦冬、生地黄、枸杞子、石斛、当归等。便秘者加瓜蒌霜、火麻仁；胃脘灼热者加蒲公英、菝葜，用于津伤胃痛，有益胃生津之效。另外亦可加佛手、陈皮、梅花等清香理气、开胃不伤阴之品，以助药力。

8. 大病瘥后，重在调理脾胃

脾胃为后天之本，气血生化之源。胃气旺则五脏受荫，胃气伤则百病丛生。大病之后，气血不充，脾胃受损，治当调理脾胃，建运中州，以复气血生化之源。诚如张路玉所说："故凡病之气虚不愈，诸药不效者，唯有益胃、补肾两途。"先生一般选方以香砂六君子汤加减，培建中土，使药气四达，周身气机流通，水谷精微得以敷布。贫血者，可配以四物汤随症施治。六君子汤为健脾益气之剂，用于治疗胃痛，理在脾胃表里相合，络脉相通，气血循回浑然一体，故健脾益气即在治胃。

腹 痛

【案1】

马某，男，60岁，博爱镇人。寒湿内伏，经感而发，头昏身热，怯寒，脘闷腹痛，肢酸，苔白根腻，延及数日。法拟燥湿宣解，理气图之，免生枝节。

藿 香钱半	白 芍三钱（桂枝水炒）	广陈皮钱半	制半夏钱半
赤白苓各三钱	苏薄荷钱半	肉桂子六分	制香附三钱
粉葛根三钱	炙甘草五分	木 香一钱	炒枳壳钱半

三贴，水煎服，早晚各1次。

【案2】

蔡某，女，52岁，南洋人。寒湿凝于下焦，头昏脘闷，腹胀而痛，寒热不清，肢体酸楚，业经旬日。法拟和解渗湿，理气图之，严防痛久，厥逆之变。

炒归身钱半	醋柴胡三分	制香附三钱	白 芍三钱

桂　枝五分（水炒）	肉桂子七分	台乌药钱半	抚川芎五分
炙甘草五分	延胡索钱半	广陈皮钱半	制乳没各一钱
琥　珀三分（冲服）	赤白苓各三钱		

三贴，水煎服，早晚各1次。

体会： 人身背为阳，腹为阴，大抵腹痛寒邪为多，热邪很少。感寒腹痛者，气滞阳衰，治在温中，故用熟附片、肉桂温中补阳，散寒止痛；白芍配甘草，酸甘而治腹痛；木香、枳壳、大腹皮理气消胀。先生用白芍常用桂枝水炒入，因为大多腹痛因阳气闭塞，络脉痹阻，取桂枝温经通阳，振发阳气。但恐其辛温发散，故以白芍既能养血通络，又能酸收浮阳之气。

泄　泻

【案1】

彭某，女，23岁，1955年初诊。脾阳不振，气滞湿郁，头昏脘闷，腹胀且痛，大便泄泻溏稀，肢体酸楚，谷纳少思，精神倦怠，舌苔薄滑，脉滑。拟方燥湿健脾。

炒苍术钱半	白　术钱半	川厚朴一钱	广陈皮钱半
云茯苓三钱	煨木香一钱	砂蔻衣各钱半	制香附三钱
苏　梗一钱	大腹皮钱半	冬瓜皮钱半	

三贴，水煎服，早晚各1次。

【案2】

徐某，男，35岁，工人。患泄泻已有旬余，经服健脾助运之剂，诸恙均已好转，仍有腹痛时作，大便时干时溏、无黏液，舌苔薄白，脉缓。再以温阳健脾。

熟附片一钱	制半夏一钱	生苡仁三钱	云茯苓三钱
白蔻衣钱半	青　皮钱半	苏　梗钱半	泽　泻钱半
广陈皮钱半	煨木香一钱	大腹子一钱	大腹皮钱半
香橼皮钱半	生　姜二片		

三贴，水煎服，早晚各1次。

【案3】

曹某，男，18岁。脾阳不运，气滞湿阻，身热，脘闷腹胀，大便泄泻稀溏、夹有白冻，舌苔薄白，脉细弦。拟方疏邪外达，兼以燥湿健脾。

煨葛根三钱	煨木香一钱	制茅术钱半	赤猪苓各三钱

| 海南子钱半 | 建　曲三钱 | 青陈皮各钱半 | 川厚朴五分 |
| 青防风钱半 | 煨白芍二钱 | 陈仓米三钱 | |

三贴，水煎服，早晚各 1 次。

【案 4】

陈某，男，27 岁，1956 年 1 月初诊。脾阳不振，暑湿内伏，脾胃运化失司，脘闷腹胀，大便泄泻溏稀、日行数次，时有身热，舌苔薄白腻，脉滑。宜芳化和中，健脾燥湿。

炒苍白术各钱半	川厚朴一钱	陈　皮钱半	云茯苓三钱
炒枳壳钱半	采云曲三钱	炒薏苡仁三钱	砂　衣钱半
炙鸡内金钱半	木　香一钱	香橼皮钱半	炒冬瓜仁三钱

三贴，水煎服，早晚各 1 次。

【案 5】

胡某，女，33 岁，1952 年初诊。前患泄泻，药后好转，客感新凉，兼之饮食不洁，运化失健，而感身热，大便溏稀、日行数次，腹痛肠鸣，纳谷不香，肢体酸楚，舌苔薄白腻，脉滑。拟方燥湿健脾。

炒苍白术各钱半	木　香一钱	炒黄芩钱半	煨防风一钱
煨葛根三钱	青陈皮各钱半	煨白芍三钱	六和曲三钱
海南子一钱	泽　泻钱半	赤猪苓各三钱	肉桂子三分
车前子三钱（布包）			

三贴，水煎服，早晚各 1 次。

【案 6】

张某，女，26 岁，南洋人，1956 年初诊。脾虚湿盛，中州健运失司，头昏脘闷，腹胀，大便溏稀、日行数次，苔白脉濡。治拟燥湿健脾。

炒苍白术各钱半	炒枳壳钱半	云茯苓三钱	木　香一钱
青陈皮各钱半	泽　泻钱半	防　己钱半	扁豆衣钱半
冬瓜仁三钱	陈仓米三钱	煨　姜二片	

三贴，水煎服，早晚各 1 次。

【案 7】

刘某，女，49 岁，上冈人，1955 年初诊。刻感新凉，头昏，身热怯寒，脘闷腹痛，大便溏稀，肢体酸楚，遍体浮肿，苔白滑、脉浮滑。拟方宣解渗湿为治，免生歧变。

| 川桂枝五分 | 粉葛根三钱 | 制香附三钱 | 大白芍三钱 |

肉桂子五分	煨木香一钱	苏　叶一钱	炙甘草六分
广陈皮钱半	赤白苓各三钱	大腹皮钱半	苍术炭钱半
枇杷叶钱半（布包）	煨　姜二片		

三贴，水煎服，早晚各1次。

淋　证

【案1】

孙某，女，30岁。暑湿内蕴，湿热郁于下焦，膀胱之气不化，以致下腹作胀，小溲短数时痛，舌苔薄黄，脉滑。拟方清热渗湿。

川草薢三钱	乌　药一钱	西滑石三钱（布包）	细木通钱半
赤白苓各三钱	益智仁二钱	炒山栀三钱	甘草梢一钱
车前子三钱（布包）	淡竹叶二十片		

三贴，水煎服，早晚各1次。

【案2】

解某，男，35岁，1964年初诊。感受新凉，湿热内蕴下焦，州都气化失宣，小溲频数，解时茎中疼痛，淋沥不清，下腹作胀，舌苔薄白，脉弦滑。拟方清热利湿。

云茯苓三钱	川草薢三钱	乌　药钱半	甘草梢八分
萹　蓄三钱	天　冬三钱	炒黄柏三钱	冬葵子三钱
茯　苓三钱	泽　泻二钱	滑　石三钱（布包）	

三贴，水煎服，早晚各1次。

二诊：服前方后湿热渐清，尿痛已愈，下腹作胀亦松，小溲得畅。继以前法，原方去天冬，加生地黄三钱。

体会：湿热下注，膀胱气化失司而见热淋之证。先生方选草薢分清饮合八正散联合施治，并加淡渗利湿之味。湿热得清，气化得宣，痛自转机。

痹　证

【案1】

李某，男，46岁。夏令调治，咳逆作哕已解，唯风入络，腰脊疼痛，两腿酸楚，脘腹不适，寒热往来，舌苔薄白，脉象浮滑。治拟祛风活络。

天仙藤三钱	制茅术钱半	络石藤三钱	桂　枝六分
木防己钱半	海桐皮二钱	桑寄生三钱	宣木瓜三钱

金毛狗脊三钱　　　银柴胡八分　　　　云茯苓三钱　　　炙鸡内金二钱
丝瓜络三钱

　　　　　　　　　　　　　　　　　三贴，水煎服，早晚各 1 次。

【案 2】

袁某，男，50 岁，1956 年初诊。风湿袭于经络，腰部酸痛，下肢酸楚，苔白脉滑。宜祛风通络治之。

桂　枝五分　　　　杜　仲二钱　　　茯　苓三钱　　　制茅术一钱
络石藤钱半　　　　广陈皮钱半　　　防风己各钱半　　威灵仙钱半
木　香一钱　　　　炒枳壳钱半　　　川厚朴花一钱　　省头草钱半

　　　　　　　　　　　　　　　　　五贴，水煎服，早晚各 1 次。

【案 3】

蒋某，男，23 岁，龙冈人。寒湿窜筋，头昏，肢体疼痛，延已有日，舌苔薄滑，脉浮滑。拟方祛寒和络。

川桂枝五分　　　　宣木瓜三钱　　　丝瓜络二钱　　　制茅术一钱
络石藤三钱　　　　羌独活各一钱　　防风己各钱半　　川牛膝三钱
炒薏苡仁三钱　　　威灵仙钱半　　　桑寄生三钱

　　　　　　　　　　　　　　　　　三贴，水煎服，早晚各 1 次。

【案 4】

杨某，女，32 岁。天癸不调，先后不一，先期而多，血不荣筋，遍身痹痛；肝阳上升，胸中懊恼，头目不清。脉象弦滑，症情多歧。拟方次第图之。

制半夏二钱　　　　秦　艽二钱　　　宣木瓜三钱　　　络石藤三钱
瓜蒌霜钱半（布包）路路通六枚　　　豨莶草三钱　　　橘皮络各八分
防　己八分　　　　甜瓜瓣钱半　　　鹿衔草钱半　　　苦竹根钱半
桑寄生三钱　　　　通络散三分（布包）

　　　　　　　　　　　　　　　　　五贴，水煎服，早晚各 1 次。

体会：寒为阴性，其邪留滞，寒湿入络，营卫之气滞而不行，而致遍身作痛，法宜温通经络。案中选蠲痹汤加减。桂枝、羌活、独活、防风等祛风散寒，温通经络；威灵仙、桑寄生、牛膝、络石藤均有祛风散寒、温经通络之效；薏苡仁、防己祛湿通络。

胸　痛

【案例】

陈某，56 岁。肝气横逆，肺胃合病，胸膺窜痛，起于客冬，遍身痹痛，苔薄白，脉细。拟方宽胸理气，和络止痛。

瓜蒌皮钱半	薤白头二钱	杏　仁二钱	川贝母二钱
郁　金钱半	旋覆花八分（布包）	制半夏钱半	云茯苓三钱
射　干八分	橘皮络各八分	醋香附三钱	延胡索二钱

三贴，水煎服，早晚各 1 次。

癫　痫

【案 1】

蔡某，女，36 岁。体半气虚，多郁多痰，痰蕴肝胆，致成惊痫，已发两次，天癸不调，逾期而至，胀痛并见，阴分不见，内热熏灼，苔薄，脉细弦。证势两歧，拟次第图之。

益母花八分	茜草根钱半	煨白芍三钱	抱茯神二钱
四制香附米钱半	炙甘草八分	橘皮络各八分	墨鱼骨四钱
郁　金钱半	苏　梗一钱	牵正散钱半（布包）	鸡血藤膏三钱

三贴，水煎服，早晚各 1 次。

体会：原有癫病旧疾，兼之天癸当期。肝风内动，内热熏灼，经血来潮，气滞瘀阻，症成两歧。所谓"治风先治血，血行风自灭"。益母花、茜草根、白芍、鸡血藤膏调和血分；香附、郁金、橘皮络理气解郁；茯神定志安神；牵正散具有息风定痉之效。辨证灵活，故而获效。

【案 2】

杨某，男，14 岁。先后天不足，自小惊风失调，致成痫证，年余一发，湿痰困脾，二脉络瘀舌本，舌关不转，语言不清，舌苔薄腻，脉象细滑。久延非宜。

天仙藤八分	制南星七分	醋炒青皮五分	木　瓜钱半
炙僵蚕八分	炙全蝎三分	竹节附子一钱	汉防己八分
橘皮络各八分	制半夏八分	云茯苓三钱	白蔻衣一钱

三贴，水煎服，早晚各 1 次。

体会：气痰互郁，肝风内动，上扰神明，心不藏神，发为癫痫。方以牵正散搜风解痉；制南星豁痰开窍；半夏、橘红清化痰浊；天仙藤、木瓜舒筋活络；茯苓渗湿。小儿惊痫，风痰入络，上扰神明，治当息风豁痰止痉为要旨。

黄 疸

【案例】

王某，男，25岁。劳倦饥饱不均，肝胃不和，气滞湿郁，脘闷腹胀，目黄，溲黄，纳谷少思，舌苔薄腻根厚，脉弦滑。法拟舒气和胃渗湿为治。

茵　陈三钱	薏苡仁三钱	制半夏钱半	炒山栀三钱
通　草七分	川厚朴一钱	焦六曲三钱	荷　叶半元

三贴，水煎服，早晚各1次。

体会：黄疸一症以目黄、尿黄为主要特点，因湿热内蕴肝胆，肝胆失疏，胆汁外溢而成。本案拟茵陈蒿汤加减，重在利湿退黄，亦如仲景在《金匮要略》中所说："诸病黄家，但利其小便。"

胁 痛

【案1】

陈某，女，35岁，工人，1965年10月初诊。患者慢性肝炎病史近5年，刻因疲劳，两胁作胀不适，尤以右胁疼痛为著，痛时有针刺感，时有嗳气，纳谷不香，肢体倦怠乏力，大便干燥，舌苔薄滑、边有紫痕，脉象弦滑。肝脾失调，气滞瘀阻脉络。先予活血通络，肝脾同治。

当　归三钱	赤　芍三钱	醋炒柴胡一钱	粉丹皮三钱
丹　参三钱	川楝子三钱	延胡索三钱	桃　仁二钱
酒炒大黄二钱	制乳没各八分	九香虫一钱	玫瑰花钱半
佛手花钱半			

三贴，水煎服，早晚各1次。

二诊：服前方后大便得畅，右胁疼痛得减，未有针刺痛感，仍感腹胀、纳差。治从前法，去大黄、制乳没、九香虫，加醋香附、炒枳壳、炙鸡内金。

三诊：前服疏肝运脾之剂，右胁疼痛未作，腹胀已消，饮食增进。继从前方加减。前后服药两个月，诸恙渐愈。

【案2】

陈某，男，28岁，1955年初诊。恙由劳伤络脉，左胸胁作痛，曾经痰中带红，头昏，脘闷，谷纳少思，精神不振，延及多日。法拟柔肝疏气和络，佐以缓图静养为治。

当归身钱半（酒炒）	五灵脂钱半（布包）	制香附三钱	赤白芍各三钱
延胡索钱半	广陈皮钱半	瓜蒌皮钱半	薤白头钱半
台乌药钱半	光杏仁三钱	丹参皮各钱半	姜竹茹五分
炙杷叶钱半（布包）			

三贴，水煎服，早晚各 1 次。

【案 3】

贾某，男，31 岁，工人。劳累伤络，肝胃不和，以致头昏，胸胁作痛，舌苔薄滑，脉弦，已延多日。法拟理气和络止痛。

当归尾二钱	制半夏钱半	瓜蒌皮三钱	赤　芍三钱
象贝母钱半	郁　金钱半	桃杏仁各钱半	橘　皮钱半
橘　红一钱	制香附三钱	云茯苓三钱	乌　药钱半
木　瓜钱半			

三贴，水煎服，早晚各 1 次。

【案 4】

陈某，男，17 岁。劳伤，肝气横逆，脘胁作痛，痛时有针刺感，舌苔薄滑，脉弦。气机不展，瘀阻脉络。拟方理气和络止痛。

当归身钱半	五灵脂钱半（布包）	云茯苓三钱	大白芍三钱
延胡索钱半	香附米三钱	乌　药钱半	广陈皮钱半
地黄三钱（砂仁水炒）	制乳没各五分	木　瓜三钱	川牛膝三钱

四贴，水煎服，早晚各 1 次。

体会：胁痛一症是两胁疼痛，属肝胆为病，不外气血两端。胁为肝之分野，肝失疏泄，先则两胁疼痛，痛久入络，瘀阻络脉，胁痛如刺。如胸痛，先予瓜蒌薤白汤宽胸理气，加和络止痛之味，如川楝子、延胡索。胁痛作胀，以香附旋覆花汤加减，理气和络。症见瘀阻脉络之象，"瘀则易消，易通"，取当归、赤芍、桃仁、牡丹皮、丹参、大黄活血化瘀；乳香、没药、九香虫祛瘀止痛；柴胡疏达肝气；佛手花、玫瑰花理气和血不伤阴。气行血散，则疼痛自愈。

眩　晕

【案 1】

林某，女，35 岁，1956 年 7 月初诊。肝脾不和，天癸失调，健运失常，胃失冲和，气痰互滞中宫，以致头昏眩晕，胸脘懊忱闷胀，吐酸水黏痰。拟方理气化痰。

瓜蒌皮三钱	制半夏三钱	象贝母三钱	云茯苓三钱
郁　金钱半	广陈皮钱半	佛手花一钱	川朴花一钱
苏　梗一钱	炒枳壳钱半	娑罗子一粒	

砂蔻仁各五分（后下）吴茱萸五分（黄连五分水炒）

三贴，水煎服，早晚各1次。

【案2】

张某，女，52岁，工人。肝阳上扰，清空失旷，痰湿内蕴，以致头昏眩晕，如坐舟中，泛泛欲吐。舌苔白腻，脉弦滑。拟方平肝化痰，升清降浊。

明天麻钱半	石决明三钱（先煎）	甘菊花钱半	郁　金钱半
茯神苓各三钱	福橘红一钱	橘　皮钱半	浙贝母钱半
瓜蒌皮霜各一钱	苏　梗一钱	炒山栀钱半	竹　茹一钱

三贴，水煎服，早晚各1次。

【案3】

张某，女，52岁。阴虚肝旺，胃失冲和，气痰互滞，致令头昏而晕，胸脘闷塞，懊恼，哕吐黏痰，舌苔薄白腻，脉弦滑。业经数日，拟方平肝化痰。

明天麻钱半	制半夏钱半	茯苓神各三钱	甘菊花钱半
浙贝母二钱	福橘皮红各钱半	苏　梗一钱	瓜蒌皮钱半
麸炒枳实七分	郁　金钱半	吴茱萸五分（黄连四分水炒）	
姜竹茹五分	荷　梗尺许		

三贴，水煎服，早晚各1次。

体会：《内经》曰："诸风掉眩，皆属于肝。"眩晕一症不外乎风阳上旋，需分夹火、夹痰以治之。昔人云："无痰不作眩。"今观先生医案多为湿痰阻遏，清阳不升，常用半夏天麻白术汤加减；以温胆汤清化痰浊，呕吐者用左金丸苦降辛通，阴虚火旺者加山栀等清泄肝火之品。有眩晕者，属内伤气血亏虚者又当别论，当详情辨证施治。

疝　气

【案例】

朱某，男，40岁，职员。烦劳过度，气虚下坠，睾丸坠大，时发时愈，苔白，脉细。拟补中益气法缓图，静养为法。

南沙参三钱	炙黄芪三钱	炙升麻五分	荔枝核七粒

三贴，水煎服，早晚各1次。

体会：患者恙由劳累过度，中气下陷，升举无应，而致睾丸坠大。古人有"治疝必先治气"之说。方选补中益气汤加减，旨在升提，药证合拍。

郁　证

【案1】

张某，女，50岁，工人。痰热郁于肝胆，延经数月，头眩口干，胸闷不食，时有错语，舌苔微腻，脉弦滑。宜开怀静养，庶几易生歧变。

朱衣茯苓三钱	鲜石斛三钱	煅磁石三钱（先煎）	薄橘红钱半
漂青黛二分（布包）	淡昆布三钱	远志肉钱半	半夏曲钱半
姜竹茹钱半	京菖蒲七分	朱衣灯心二分	
郁　金二钱（明矾水炒）			

三贴，水煎服，早晚各1次。

体会：朱丹溪曰："血气冲和，万病不生，一有怫郁，诸病生焉。"病从情怀抑郁不畅，气郁化火，火性炎上，循肝脉上行，故见头眩口干；痰热内蕴，上扰神明，故时有言语错乱。近代名家秦伯未先生述："凡郁病必先气病，气得疏通，郁于何也。"先生选疏肝理气、清化痰热之方，如涤痰汤、二陈汤等加减，可谓方药中綮。

【案2】

李某，男，19岁。郁痰聚于肝胆，犯于心包，神志昏迷，懒于言语，舌苔薄黄腻，脉弦。拟方息风化痰。

抱木茯神三钱	橘皮络各钱半	炙鸡内金二钱	陈胆星一钱
霜桑叶三钱	郁　金二钱	粉丹皮三钱	茯　苓三钱
川贝母钱半			

三贴，水煎服，早晚各1次。

水　肿

【案例】

陈某，男，11岁，1955年初诊。风邪内束，湿气未化，头昏，肢面浮肿，舌苔薄，脉细滑。证成风水之候。拟方宣肺疏风利水。

苏　叶一钱	防风己各钱半	五加皮二钱	赤白苓各三钱
炒苍白术各钱半	大腹皮钱半	青陈皮各钱半	桑白皮钱半
川朴花一钱	泽　泻钱半	薏苡仁根一两五钱（煎汤代水）	

冬瓜子皮各一两五钱（煎汤代水）

三贴，早晚各1次。

二诊：案列前章，今不再赘。

云茯苓三钱	防风己各钱半	苏　梗一钱	青陈皮各钱半
五加皮三钱	大腹皮三钱	土炒白术钱半	炒枳壳一钱
泽　泻钱半	桑白皮三钱	生姜皮一钱	

苡仁根一两五钱（煎汤代水）　　　　　冬瓜子皮各一两五钱（煎汤代水）

三贴，早晚各1次。

三诊：前后服药多贴，肢面浮肿已消，仍感头昏乏力，脘腹肿胀，此乃脾阳不振、气滞湿阻之象。法从健脾渗湿缓图。

当归身钱半	赤白芍各钱半	炒薏苡仁五钱	五加皮三钱
广陈皮钱半	赤白苓各三钱	苏　叶六分	泽　泻钱半
川　芎五分	桑白皮二钱	防风己各钱半	

冬瓜子皮各一两五钱（煎汤代水）

三贴，早晚各1次。

体会：肺主一身之表，外合皮毛。风邪侵袭。肺气不宣，气滞则水不行，外溢肌肤而为水肿。《金匮要略》云："诸有水者，腰以下肿，当利小便；腰以上肿，当发汗乃愈。"本案当属风水之例，治当微以发汗，配合五皮饮、五苓散渗湿利水。泻表行水，水肿可消。如病情久延不愈，势必累及于肾，可当运用健脾益肾之。

自　汗

【案例】

曹某，女，54岁。原患腹胀，经治渐消，近来唯感气虚自汗，舌苔薄滑，脉细。虚实夹杂，证多歧变。拟方徐徐调之。

米水炒北沙参三钱	白蔻衣一钱	白茯苓三钱	朱茯神三钱
炙黄芪三钱	煨白芍二钱	炒苍白术各钱半	川朴花一钱
广陈皮钱半	麸炒枳实七分	炙鸡内金钱半	生甘草五分
红　枣五枚	煨　姜一片	糯稻根一两（煎汤代水）	

三贴，水煎服，早晚各1次。

痰　饮

【案1】

陈某，女，46岁。血不养肝，肝气入络，痰饮乘虚而入，于是四肢窜痛，间或成瘖，胁右亦成气瘰，每早哕吐清痰，已经三载；寒热往来，天癸先期，带下频仍，舌苔薄滑，脉象弦沉而滑。治之不易，拟方善调，尚可向愈。

制附子四分	天仙藤三钱	木　瓜三钱	炙僵蚕钱半
通络散四分（布包）	云茯苓三钱	木防己钱半	法半夏钱半
丝瓜络三钱	橘皮络各八分	络石藤三钱	炙全蝎五分
路路通钱半	荷叶筋三钱		

三贴，水煎服，早晚各1次。

二诊：药后痹痛较前已减，寒热亦退，哕痰较少，胃纳稍开，拟方再图进步。

海桐皮钱半	老苏梗一钱	涤饮散四分（布包）	海风藤三钱
春柴胡五分	四制於术钱半	木防己钱半	橘皮络各八分
净归身三钱	制半夏钱半	杭白芍三钱	丝瓜络二钱
郁　金钱半	川贝母二钱	煅牡蛎三钱（先煎）	

三贴，水煎服，早晚各1次。

体会：痰和饮皆是病理产物，其清者为饮，稠厚者为痰。本案因肝失疏泄，又胁为肝之分野，络脉不和，饮邪乘虚而入，留溢于四肢，而感肢体上下窜痛，饮邪停中，而见呕吐痰涎。先生方用牵正散加减平肝息风，和络止痛。半夏、橘红化痰；天仙藤、络石藤、路路通、丝瓜络皆能祛风通络；茯苓淡渗利水；通络散有逐痰蠲饮之效。先生拟牵正散配以息风和络，自有别意，独具匠心。

【案2】

夏某，女，1955年初诊。积湿成饮，积饮成痰。痰饮上干，遂令咳逆气喘。曾经失血，天癸过期，已延两载有余。舌苔薄滑，脉象弦滑，拟方改重就轻可也。

射干片一钱	制半夏二钱	五味子六粒	云茯苓三钱
炙冬花三钱	干　姜三分	杏仁泥三钱	橘皮络各八分
旋覆花五分（布包）	银杏叶三片	青　铅一钱	蛤蚧尾一对

三贴，水煎服，早晚各1次。

【案3】

沈某,女。痢成休息,已延十余载,宿饮射肺,咳逆作哕,络动血溢,脾阳不振,脘中渐胀,气血交虚,经频带下,寒热往来,食少形疲,嗳气频来,舌苔薄滑,脉象细弦。再延防肺虚土败。

制半夏钱半	云茯苓三钱	刀豆子一粒	紫菀茸钱半
木蝴蝶一钱	五味子五粒	北沙参三钱	甜瓜瓣四钱
煅赭石钱半	干 姜四分	橘皮络各六分	荷 蒂三枚

三贴,水煎服,早晚各1次。

二诊:症情多歧,治难兼顾,拟方次第图之。

射干片八分	枇杷叶二片(去毛,布包)		煨白芍三钱
野於术钱半	云茯苓三钱	刀豆子一枚	制半夏二钱
福橘皮络各八分	五味子五粒	紫菀茸钱半	川贝母二钱
干 姜四分	粉甘草四分	煅赭石钱半	

三贴,水煎服,早晚各1次。

体会:休息痢已延十载,又患咳喘旧疾,肺脾气虚已见。痰饮内聚,上凌肺卫,故见咳逆气喘,呕吐(哕);脾为生痰之源,中阳不运而见脘腹作胀、嗳气频频。方中以北沙参补益肺气;干姜、五味子温化痰涎,收敛肺气;刀豆、半夏降逆止哕;赭石降逆平喘;橘皮络、紫菀止咳化痰平喘。其症情多歧,方药亦杂,勉以图之。

癥 瘕

【案例】

仇某,女,54岁,1956年初诊。气滞血凝少腹,癥结硬块作痛,延及数载,根蒂较深,治难骤效,法拟缓图,以防歧变。

当归尾三钱	赤 芍三钱	干漆炭七分	丹 参三钱
莪 术二钱	五灵脂三钱	制香附三钱	乌 药钱半
炒山栀三钱	延胡索钱半		

另:陈酒与水各半匙冲服。

五贴,水煎服,早晚各1次。

体会:癥者坚硬成块,固定不移,病属血分。瘕者痞满无形,时聚时散,痛无定处,病属气分。先因气聚,日久气滞血瘀成癥。先生昔日经验常用桂枝茯苓丸合云母粉丸,活血化瘀常用丹参、赤芍、桃仁、红花、五灵脂,取香附、乌药行气消胀，干漆味辛，性温，有毒，用于破瘀消癥有效。

注：干漆为漆树科植物漆树的树脂，经加工后的干燥品。一般收集盛漆器具留下的漆渣，干燥，具有破瘀通经功效，用于癥瘕等病。量2～4g，孕妇及对漆过敏者忌用。

咯 血

【案1】

吴某，女，37岁，1965年10月初诊。病起劳倦，燥火灼肺，金受火制，久咳不已，伤及阳络，血来盈口，其色鲜红，声音沙哑，头昏，两胁时痛，纳谷不香，精神倦怠，舌苔薄黄而干，脉象细数。治以养阴生津，清肃化痰。

炙诃子皮钱半	瓜蒌霜三钱（布包）	炒山栀三钱	生地黄三钱
川贝母二钱	海浮石三钱	花蕊石三钱	竹 茹一钱
藕汁炒白芍三钱	藕节炭三钱	黛蛤散三钱（布包）	

三贴，水煎服，早晚各1次。

二诊：前进养阴清火止血之剂，咯血渐止，咳嗽已稀。再从前法，加仙鹤草，继图进展。

三诊：服药数贴，咯血得止，咳嗽时有，继从养阴润肺之剂缓图，以冀防止复发。

体会： 肝为风木之脏，体阴而用阳。肺为五脏之华盖，主治节。肺阴不足，不能制木，木火刑金，久咳肺络受伤，血从上溢，金破不鸣，而见声音嘶哑。故用咳血方加清火养阴之味。火清肺自安，咳愈血亦止。血止咳愈，继用养阴润肺之剂以善其后。

【案2】

钱某，男，48岁。前年木叩金鸣，络伤血溢，时发时止已久，营卫两亏，间有寒热，瘀血内蓄，胸脘如冰在内，肝邪入肺，膺胸痹痛，心悸不安，头眩，论虚毕集，脉象细弦。拟方徐图。

紫菀茸二钱	杭白芍钱半	旋覆花三分（布包）	云茯苓三钱
橘皮络各六分	苏 梗钱半	银柴胡钱半	箱当归钱半
杏 仁二钱	川贝母三钱	粉甘草一钱	新 绛四分
降香屑三分	枇杷叶三片（去毛，布包）		

三贴，水煎服，早晚各1次。

二诊：前方颇合病机，咯血已止，胸膺疼痛亦减。近因误食野兔，腹痛泄泻。拟方先治其标。

野於术钱半	煨干葛八分	冬瓜子四钱	云茯苓三钱
橘皮络各八分	炒谷芽钱半	炙甘草五分	防风根八分
煨白芍三钱	白粳米二钱	荷　蒂三枚	

三贴，水煎服，早晚各1次。

【案3】

仇某，女，29岁。劳伤，肺络受戕，肝气损胃，痰热内蕴，以致头昏身热、呛咳痰红，胸脘懊恼时痛，延及多日。法以缓图，静养为治，延防损怯之虑。

当　归三钱（炒）	大白芍三钱	海浮石三钱	炒山栀三钱
粉丹皮钱半	瓜蒌皮三钱	瓜蒌霜钱半（布包）	浙贝母钱半
炒黄芩钱半	青　蒿一钱	炙骨皮三钱	橘　皮钱半
参三七三分（磨冲）	橘　红一钱	姜竹茹一钱	白茅根三钱

三贴，水煎服，早晚各1次。

【案4】

崔某，男，46岁。疟疾后失调，阴阳两虚，而阳特甚，木叩金鸣，络伤血溢，面色无华，寒热互见，脉象沉细，已延三载有余，再延防成虚劳。拟方徐图之，宜静养为要。

野於术一钱	炙紫菀钱半	橘皮络各五分	制半夏钱半
南北沙参各三钱	北五味子四粒	紫石英二钱	苦桔梗一钱
马兜铃钱半	甘　草五分	杜阿胶一钱（烊化）	枇杷露一两

三贴，水煎服，早晚各1次。

体会：咯血不外乎风热伤肝、肝火犯肺、阴虚火旺三种类型。所观先生脉案，肝火夹痰，痰浊郁热，熏蒸于内，内灼肺胃。药用青蒿、山栀、黄芩、白茅根清肝火郁热，以瓜蒌霜、川贝母、橘红止咳化痰；海浮石、三七既化瘀又止血；以香附、旋覆花理气通络；当归、白芍调和气血。

吐　血

【案1】

夏某，男，46岁。阳络受伤，吐血盈碗，血后咳逆，愈而复作，已经两次，侧眠于右，尚未成怯，脉象细濡。拟方缓图之，节劳静养为要。

炙紫菀茸二钱	杏仁泥三钱	云茯苓三钱	橘皮络各八分

射干片一钱	野百合三钱	法半夏钱半	粉甘草五分
北沙参三钱	川贝母三钱	枇杷花八朵	

三贴，水煎服，早晚各1次。

【案2】

张某，男，42岁，1963年8月初诊。曾吐血盈碗，时觉月余，因劳累愈而复作，吐血约半杯，面黄无华，形体消瘦，胸胁疼痛，痛如针刺，喂服稀饭则吐，余食无碍，舌质红，苔薄黄，脉细弦。证属胃热上冲，因于失治，瘀停胃络，血不归经。宜清热泻火，止血和络。

大黄末炒生地三钱	黄 连七分	炒黄芩二钱	粉丹皮钱半
赤 芍二钱	炒山栀三钱	当归炭三钱	郁 金钱半
海浮石三钱	花蕊石三钱	藕节炭五钱	
用十灰散二钱冲服			

三贴，水煎服，早晚各1次。

二诊：服药后未见吐血，胁痛有减，继从前法增易。

体会： 患者原有暴吐血，属胃热上冲之症，日久失治，又兼劳力伤络，旧疾又发。若清热而瘀不化，则血不归经；若单化瘀则病因不除，故清热止血和络之剂是对症而下。方中大黄一味，确为治吐血要药，导血下行之功甚著，炒以去苦寒之性，生地养阴止血，故而收效。十灰散为《十药神书》治疗血证主方，其效尚可；胃中血络破裂，必赖散剂以敷布。

便 血

【案例】

张某，男，43岁，1962年9月初诊。先便后血，血色暗淡，四肢不温，面色萎黄而浮，曾服脏连丸、槐花散之剂，终未获效。舌苔薄白，脉象沉细无力。证属远血，病在肝脾，藏统失司，中阳不振，虚寒之象可见。治仿《金匮》黄土汤加味。

生地黄五钱	炒白术三钱	甘 草钱半	熟附片一钱
党 参三钱	仙鹤草三钱	当归炭三钱	地榆炭五钱
炒黄芩钱半	伏龙肝一两(煎汤代水)	阿胶三钱(烊化，冲服)	

三贴，水煎服，早晚各1次。

二诊：服前方后便血得止，再拟调理脾胃之剂，以善其本。

体会： 张景岳云："脾胃气虚，大便下血者，其色不甚鲜红，或紫或黑。"

即《金匮要略》所谓之远血。近血病在腑，远血病在脏，盖脾主统血，脾气虚则统摄无权。肝主藏血，肝气虚则藏血失司。肝脾为病，血不归经，下溢大肠则成便血。肝虚宜柔和，脾虚宜温远，用黄土汤加味，意即在此。患者便血日久，中气虚寒，阴分受伤，脾阳亦损，故用熟附片祛寒温中；伏龙肝温运脾胃，并能止血；白术、甘草健脾和中；白芍、阿胶柔肝养血；黄芩清火制燥，此为反佐之法。综合方意，温清并施，气血两顾，故而收效。

医案汇录·妇科

月经病

【案 1 】

李某，女，29 岁。天癸失调，每逢经期头昏脘闷，行而不畅，舌苔薄滑，脉细弦。法拟和血图之。

当归身钱半	制香附三钱	广陈皮钱半	大白芍三钱
益母草三钱	炒枳壳钱半	醋炒柴胡五分	川 芎五分
炒山栀钱半	酒炒黄芩钱半	月月红三朵	

三贴，水煎服，早晚各 1 次。

【案 2 】

洪某，女，23 岁。肝脾不和，天癸失调，每逢经期脘闷懊侬，腹胀，头昏身热，经量行而不畅，延及多日。拟方行气和血。

当 归三钱（炒）	杭白芍三钱	川 芎五分	丹皮参各钱半
制香附三钱	台乌药钱半	黑山栀三钱	益母草三钱
五灵脂三钱（布包）	艾 叶一钱	月季花三朵	

三贴，水煎服，早晚各 1 次。

【案 3 】

郑某，女，22 岁，1955 年初诊。肝脾不和，天癸失调，以致头昏，寒热肢酸，经前脘腹胀痛，恙情若此，延及数载，舌苔薄滑，脉细弦。法拟调和气血。

当 归钱半（酒洗）	白 芍三钱（桂枝水炒）		醋炒柴胡五分
川 芎五分	云茯苓三钱	制香附三钱	茜 草一钱
泽兰叶钱半	广陈皮钱半	红 花七分	艾 叶一钱
上油肉桂五分	香橼皮钱半		

三贴，水煎服，早晚各 1 次。

【案 4 】

陈某，女，20 岁。肝脾不和，天癸失调，每逢经期头昏脘闷，腹胀且痛，经行量少。法拟和血化瘀为治。

当归身钱半（酒炒）	大白芍三钱	抚川芎五分	醋柴胡三分

苏　梗一钱	大艾叶一钱	怀红花一钱	制香附三钱
广陈皮钱半	茜　草一钱	上油桂五分	

三贴，水煎服，早晚各1次。

【案5】

张某，女，30岁。天癸当期，胸腹胀痛，血行不畅，量少色紫红，舌苔薄滑，脉弦滑。拟方理气活血。

当　归三钱	大白芍三钱	川　芎六分	艾　叶钱半
红　花一钱	制香附三钱	乌　药钱半	益母草三钱
广陈皮钱半	墨鱼骨三钱	炒山栀钱半	月月红三朵
香橼皮钱半			

三贴，水煎服，早晚各1次。

【案6】

赵某，女，21岁。肝脾不和，冲任失调，每经月经来潮头昏肢酸，腹胀且痛，经行不畅，舌苔薄白，脉细弦，延及多日。法拟行气活血为治。

当归身三钱（酒炒）	白　芍三钱	川　芎五分	干地黄三钱
制香附三钱	陈　皮钱半	益母草三钱	炒山栀钱半
上红花一钱	月月红三朵	艾　叶一钱	香橼皮钱半

三贴，水煎服，早晚各1次。

【案7】

蔡某，女，52岁。患者正临绝经之期，天癸失调，经前寒热，腹部胀痛，经行不畅，舌苔薄滑，脉弦滑。拟方疏气解郁、活血化瘀为治。

当归尾二钱	五灵脂钱半（布包）	制香附三钱	赤白芍各三钱
醋柴胡五分	川　芎五分	桃　仁二钱	台乌药钱半
延胡索钱半	制乳没各一钱	肉桂子五分	炙甘草五分
琥　珀三分（研末冲）			

三贴，水煎服，早晚各1次。

【案8】

陈某，女，42岁。10年前产后失调，天癸先期，胀痛并见，间有带下，阴虚内热，头眩心悸，苔白，脉弦细。同由肝脾不和，冲任失职。拟方缓图，远烦戒怒为妥。

益母花一钱	杭白芍三钱	云茯苓三钱	乌贼骨三钱
茜草根钱半	橘皮络各八分	鸡血藤三钱	制半夏钱半

月月红钱半　　　　　制香附三钱　　　　　粉甘草五分

三贴，水煎服，早晚各1次。

体会： 经云："百病皆生于气。"唯妇人血气为患尤甚。《临证指南医案》中叶天士指出："故妇科治法，首重调经。"该书华岫云按语中又说："奇经八脉，固属扼要，其以最重调肝。因女子以肝为先天，阴性凝结，易于怫郁，则气滞血亦滞。本病必妨土，故次重脾胃。余则血虚者养之，血热者凉之，血瘀者通之，气滞者疏之，气弱者补之。"概为要点。

观先生医案，调理月经，立意在逍遥散配以四物汤加减。月经先期，肝经郁热者加牡丹皮、山栀、黄芩之类；经前或经期腹胀痛者加醋香附、乌药、木香；寒凝腹痛加肉桂、煨姜温经祛寒；瘀阻胞宫、经行量少色紫加桃仁、红花、艾叶、五灵脂之类活血化瘀。先生诊治月经来潮淋沥不绝者，又称"经漏"，尤其善用《济阴纲目》所载胶艾四物汤加减，配以地榆炭、侧柏炭、乌贼骨收敛止血，验之临床，确有其效。先生治疗妇科病一般用药量轻，药方简洁，很少用破血耗气药物，以免有伤元气。

带下病

【案1】

白某，女，26岁。肝脾不和，天癸失调，以致头昏，脘腹胀痛时形，带脉受戕，白带绵绵，症情复杂，延已有日，苔薄，脉细缓。拟方缓图。

当　归钱半　　　　　白　芍三钱（桂枝水炒）　　　　　抚川芎五分
炒白术钱半　　　　　云茯苓三钱　　　　　紫苏梗一钱　　　　　制香附三钱
川萆薢三钱　　　　　广陈皮钱半　　　　　炙甘草六分　　　　　肉桂子五分

三贴，水煎服，早晚各1次。

【案2】

刘某，女，44岁。肝脾不和，经带失调，头昏，脘闷心悸，肢酸疲倦，白带频频，谷纳少思。延及数月，法拟缓图静养为治，拖久非所宜也。

当归身钱半　　　　　白　芍三钱（桂枝水炒）　　　　　抚川芎五分
潞党参三钱　　　　　炙黄芪钱半　　　　　野於术钱半　　　　　云茯苓三钱
益智仁二钱　　　　　川萆薢三钱　　　　　杜　仲钱半　　　　　陈　皮钱半
生甘草八分　　　　　龙脑香尖一钱（外用）

三贴，水煎服，早晚各1次。

体会： 脾气不充，蕴湿下注，带脉受戕，清浊相混，白带绵绵。方用萆薢分清饮加味，分清利湿，党参、白术、黄芪补脾益气，益智仁有固涩止带作用。四物汤调和气血而主调月经，另《傅青主女科》所载完带汤其效亦可。

妊娠泄泻

【案例】

刘某，女，教师，1965年8月初诊。反复性大便溏稀已有10天。患者原有肺结核、胃炎、慢性肠炎等多种病史，经治疗病情稳定。刻下妊娠7个月，病起饮食不洁，复感新凉，而感头昏身热，畏风形寒，伴有肠鸣腹痛，时欲作泛，大便溏稀、日行5～6次。纳谷不香，尤其不能食豆类制品，食则大便泄泻更甚。经外院给予抗生素等药治疗未见显效。中医辨证为饮食不洁，复感新凉，脾胃不健，传导失司。治以芳化和中，燥湿健脾。方用不换金正气散加减。服用两贴，寒热得退，大便泄泻次数已减。停药几天后，因食荤腥食物，症又复发，未感恶寒发热，腹部畏寒，大便泄泻溏稀、无黏液、日行6～7次，尤以晨起即感下腹疼痛，痛则登圊。两下肢时有浮肿，舌苔薄白，脉缓。窃思患者素本体弱，曾患泄泻旧疾，脾虚不运，肾阳不振，命门火衰，运化不健，治拟温补脾肾，涩肠止泻。方拟四神丸化裁。

破故纸三钱	吴茱萸五分	肉豆蔻一钱	焦白术三钱
五味子二钱	猪 苓二钱	泽 泻钱半	陈 皮一钱半
大 枣五枚	煨 姜二片	荷叶包烧陈仓米三钱	

三贴，水煎服，早晚各1次。

二诊：服药后泄泻得止，大便成形，未感腹痛，仍觉脘腹时有作胀，下肢仍水肿。前方加大腹皮二钱、冬瓜皮三钱。续服三贴，诸恙得愈。足月顺产。

体会：患者怀妊七月，素本体弱，晨起黎明，即感泄泻，久治不愈。此乃脾肾不足之象。汪昂曾说："久泻皆由肾命火衰，不能专职脾胃。"故从温补脾肾入手。方中补骨脂辛苦性热而补命门，壮火益土；肉豆蔻温脾肾而涩肠止泻；吴茱萸暖脾胃而散寒除湿；五味子温涩止泻；猪苓、泽泻淡渗利湿；煨姜散寒；大枣滋养脾胃；取荷叶升清阳之气，包烧陈仓米而助脾之健运。诸药相伍，肾暖脾温，泄泻当止，而病得愈。

妊娠伏气

【案例】

朱某，女，28岁。妊娠数月，经感新凉，引动伏邪，致令头昏，身热怯寒，脘闷腹胀痛，肢酸，舌苔白根腻，脉滑。延及数日，拟方清宣解达。

清水豆卷三钱	藿 香钱半	粉葛根三钱	防风已各钱半
川厚朴一钱	苏薄荷钱半	赤白苓各三钱	广陈皮钱半
丝瓜络钱半	荷叶筋三钱	生 姜二片	

三贴，水煎服，早晚各1次。

体会：患者妊娠之期，易感新凉，引动伏邪，而致邪留肌表，身热怯寒，湿浊中阻而致腹胀，选方以芳香化浊辛香流动之品宣化湿浊，加豆卷、葛根、防风疏邪外达，湿化热清，诸恙可愈。方药轻灵活泼，不伤胎元之气。

产后泄泻

【案例】

赵某，女，31岁，1964年初诊。产后暑湿困脾，脾阳不振，脘腹胀痛，大便溏稀、日行数次，舌苔薄白，脉细弦。拟方燥湿健脾。

炒苍术钱半	炒白术三钱	煨木香一钱	川厚朴一钱
陈 皮钱半	甘 草八分	煨防风钱半	大腹皮三钱
砂蔻衣各一钱	煨 姜二片		

两贴，水煎服，早晚各1次。

二诊：药后腹胀已消，大便渐已成形，仍感纳谷不香，肢酸无力。再从前法调理后天之本，以资获效。

太子参三钱	炒白术三钱	制半夏钱半	陈 皮钱半
茯 苓三钱	砂 衣一钱	焦六曲三钱	炙鸡内金二钱
炒薏苡仁三钱	省头草钱半	甘 草七分	香元皮钱半

三贴，水煎服，早晚各1次。

体会：泄泻一病，朱丹溪认为其"或因于内伤，或因于外感"。张景岳谓："泄泻之本，无不由乎脾胃。"脾胃同居中焦，其性主湿，与外湿同气相召。故在论治上，明代张三锡曰："泄泻之病必以渗湿燥脾为主，而随证加减。"先生深究其义，常以香砂平胃散燥湿健脾，兼有外邪，加葛根、防风，寓在"风能胜湿"。暑湿当令泄泻，又喜用不换金正气散加减，芳香化浊，腹痛加煨姜、肉桂子之类，湿化浊清，泄泻可愈。对脾虚不运、久泻不愈者，先生多用六君子汤加温阳助运之品，如熟附片、干姜、官桂等；对晨起五更泻，先生认为脾肾阳虚，用四神丸加味。前人谓"久泻无火""久泻无不伤肾"，具有一定的理论灼见。

产后胃痛

【案1】

李某，女，36岁。产后气滞血瘀，少腹结瘕，攻冲作痛，肝胃不和，哕吐涎沫，头眩心悸，神疲体倦，谷食减少，舌苔薄白，脉细弦。若不善调，恐成腹满。

云母粉钱半	白蔻衣钱半	川贝母二钱	制半夏三钱
防 己八分	冬瓜仁六分	制於术六分	云茯苓三钱
苏 梗一钱	熟附片三分	吴茱萸五分	橘皮络各六分
干 姜五分	丝瓜藤一条		

三贴，水煎服，早晚各1次。

注：元母粉为硅酸盐类矿物白衣母，采药洗净，除去杂质即可。《千金方》名银精石。《本草经疏》载甘温，功能纳气坠痰，治虚喘，止血敛疮。《金匮要略》蜀漆散用之治牝疟多寒，以其泻湿而行痰也。

【案2】

杨某，女，37岁。二月间，产后恶露未净，气机不利，痰瘀互结，少腹结瘕，脘以结痞。加以肝气入胃，胃脘作痛，胸中嘈杂，腹中辘辘有声。营卫不和，寒热互见，证情多歧，拟方次图之。

天仙藤七分	竹 茹八分	参 须四分	云茯苓三钱
粉丹皮钱半（炒）	首乌藤二钱	制半夏钱半	省头草八分
炙鸡内金二钱	川贝母二钱	炙苏梗五分	

三贴，水煎服，早晚各1次。

【案3】

吴某，女，23岁。产后气血双虚，恶露不尽，兼之气痰互滞中宫，致令营卫不和，寒热不清，头昏眩晕，心悸，自汗，脘闷腹痛，白带频仍。业经多日，法拟缓图。

当 归三钱（酒炒）	远志钱半（炙）	茯苓神各三钱	酸枣仁三钱
川 芎五分	制香附三钱	制半夏钱半	橘 皮钱半
橘 红一钱	天 麻钱半	甘菊炭钱半	
白蒺藜三钱（去刺）	煅牡蛎五钱（先煎）	白 芍三钱（桂枝水炒）	

三贴，水煎服，早晚各1次。

【案4】

孙某，女，城区人。客冬十月，胎前受病，延及产后脘胁胀痛，乃肝胃不和之象，营卫不调，寒热互见，头眩心悸，诸虚毕集，脉象弦滑。拟方缓图。

射干片一钱	茯苓神各三钱	橘皮络各八分	苏子梗各一钱
瓜蒌霜钱半（布包）	白蔻衣钱半	杏仁泥三钱	木　瓜三钱
丝瓜络钱半	天仙藤钱半	川贝母二钱	

三贴，水煎服，早晚各1次。

体会：《济阴纲目》云："妇人产后之疾，总不出二端，非恶血不行，则下血过多而已。治疗之法：不行者消瘀行滞，过多者养血补血。"细读先生医案，均有恶露不净之症，其病机共体现在肝脾不和、气血不和而致少腹结瘕；肝失疏泄，胃气受侮，症见胃脘胀痛。其症多歧，治疗故而有别。益气补脾者多用参、术、甘草、黄芪之类；养血补血多用当归、白芍、川芎、熟地黄；寒凝胞宫多用熟附片、干姜、桂枝；牡蛎擅治带下，有固涩止带之效。其药看似有杂，但权衡施治，主治随症加减，知常达变。

医案汇录·儿科

小儿腹泻

【案1】

薛某，男，7个月，本城人，1955年10月初诊。凉邪搏滞，身热腹泻，哕吐，苔白。拟方速图，防变。

苏薄荷一钱	青防风八分	焦楂肉一钱	制半夏七分
炒枳壳七分	砂　衣七分	煨葛根钱半	赤　苓钱半
泽　泻七分	淡吴萸二分	煨　姜一小片	

三贴，水煎服，早晚各1次。

【案2】

朱某，男，7岁，博爱镇人。凉邪夹滞，身热怯寒，头昏，脘闷腹胀，苔白根腻。法拟宣解消导。

苏薄荷钱半	粉葛根二钱	炒枳壳钱半	藿　香钱半
制半夏钱半	青陈皮各钱半	防　风一钱	焦楂肉三钱
赤　苓三钱	川厚朴五分	炒谷麦芽各三钱	荷　叶半元

两贴，水煎服，早晚各1次。

【案3】

陈某，男，11岁，永丰区人，1955年初诊。泄泻日久，脾阳不振、运化失健，时感腹痛，大便溏稀，纳谷不香，肢体倦怠，舌苔薄白，脉细缓。拟方温阳健脾助运。

炒苍白术各钱半	砂蔻仁各七分（后下）	赤白苓各钱半	熟附片一钱
五加皮二钱	青陈皮各七分	汉防己一钱	川厚朴一钱
泽　泻钱半	苏薄荷一钱	大腹皮二钱	炒枳壳钱半
冬瓜子皮各三钱（煎汤代水）			

三贴，早晚各1次。

【案4】

孙某，男，9个月，新西镇人。先感寒凉，进宣解法，表解未清，唯乳滞肠腑，便溏。拟方健脾消导，以防歧变。

煨葛根二钱	焦楂肉一钱	青陈皮各七分	煨防风一钱

炙鸡内金一钱　　　赤　苓一钱　　　苏薄荷一钱　　　炒枳壳一钱
炒黄芩一钱　　　　川厚朴五分　　　大腹皮一钱
　　　　　　　　　　　　　　　　三贴，水煎服，早晚各 1 次。

·医话辑存·

阮亦周手录临证经验方

一、内　科

胃　痛

【方1】

胃脘作胀嗳气，嘈杂泛酸、纳谷不香，舌苔薄白，脉细弦。此肝失条达，胃失冲和。拟予理气和胃，苦降辛通。

制半夏三钱	川黄连六分	吴茱萸六分	茯　苓三钱
广木香二钱	广陈皮钱半	制苍术七分	川厚朴八分
粉甘草五分	郁　金钱半	煨　姜一片	

【方2】

胃热哕吐、胸中嘈杂者，甚则随食随吐，用左金丸合桑丹加减（胃热内扰）。

姜半夏三钱	霜桑叶三钱	云茯神各三钱	粉丹皮钱半
福橘红一钱	山栀钱半（姜汁炒）	川石斛三钱	射干片八分
淡黄芩钱半	生地黄二钱	姜竹茹八分	灯心草三分
另大黄甘草汤	锦大黄三钱	生甘草钱半	河　水煎服
川黄连三分（吴茱萸水炒）		川贝母钱半（去心）	

【方3】

喉中气阻，脘间嘈杂刺痛，食入不适者，用桑丹蒌贝合温胆汤以治。此乃气痰互郁之象。

金银花三钱	苏　子六分	苏　梗二钱	云茯苓三钱
霜桑叶三钱	射　干八分	福橘红六分	川贝母钱半
煅赭石三钱	灯心草三分	竹　茹三分（姜汁炒）	
粉丹皮钱半（酒炒）	瓜蒌霜一钱（布包）		

【方 4】

脘中气阻，食入则吐，甚则朝吐暮食，完谷不化者，用大半夏汤。此乃气痰互结，饮积中脘，久之有噎膈之变。

姜制半夏四钱　　　茯　苓五钱　　　　西洋参二钱　　　白　蜜三钱

煅赭石三钱　　　　用长流水扬 240 遍煎服。

咳　血

【方 1】

肝热蕴肺、痰中带血、胁下微痛者，用桑丹合旋覆花汤，以清热和络，化瘀止血。

冬桑叶三钱　　　　黑山栀钱半　　　　云茯神三钱　　　粉丹皮二钱

海浮石三钱　　　　川贝母钱半　　　　射干片八分　　　福橘红六分

生　姜一片　　　　瓜蒌霜六分（布包）

【方 2】

肺络受戕，气逆血溢，甚则盈碗，兼有紫块，胸中嘈杂不安者，用咳血方合凉血之品，以散血化瘀。

生诃子皮三钱　　　瓜蒌霜一钱（布包）云茯神三钱　　　海浮石三钱

粉丹皮钱半　　　　青　黛五分　　　　生山栀钱半　　　血见愁五分

川贝母钱半　　　　旋覆花五分（布包）白　芍三钱（藕汁炒）

藕　节三枚（打碎）白茅根五钱（煎汤代水）

另罗摩丹二钱用藕节汤送下。

吐　血

【方 1】

恚怒伤肝，肝热妄行，吐衄不甚，则以口鼻溢出，盈碗不已，神疲自汗，气粗不平，脉细肢凉，用犀角地黄汤以止血。

犀　角五分（磨冲）生地黄五钱　　　　生白芍三钱　　　粉丹皮二钱

瓜蒌霜钱半（布包）侧柏炭四钱　　　　海浮石三钱　　　血见愁五分

真青黛五分（布包）淡黄芩钱半　　　　川贝母二钱　　　朱茯神三钱

大红宝珠茶花钱半（即红茶花）　　　　童　便一小杯（冲服）

鲜藕汁一小杯

【方2】

吐衄不止、血热妄行，用生地大黄汤以泻火凉血为治。

生地黄一两　　　　锦大黄六分　　　　童　便一小茶杯

涌血方，劳力伤络，涌吐紫血者用化瘀方。

苏　子二钱　　　　海浮石二钱　　　　旋覆花五分（布包）炒山栀钱半

瓜蒌霜一钱（布包）茜　草一钱　　　　丹　参三钱　　　石　斛三钱

牡丹皮钱半　　　　橘红络各八分　　　降香屑五分　　　新　绛四分

白茅草根二两（煎汤代水）

【方3】

劳伤吐瘀，盈盆盈碗，胁痛者用通络化瘀方治之。

当归须钱半　　　　桃仁泥一钱　　　　旋覆花五分（布包）郁　金钱半

十大功劳叶钱半　　瓜蒌霜一钱（布包）丹　参三钱　　　茜　草钱半

橘红络各八分　　　香附米三钱　　　　云茯苓三钱　　　新　绛八分

降　香五分　　　　青葱管五寸　　　　参三七三分（磨冲）

如两胁痛甚加延胡索、五灵脂各钱半，以鹿角尖六分磨冲服。

鼻　衄

【方1】

鼻中衄血或牙齿出血者，用四生丸合凉血之品。

生地黄三钱　　　　大艾叶五分　　　　粉丹皮钱半　　　炒山栀钱半

酒炒黄芩钱半　　　侧柏炭五钱　　　　肥知母钱半（炒）金钗石斛三钱

生石膏三钱（布包）海浮石二钱　　　　川贝母钱半　　　橘　红六分

干荷叶筋三钱　　　鲜藕节五枚（打碎）白茅根五钱

【方2】

衄血不止用陈京墨塞鼻或用青墨塞鼻，齿衄不止者用石膏粉搽牙龈。

便　血

【方1】

脾肾双亏，气不摄血，大便解后带血淋漓，或紫或鲜，是属远血，用黄土汤治之，温燥脾阳。

野於术二钱（炒）　熟附片八分　　　　炒黄芩半钱　　　生甘草五分

杜阿胶钱半（烊化冲）干地黄三钱　　　黑地黄丸三钱

灶中黄土二两（煎汤代水）

此由脾虚气寒，失其统御之权，而血为之不守，脾去肛门远，故曰远血。黄土汤温燥脾阳，合白术、熟附片，以复建行之气；阿胶、生地黄、甘草以益脱之血，而又虑辛温之品耗为血证之厉，故以黄芩之苦寒，防其太过，谓有制之师也。

【方2】

近血是大便前带血，属肠胃之湿热，用当归赤小豆散。

当归尾二钱	生地黄三钱	大地榆三钱	炒山栀钱半
槐　角二钱	连翘壳钱半	粉丹皮钱半	金钗石斛三钱
鲜侧柏叶四钱	赤小豆散三钱（布包）		

头　痛

【方1】

外风引动内风，阳络不和，满头刺痛，散风剂合牵正散加味。

蔓荆子三钱	防　风二钱	桔　梗二钱	苏薄荷一半
羌　活一钱	香白芷五分	炙僵蚕一钱二分	川　芎八分
姜汁制白附子一钱	橘　红六分	炙全蝎三尾	北细辛二分
另松罗子钱半	荷叶筋三钱		

荞麦面二两，用滚水烧热摊于布上，扎头部左右。

【方2】

湿毒上攻，头痛如火烧，红肿漫漫，有气味者用解毒紫金丹合五宝丹。

败龟甲一两五钱	石决明一两五钱	上冰片三分	金银花三钱
滴乳石三钱	飞辰砂三分	连翘壳二钱	生甘草一钱
石膏粉三钱（布包）	炒黄柏二钱	炒黄芩钱半	
土茯苓二两（煎汤代水）		琥　珀三分（研末冲服）	

中　风

【方1】

风中血脉，半身不遂，用顺风匀气散。

野於术二钱（炒）	香白芷一钱	明天麻钱半	甘菊炭钱半
苏　叶钱半	宣木瓜三钱	半夏粉二钱	白蒺藜二钱
甘　草五分	荷叶筋三钱	青　皮钱半	乌　药一钱
丝瓜藤钱半	牵正散二钱（布包）		

【方2】

风中经络，口眼㖞斜，语言謇涩，用小续命汤加减。

白　芍二钱（酒炒）	炒黄芩钱半	木防己一钱	炒归身二钱
白蒺藜三钱	宣木瓜三钱	熟附片八分	大川芎五分
甘　草五分	石膏粉三钱（布包）	熟地黄三钱	防　风钱半
嫩钩藤三钱	干荷叶筋三钱	牵正散钱半（布包）	

【方3】

湿痰入络，右肢不遂，时吐黏痰，是为偏中。

制南星钱半	於　术二钱	半夏粉二钱	炙黄芪钱半
熟附片钱半	宣木瓜二钱	北细辛二分	潞党参三钱
云茯苓三钱	川桂枝钱半	川　芎五分	木防己一钱
淡姜渣一钱	嫩桑枝二两（布包）		

【方4】

肢体不遂，舌关不转，语言不清者，用凉膈散，以清膈上之热。

黑栀子二钱	连翘壳二钱	炒黄芩钱半	苏薄荷钱半
白龙粉一钱	锦大黄八分	制南星钱半	半夏粉二钱
甘　草一钱	橘皮络各钱半	白蒺藜三钱	明天麻钱半
生姜汁一小汤匙	竹沥水一酒杯（冲服）		

【方5】

湿痰困脾之脉系于舌本，中风不语，舌关不利者用转舌膏加减。

酸枣仁三钱	青小草五分（水洗）	连　翘三钱	黑山栀二钱
黄　芩钱半（酒炒）	半夏粉二钱	瓜蒌霜钱半（布包）	青皮络一钱
白蒺藜三钱	川贝母钱半	生姜汁一小汤匙	甘　草五分
青果核一枚（磨汁冲）			

【方6】

痰涎壅甚，猝倒无治，危在顷刻者。

风引散四钱用水和服，另用皂角一条、白明矾三钱打碎吹鼻孔，得嚏会意。

眩　晕

【方1】

肝阴不足，肝阳上升，头眩不实，心悸时行者用镇肝方。

石决明三钱（先煎）　软白薇钱半　　　　云茯神三钱　　　射干片八分
炒山栀钱半　　　　瓜蒌霜六分（布包）　福橘红六分　　　川贝母钱半
郁　金钱半　　　　绿海粉一钱　　　　　川石斛三钱　　　冬桑叶三钱
干荷筋三钱　　　　芦秫米三钱

【方2】

肝阳内扰，上腾阳络，头目眩晕、周转，甚至觉墙壁旋转，用天麻二陈汤加味。

明天麻一钱　　　　八楞麻一钱　　　　　绿海粉钱半　　　黑稽豆衣三钱
珍珠母三钱（先煎）　瓜蒌霜一钱（布包）　霜桑叶三钱　　　薄橘红六分
川贝母二钱　　　　金钗石斛三钱　　　　云茯神三钱　　　半夏粉钱半
荷叶筋三钱　　　　竹　茹一钱
侯氏黑散四分入煎

【方3】

肝阳化风，头目眩晕而痛者，用牵正散合息风方。

炙僵蚕一钱　　　　制竹节白附子八分　炙全蝎一钱　　　灵磁石三钱
川　芎五分　　　　香白芷五分　　　　炒牛子钱半　　　苦桔梗二钱
福橘红六分　　　　川贝母钱半　　　　石决明四钱（先煎）
瓜蒌霜六分（布包）　荷叶筋四钱　　　　蜂　茶钱半

【方4】

肝阳上升耳窍，两耳轰轰或如雷鸣，或如尖声螂螂，一时闭气，绝不闻声音，用桑菊饮以清肝热。

灵磁石二钱　　　　桑　叶三钱　　　　甘菊炭八分　　　绿海粉钱半
石决明三钱（先煎）　瓜蒌霜八分（布包）　粉丹皮钱半　　　天　麻一钱
金钗石斛三钱　　　炙苏梗一钱　　　　炒山栀钱半　　　竹　茹三分
荷叶筋四钱　　　　石菖蒲三分

【方5】

肝旺胆虚，惊恐丛生，神志错乱，狐疑叠见，寤寐不实，惊恐时作者，用桑丹蒌贝方以清肝热。

冬桑叶三钱　　　　粉丹皮钱半（酒炒）　生龙齿三钱　　　金钗石斛三钱
石决明三钱（先煎）　酸枣仁三钱（炒）　瓜蒌霜一钱（布包）软白薇五分
朱茯神三钱　　　　炒枳实七分　　　　川贝母钱半　　　福橘红六分
竹　茹五分　　　　灯心草三分　　　　秫秫米三钱

失　眠

【方1】

痰热凝结胃脘，食入化痰，多食善饥，胸中嘈杂，寤寐不宁，用化痰方。

生山栀钱半　　　　瓜蒌霜钱半（布包）　半夏粉钱半　　　麸炒枳实七分

黄　芩钱半（酒炒）制南星一钱　　　金钗石斛三钱　　郁　金钱半

云茯苓三钱　　　　青　皮钱半　　　川贝母钱半　　　粉丹皮钱半

苦竹根五分（姜汁炒）生姜汁二滴（冲服）

【方2】

胸脘嘈杂不止者，用山栀姜汁方。

生山栀三钱　　　　生姜汁一小汤匙（冲服）

【方3】

肝胆不和，心肾不交，夜不安寐者，半夏秫米汤加味。

制半夏四钱　　　　秫秫米三钱　　　抱木茯神三钱

灯心炭五分，用长流水扬240遍煎服。

神志不安

【方1】

痰热内蕴肝胆，善怯多疑，神思恍惚者，用酸枣仁汤合温胆汤加味。

炒酸枣仁三钱　　　首乌藤四钱　　　合欢花钱半　　　川　芎五分

石决明三钱（先煎）炒知母钱半　　　瓜蒌霜八分（布包）川贝母钱半

橘　红六分　　　　半夏粉二钱　　　秫秫米三钱　　　姜竹茹五分

荷叶筋四钱

【方2】

痰热蒙闭心包络，神识模糊不清，语言错乱，甚则谵语，心事乏言者，用鸡心包方。

炙鸡心三钱（包）　煅礞石二钱　　　制南星一钱　　　半夏粉二钱

瓜蒌霜钱半（布包）黄　芩钱半（酒炒）风化硝八分　　　郁　金钱半

福橘红一钱　　　　天竺黄一钱　　　白明矾石一钱（布包）

苦竹根五个　　　　灯心草三分

癫　狂

【方1】

痰热入阳则狂,入阴则癫,哭笑无常,语言胡乱如痴,如呆之状,是属癫狂。用入络运阳化痰之温胆汤。

陈胆星钱半（溶化）　涤饮散五分（布包）　鸡心三具（包焙）　风化硝五分

煅礞石三钱　　　　熟附片一钱　　　　木防己一钱　　　福橘红六分

瓜蒌霜钱半（布包）　半夏粉二钱　　　嫩钩藤钱半　　　川贝母三钱

海　蜇二两　　　　灯心炭五分

又：鸡心包二十具,西牛黄三钱,灯心炭三钱。

上药为末,用建曲一两,打糊为丸,每服三钱。

【方2】

痰火入阳,则狂语,言怒骂声厉言重,面赤眼红,不畏寒冷,甚则登高而歌,弃衣而走者,用熊胆合礞石滚痰丸,以清火化痰。

真熊胆四分（溶化和服）　　　　　　鸡心三具（包焙）　天竺黄二钱

瓜蒌霜三钱（布包）　青礞石三钱　　锦大黄钱半　　　淡黄芩钱半

白明矾三钱　　　　风化硝钱半　　　西牛黄一钱　　　细枳实钱半

辰　砂三分　　　　伽南香屑三分　　鲜竹叶七分（研末用水泛丸）

又：海蜇一斤,荸荠去皮一斤,用河水放砂锅用文火煨汤饮服。

羊痫风

【方1】

肝胆酿痰多年,每发时痉厥不省人事,甚则手足抽搐,口角流涎,如羊豕之状,猝然仆地,口吐血沫,心中乱乱难名,时发时愈。有1年1次,有年发数次,愈发愈重。是名痫证,用镇肝合牵正散入络法。

通络散钱半（布包）　瓜蒌霜一钱（布包）　石决明三钱（先煎）汉防己八分

炙僵蚕八分　　　　白附子七分（姜汁炒）炙全蝎三分　　　络石藤三钱

制南星三分　　　　橘　红六分　　　　嫩钩藤三钱　　　川贝母钱半

荷叶筋三钱　　　　白胆矾一钱

【方2】祛痫五灵丸

荆芥穗半生一钱（醋炒）　　　　　　白明矾三钱（半生半枯）

郁　金二钱　　　　春柴胡五分（醋炒）通络散二钱（布包）荷叶筋四钱

嫩钩藤三钱	制南星钱半	瓜蒌霜钱半（布包)	淡黄芩钱半
石决明三钱（先煎)	软白薇五分	天仙藤二钱	苦竹根五分

研末以水泛丸，每服钱半。

痹 证

【方1】

寒湿入络，四肢痹痛者，用入络温通合宣痹汤。

桂枝木五分	威灵仙钱半	云茯苓三钱	苏 梗一钱
杏 仁二钱	甜瓜子三钱	汉防己八分	大豆黄卷三钱
橘皮络各一钱	络石藤二钱	丝瓜络二钱	片姜黄一钱

【方2】

饮溢四肢，肢体窜痛者，用入络逐饮。

海枫藤钱半	涤饮散五分（布包)	云茯苓三钱	制半夏二钱
熟附片六分	上油桂三分	射 干八分	木防己一钱
络石藤二钱	木 瓜二钱	路路通一钱	橘皮络各八分
油松节二钱	丝瓜络二钱		

【方3】

湿痰入络，四肢麻痹者，用入络逐饮加味。

四制於术五分	枸杞子一钱	云茯苓三钱	桂枝木五分
半夏粉钱半	橘皮络各八分	制南星钱半	川贝母钱半
天仙藤二钱	络石藤二钱	沙苑蒺藜二钱	丝瓜络二钱

嫩桑枝二两（去绒，水洗，煎汤代水)

如下肢酸甚，加川牛膝、木瓜各钱半。

痛 风

【方1】

痛风四肢麻木痹痛者，用归芍入络和血止痛。

净归身钱半	仙鹤草一钱	云茯苓三钱	杭白芍三钱
九制豨莶草四钱	甜瓜子二钱	防 己八分	鹿衔草钱半
络石藤二钱	白蒺藜三钱	川贝母钱半	橘皮络各八分
千年健三钱	嫩桑枝一两五钱（煎汤代水)		

【方 2】

四肢痹痛，痛不可忍者，不能举动，用五积散。

制茅术一钱	香白芷五分	粉甘草五分	杭白芍二钱
川　芎五分	云茯苓三钱	净归身钱半	干　姜六分
威灵仙钱半	川桂枝五分	橘皮络各八分	海桐皮二钱
生　姜一片	大葱白三根		

腰　痛

【方 1】

肝肾不足，寒湿内聚，腰间作痛者，用肾着汤以温肾阳。

干　姜一钱	枸杞子二钱	云茯苓三钱	苏　梗一钱
於　术二钱	络石藤三钱	木　瓜二钱	川杜仲钱半
福橘皮络各八分	庵闾子钱半	金毛狗脊三钱	川续断钱半
桑寄生四钱			

【方 2】

命阳不足，奇经督脉受伤，寒湿乘虚袭入，于是尾闾骨痛，畏寒时形。此症治之不易，拟方以温补命阳为宜。

毛角片八分（炙酥）	川牛膝三钱	宣木瓜二钱	虎　骨三钱
桂枝尖三分	麒麟血竭五分	熟附片六分	金毛狗脊三钱
枸杞子钱半	沙苑蒺藜钱半	庵闾子钱半	川杜仲二钱
桑寄生五钱			

注：庵闾子为菊科蒿属植物，性温，味辛、苦。功能行瘀祛湿；治疗跌仆损伤，风湿痹痛。内服煎汤 4.5～9g。研末入丸散。《本草经疏》载："庵闾子行血散结之药，妇人月事不以时至，审察未定者，不可轻用，瘀血病见之不审者勿试。"

毛角片：鹿茸片别称。

鹤膝风

【验方】

鹤膝风两腿高耸兼酸痛者，五积散治之。

净归身钱半（酒洗）	川厚朴八分（姜汁炒）	香白芷八分	杭白芍二钱
干　姜五分	云茯苓三钱	制苍术一钱	汉防己一钱
粉甘草五分	川桂枝五分	川　芎五分	橘　皮钱半

生　姜一片　　　　大葱白三根

如不酸痛者用十全大补汤以补气血。

调敷方：治初起用陈年醋调匀外敷。

另：白芷五两，研末，用生姜、葱白汁调，敷膝下一复时，患者起泡，泡脱皮自愈。

劳　淋

【方1】

劳淋大症，小溲短清，茎中坠痛者，拟补中益气汤。

心肾不交，湿热下注，败精成浊，淋沥不已，夜间尤甚。所谓淋属肝胆，浊属心肾是也。亦水火不济，济之源，用交心肾之味以治之。

沙苑子钱半	瓜蒌霜钱半（布包）	抱木茯神三钱	益智仁钱半
川萆薢钱半	福橘红六分	首乌藤四钱	炙远志五分
川贝母钱半	酸枣仁三钱	麦门冬二钱	秫秫米三钱
鱼脑砂钱半（溶）			

【方2】

溲浊日久，脾肾不固，用治浊固本丸以图之。

莲心须五分	西砂仁五分（研）	粉甘草五分	川萆薢钱半
川黄连六分	云茯苓三钱	晚蚕沙钱半	制半夏钱半
炒黄柏钱半	益智仁炒二钱	猪　苓二钱	莲子心三分
秫秫米三钱	鱼脑砂钱半（溶）		

遗　精

【方1】

肾气不足，不司封藏之令，滑精迭作，无梦而泄，或三五日而泄，或半月而一泄者，用水陆二仙丹合固精之品。

抱木茯神三钱	金樱子三钱（去毛，布包）		白蒺藜二钱
益智仁二钱	芡　实二钱	薄橘红六分	枸杞子三钱
合欢花钱半	川贝母钱半	酸枣仁二钱	怀山药二钱
夜交藤四钱	莲子心三分	秫秫米三钱	

【方2】

相火旺行，淫梦纷纭，酣梦则遗精不已，日久则形体消损，谷食不思，精神疲倦，头痛晕眩不实，用三才封髓丹，金锁固精丸以治之。

西洋参钱半	西砂仁五分	云茯苓三钱	明天冬三钱
苏芡实二钱	沙苑蒺藜二钱	煅龙骨二钱（先煎）	细生地二钱
左牡蛎五钱（先煎）	淮山药三钱	五味子一钱半	炒黄柏钱半
石莲肉二钱	菟丝子钱半	灯心炭五分	秫秫米三钱

淋　证

【方1】

肝胆湿热下移膀胱，小便不爽，混白不清，茎中作痛，拟五苓散以利小便而清热。

净归身钱半（炒）	细木通七分	甘草梢五分	杭白芍二钱
石　韦一钱	赤茯苓三钱	车前子三钱（布包）	水炒柴胡五分
飞滑石三钱（布包）	炒山栀钱半	珍珠母三钱（先煎）	冬葵子三钱
灯心草三分	姜竹茹三分	如痛甚加锦大黄炒八分	
琥　珀三分（研末冲服）			

【方2】

淋痛不可忍者，用八正散。

细木通钱半	萹　蓄一钱	瞿　麦一钱	生地黄二钱
车前子三钱（布包）	大　黄八分	琥　珀五分（研末冲服）	
炒山栀钱半	甘草梢一钱	飞滑石三钱（布包）	赤　苓三钱
竹　茹三分	灯心草三分		

淋证（血淋）

【方1】

淋证溲血，溲时作痛，是血淋。拟小蓟饮子加减。

小蓟根三钱	生蒲黄三钱（布包）	细木通钱半	炒山栀钱半
川石斛三钱	生地黄二钱	车前子三钱（布包）	甘草梢五分
瓜蒌霜八分（布包）	飞滑石三钱（布包）	赤　苓三钱	净归身钱半
藕　节三枚（打碎）	灯心草三分		

【方2】

血尿不可止者，用龙胆泻肝汤。

龙胆草二钱	白龙粉五分	赤　苓三钱	炒山栀钱半

淡黄芩钱半　　　　泽　泻钱半　　　　细　通一钱　　　锦大黄一钱
炒当归身二钱　　　生地黄三钱　　　　车前子三钱（布包）竹　茹三分
藕　汁一杯（冲服）

二、五官科

【方1】

风郁化火，咽喉红肿面痛，食不下咽者，用清凉之剂。

山豆根三钱　　　　忍冬藤三钱　　　　连翘壳钱半　　　羌独活各钱半
炒山栀钱半　　　　瓜蒌霜钱半（布包）淡黄芩钱半　　　防风根一钱
粉甘草一钱　　　　牡丹皮钱半　　　　川贝母钱半　　　生地黄三钱
陈莱菔英三钱

土牛膝根捣汁和开水服；令其痰出即已。

【方2】

凡喉症初起，无论何种均宜散风，久则清热，虚火上升，咽喉中生瘤、红肿而痛者，拟桔梗汤合凉血之品。

苦桔梗三钱　　　　川贝母二钱　　　　炙桑白皮钱半　　南沙参三钱
元参心钱半　　　　麦门冬二钱　　　　射干片钱半　　　当归身二钱
瓜蒌仁三钱　　　　炒山栀钱半　　　　杏仁泥三钱　　　川百合心二钱
青果核五枚（磨汁冲服）

口腔牙痛

【方1】

感受风寒，牙龈肿痛，牙床漫肿，形于颐下，不能食者，用散风祛寒之剂。

荆　芥钱半　　　　青防风钱半　　　　羌独活各八分　　前　胡一钱
苏　叶钱半　　　　北细辛二分　　　　净蝉衣七只　　　炒牛子三钱
桔　梗二钱　　　　橘　皮钱半　　　　橘　红八分　　　川　芎五分
蔓荆子钱半　　　　青　盐少许（冲服）
或用毕拨含口内

【方2】

肝火上冲，左边牙痛，牵动阳络，左边头目亦痛，用镇肝合牵正散。

云茯苓三钱	霜桑叶三钱	炙僵蚕八分	炙全蝎三分
制竹节白附子八分	桔 梗二钱	石决明三钱（先煎）	软白薇五分
川石斛三钱	炒山栀钱半	福橘红六分	丝瓜络八分
荷叶筋四钱	青 盐少许（冲服）		

鼻 渊

【方1】

肝热上移于脑，鼻流浊涕，气味腥臭，香臭不闻，并不通气而闭塞，用苍耳子散。

藿 梗钱半（猪胆汁炒）	甘菊炭一钱	龙脑薄荷一钱	苍耳子三钱
辛夷花一钱	瓜蒌霜八分（布包）	炒山栀钱半	霜桑叶三钱
云茯苓三钱	石决明三钱	川贝母钱半	香白芷八分
丝瓜藤钱半	荷叶筋三钱	竹 茹三分	

【方2】

肝经胆热上蒸于脑，入鼻而生息肉，犹湿地得热而生芝菌也，用辛夷散加味治之。

辛夷花一钱	藁 本一钱	防 风三钱	霜桑叶三钱
香白芷一钱	炙升麻三分	细木通钱半	制茅术七分
甘 草五分	北细辛二分	杏 仁二钱	川 芎五分
丝瓜藤钱半	茶 叶钱半	姜竹茹五分	

眼 疾

【方1】

风热上移，目赤而肿，泪多涩涩，怕见灿烂太阳光者，用荆防轻剂。

荆芥梢钱半	青防风钱半	蔓荆子三钱	川羌活一钱
木贼草钱半	草决明三钱	赤 芍三钱	香白芷五分
苦桔梗二钱	橘 红六分	蝉 衣七分	炒牛子三钱
荷 叶半元	蜂翅茶钱半		

【方2】

肝肾久亏，目生云翳，视物不明者，属内障，用炉甘石方。

炉甘石钱半	灵磁石三钱	瓜蒌霜一钱（布包）	决明子钱半
霜桑叶三钱	甘菊炭一钱	沙苑子钱半	谷精珠钱半

金钗石斛三钱	软白薇五分	荷叶筋四钱	姜竹茹五分
石　燕三分（磨汁冲服）		灯心炭三分	

【方3】

青紫内障，目不红肿而视物不见者，用补肾方。

西洋参三钱	干地黄三钱	炒黄柏二钱	青葙子八分
千里光钱半	枸杞子三钱	炒知母二钱	益智仁二钱
密蒙花钱半	谷精珠钱半	川贝母钱半	制首乌三钱
海狗肾三钱	巨胜子钱半		

三、外　科

瘰　疬

【验方】

肝气郁结，湿痰凝结于耳后，结核大小不等，成串者是属瘰疬，用逍遥散合消疬丸。

当归身二钱	杭白芍二钱	醋柴胡六分	金银花三钱
左牡蛎四钱（先煎）	香附子三钱	昆　布一钱	海　藻一钱
金钗石斛三钱	金萱花钱半	川贝母钱半	元　参钱半
夏枯草二钱	甘　草五分		

注：金萱花有清热利尿、凉血止血作用，用法2～4钱。

乳　癌

【验方】

妇女乳癌，此方通用。

金银花三钱	冬桑叶三钱	赤　芍三钱	川楝子钱半
制乳没各一钱	当归身二钱	醋炒柴胡六分	川　芎五分
乌　药钱半	香附米三钱（醋炒）	生地黄三钱	伽南香屑三分
蒲公英三钱			

四、皮肤科

【方1】

遍身疮疡作痒者，用消风散。

荆芥穗钱半	净蝉衣七分	粉甘草五分	青防风钱半
制茅术八分	赤 苓三钱	炒牛子三钱	地肤子二钱
苦 参钱半	杏 仁二钱	小胡麻钱半	紫背浮萍三分

【方2】

脓窠疮多者，用凉血消风以治。

细生地三钱	炒黄柏钱半	粉甘草五分	苏 梗一钱
小胡麻五分	赤 芍二钱	防 风钱半	炒山栀钱半
净蝉衣七分	苦 参钱半	紫背浮萍七分	

【方3】

疮湿内伏，面肿肢肿者，元戎五苓散以利水道，防其水溢高原致变。

苏 叶钱半	防 风钱半	旋覆花五分（布包）	川羌活一钱
石 斛三钱	香附米三钱	降香屑五分	白茅花八分
姜竹茹六分			

【方4】

每感风湿，两手俱变或面浮肢肿，或头面生窠作痒，麻木不仁者，用祛风换肌法。

白花蛇三钱（焙）	威灵仙钱半	粉甘草五分	制茅术八分
净蝉衣七分	川 芎五分	南花粉一钱	小胡麻二钱
嫩苦参钱半	制首乌三钱	怀牛膝三钱	紫背浮萍三分

疝 气

【方1】

疝气因感而发寒热作痛者，用桂枝五苓合导气方。

川桂枝一钱	东白芍二钱	粉甘草五分	制茅术一钱
川楝子钱半	煨木香八分	汉防己八分	小茴香五分
福橘皮核各钱半	赤 苓三钱	泽 泻钱半	生 姜一片

如疝痛甚者用天仙藤一两，河水各半煎，胡芦巴为末，每服二钱，茴香

汤送下。

【方2】

疝气发，睾丸坠痛或攻冲作痛者，用五苓导气。

制茅术一钱	络石藤五分	煨木香八分	赤 苓三钱
苏 梗一钱	小茴香六分	桂枝尖三分	川楝子钱半
福橘皮核各钱半	汉防己八分	猪 苓三钱	泽 泻钱半
丝瓜络五分	荔核子七粒（瓦上焙醋制）		

脚 气

【方1】

两腿红肿，受寒即发，寒热作战者，用鸡鸣散以散寒。

苏 叶二钱	吴茱萸一钱	宣木瓜二钱	橘 红六分
海南子一钱	桔 梗二钱	桂 枝五分	泽 泻钱半
制茅术一钱	猪 苓二钱	甘 草五分	紫草根八分
五加皮钱半	赤 苓三钱	冬瓜皮一两五钱（煎汤代水）	

【方2】

猪肚丸治疮汤日久不愈，脾土火伤，补脾燥湿。

牡蛎四两研末	嫩苦参二两	野於术二两

上药共研极细末，用猪肚一具捣烂为丸，每服三钱。

五、妇 科

痛 经

【方1】

天癸当期，少腹胀痛，兼带紫色紫块，有瘀血内蓄者，用逍遥散合化瘀止痛之品。

西当归钱半	杭白芍二钱	醋柴胡五分	台乌药一钱
延胡索钱半	五灵脂钱半（布包）	琥 珀三分（研冲）	制乳没各五分
墨鱼骨四钱	四制香附米三钱	广陈皮钱半	茜 草一钱
泽 兰钱半	降香屑五分		

【方2】

癸水当期不至，少腹胀痛者，用交加散加地黄丸以止痛。

生姜汁炒生地三钱　净归身二钱　　桃仁泥三钱　　杭白芍二钱

川　芎五分　　　　五灵脂钱半（布包）　延胡索钱半　　四制香附三钱

制乳没各五分　　　上油桂五分　　　青　皮钱半　　泽　兰钱半

葱　白三根

【方3】

天癸逢期不至，甚则两月、三月而至，至则腹胀痛、畏寒，并见哕吐时行，用温经止痛而行之。

吴茱萸一钱　　　　麦门冬二钱（不去心）西党参三钱　　川桂枝一钱

当归身三钱（酒洗）杭白芍三钱　　川　芎钱半　　炙甘草五分

姜制半夏一钱　　　上油肉桂一钱　　阿胶二钱（烊化冲）生　姜二钱

大红月季花三朵

【方4】

天癸过期而至，少腹痛甚，行有紫块，此皆血灼热而妄行，遇寒而凝滞，用绀珠正气天香散，以止痛行血。

四制香附三钱　　　干　姜一钱　　　紫苏梗一钱　　乌　药钱半

延胡索钱半　　　　五灵脂钱半（布包）墨鱼骨四钱（醋炙）川　芎五分

鸡血藤膏二钱

经　漏

【方1】

天癸先期而至，甚则一月两至，至则淋沥不已，色鲜红，舌苔薄，滑脉弦。用丹溪八味凉血清热。

当归身三钱（酒洗）杭白芍三钱　　醋柴胡五分　　椿根皮三钱

粉丹皮三钱　　　　炒山栀二钱　　生地黄三钱　　大地榆三钱

生甘草五分　　　　净地龙钱半　　四制香附三钱

黄　柏钱半（酒炒）苦竹根钱半（姜汁炒）

另：可同大地榆三两，用醋和水煎服。

【方2】

天癸数日不止，淋沥不清，是属经漏，恐成崩症，用妇宝丹以涩血，方合胶艾四物汤加减。

干地黄三钱	杭白芍二钱	净归身三钱	椿根皮三钱
川　芎五分	大艾叶五分	吴茱萸六分	云茯神各三钱
广陈皮钱半	四制香附三钱	上油桂六分	木芙蓉花钱半
阿　胶三钱（烊化，冲服）			

闭　经

【验方】

天癸数载不至，骨蒸虚热，面黄肌瘦，饮食不思，瘰疬不适，白带绵绵，淫梦时行，侧眠，脉细者，用滋阴通血之品。症名干血痨，用药难效。

青蒿根三钱	生鳖甲五钱	肥知母二钱	西洋参二钱
生卷柏三钱	熟地黄三钱	柏子仁二钱	炒黄柏二钱
炙骨皮三钱	秦　艽二钱	炙甘草五分	全当归三钱
枸杞根露二两，炖温过口			

崩　漏

【方1】

天癸涌行不已，头眩，自汗，心中惕惕，属于气虚不能摄血，用归脾汤以止血。

潞党参三钱	野於术钱半	炙黄芪二钱	椿根皮三钱
净归身二钱	炒酸枣仁三钱	炙远志一钱	炙甘草一钱
茯　神三钱	大地榆三钱	陈棕炭二钱	莲房炭三钱
阿　胶三钱（烊化，和服）			

【方2】

肝不能藏血，脾不能统血，肝脾失其统御之权，是以天癸涌行。此非气虚可比，以雷同血漏者。血漏者，涌满如水之外溢，用固经丸合清血之品。

炙鳖甲一两	黄柏三钱（酒炒）	淡黄芩钱半	椿根皮四钱
棕榈皮三钱	醋炙乌贼骨五钱	杭白芍二钱	茜草根三钱
四制香附三钱	女贞子三钱	大地榆五钱	干莲房三具
血余炭二两（烧灰存性）		羚羊角尖五分（研磨，冲服）	

癥瘕

【方1】

气滞血瘀少腹，结癥瘕聚，攻冲作痛者，用云母粉丸，以化瘀血而散瘕结聚。

云母粉三钱	吴茱萸六分	干漆炭三钱	乌 药一钱
延胡索二钱	五灵脂二钱（布包）	紫丹参三钱	制乳没各钱半
制香附四钱	怀牛膝三钱	干 姜二钱	赤 芍三钱
两头尖三十粒	韭菜根一撮		

【方2】

血瘀多年，少腹瘕聚，坚硬阻痛者，用丹皮散，以消血瘕之积。

粉丹皮二钱	当归尾三钱	肉桂心五分	干漆炭七分
荆芥穗二钱	蓬莪术二钱	延胡索钱半	怀牛膝三钱
四制香附三钱	京赤芍三钱	紫丹参三钱	炮姜炭一钱
酒水各半煎			

胎 漏

【验方】

怀孕而点滴下血者，此阴虚不足以济火，气虚不足以固血，名曰胎漏，用胶艾汤。

熟地黄二钱	净归身二钱	炙黄芪钱半	川 芎五分
大艾叶一钱	粉甘草五分	阿 胶二钱（烊化，冲服）	

胎动不安

【验方】

怀孕数月，跌仆惊动胎胞，腰酸腹痛，甚至行血者，用安胎饮以安之。

南沙参三钱	炒野於术二钱	黄芩钱半（酒炒）	紫苏梗八分
炒当归身钱半	阳春砂仁三分（后下）	熟地黄二钱	杜 仲二钱
炙甘草五分	白 芍二钱（酒炒）	川 芎五分	川续断三钱
桑寄生三钱	糯 米百粒		

妊娠恶阻

【验方】

居经两月，胎气失冲和之性，逆动胃气，呕吐作哕，饮食不甘，心悸腿软，倦卧不安。用陈皮大半夏汤止哕和胃。

姜制半夏二钱	紫苏梗八分	炒子芩钱半	郁　金钱半
云茯神各三钱	生熟谷芽各钱半	酸枣仁三钱	炙甘草五分
陈　皮钱半	白　薇五分	佩兰叶一钱	秫秫米三钱
灯心草三分	阳春砂仁四分（后下）		

子　烦

【验方】

怀孕而烦闷者，心肺有热也，名曰子烦，用犀角散。

犀牛角三分（磨，冲服）	麦　冬二钱	赤茯苓三钱
炒黄芩一钱	甘　草五分	地骨皮二钱

子　悬

【验方】

胎气不和，上冲心腹者，用紫苏饮子，是治子悬之名。

紫苏梗一钱	大腹皮钱半（水洗）	砂　仁三分（后下）	南沙参三钱
净归身二钱（炒）	杭白芍二钱	抚川芎五分	制半夏钱半
炙甘草五分	陈　皮钱半	云茯苓三钱	郁　金钱半
佛手柑七分	鲜杷叶二片（去毛，布包）		

子　痫

【方1】

怀妊而痛者，由阴虚火亢，痰气厥逆，故令晕倒，化羊犬之声，名曰子痫。用四物加芩连之味。

当归身二钱	杭白芍二钱	抚川芎五分	熟地黄二钱
黄　芩钱半（酒炒）	制半夏一钱	川黄连五分	生　姜一片

【方2】

怀孕足月，肝阳化风，叠次痉厥，名曰子痫。用羚羊角散以平肝火。

羚羊角尖一钱（磨汁冲）　　　　炒归身钱半　　　防　风钱半

甘菊炭一钱　　　　川　芎五分　　　独　活一钱　　　酸枣仁二钱

云茯神各三钱　　　石决明三钱（先煎）　冬桑叶三钱　　甘　草五分

嫩钩藤钱半　　　　苦竹根五分（姜汁炒）灯心草八分

牙关不开，外用乌梅搽之即开。

子　嗽

【验方】

怀孕四五月，咳嗽，五心烦热，胎动不安，或痰血或鼻衄，皆因虚火上冲肺经，谓之子嗽。宜用安胎饮。

生地黄三钱　　　　当归身钱半（炒）　川杜仲一钱　　　炒白芍二钱

炒黄芩钱半　　　　川续断二钱　　　阿　胶钱半（烊化，冲）

麦门冬钱半（去心）

子　淋

【验方】

孕妇小便淋沥，本于湿热下注，名曰子淋。用冬葵子汤。

冬葵子二钱（布包）柴　胡五分　　　　炙桑白皮钱半　　白茯苓三钱

当归身钱半（炒）　白　芍钱半

子　肿

【验方】

妊娠气血不调，营卫涩滞，故令身体浮肿而小便不利，此名子肿。用木通散。

细木通一钱　　　　苏　梗一钱　　　炒黄芩五分　　　诃子皮三分

槟　榔五分　　　　桑白皮一钱　　　广木香三分　　　炒枳壳钱半

於　术一钱（炒）

临　盆

【验方】

产妇试痛多时，或一昼一夜或两昼夜而未有紧痛之阵，不能临盆者，用达生饮以达之。

潞党参三钱	野於术二钱	当归身三钱	冬葵子四钱
苏　梗一钱	杭白芍二钱	大腹皮二钱	制半夏钱半
甘　草五分	陈　皮钱半	枳　壳一钱	黄扬脑七枚
青　葱钱半			

产后恶露

【验方】

产后恶露不行，少腹疼痛者，用生化汤合失笑散以化瘀血。

当归身二钱	桃　仁二钱	红　花钱半	三　棱二钱
生蒲黄一钱（布包）	五灵脂二钱（布包）	炮　姜六分	上油桂五分
香附米三钱	川　芎五分	赤　芍三钱	山楂肉三钱
苏木渣三钱			

产后瘀血未净、少腹胀痛者，有形用枳实芍药散加减。

产后带下证

【验方】

产后百脉空虚，气血双亏，冲任带脉受戕，不能约束，白带绵绵，心中惕惕，自汗神疲，用四物汤合固气药。

贯　众一钱	西洋参一钱	当归身二钱	炒白术二钱
赤石脂二钱（炙）	椿根皮三钱	赤　芍二钱	炙升麻七分
云茯神各三钱	川　芎五分	熟地黄三钱	黄　芪钱半
飞辰砂三分	红鸡冠花三钱半		

产后遗尿

【方1】

产后膀胱气虚下坠，遗尿时行者，用补肾之品。

地　黄三钱	山茱萸钱半	炒於术二钱	熟附片八分
益智仁二钱	肉苁蓉三钱	仙　茅钱半	川杜仲一钱
炙升麻五分	怀牛膝三钱	当归身二钱	川续断二钱
猪尿胞三枚或用羊尿胞最好。			

【方2】

产后脬破，小溲不固者，用补中益气汤以固气。

西洋参二钱	炒野於术二钱	桑螵蛸三钱	当归身二钱
水炒柴胡七分	炙升麻五分	煅龙骨三钱（先煎）	
炒酸枣仁二钱	粉甘草五分	远志肉二钱	云茯苓三钱
炙鳖甲三钱	蒸笼绳五寸	菖　蒲三分	

产后自汗

【验方】

产后胃气虚弱，自汗频仍，脉微，气郁及厥者，用白薇汤。

软白薇三钱	高丽参三钱	炒归身二钱	甘　草一钱

产后中风

产后中风，面赤头痛而喘，有发痉厥之势者，用竹叶汤图之。

竹　叶七片	防　风一钱	川桂枝三分	吉林参三钱
葛　根二钱	熟附片四分	桔　梗二钱	煨　姜一片
大　枣三枚			

附：赵海仙验方

1. 逐饮散（即四制於术散）治久咳痰多薄沫。

野於术四两，分作四份，每份一两。第一份用甘遂二钱煎汤制，去甘遂；第二份用白芥子二钱煎汤制，去白芥子；第三份用枳实二钱煎汤制，去枳实；第四份用大戟二钱煎汤制，去大戟。四份合并炒干研末。

2. 涤饮散（即七制於术散）治肺寒久咳，胁痛气喘。

野於术七两，分作七份，每份一两。前四份如逐饮散制法。余三份：第一份用芫花二钱煎汤制，去芫花；第二份用干姜二钱煎汤制，去干姜；第三份用广陈皮二钱煎汤制，去广陈皮。连上四份，合并炒干研末。

3. 通络散（即九制於术散）治肺寒咳喘痰稀畏冷。

野於术九两，分作九份，每份一两。前七份如涤饮散制法。余二份：第一份用肉桂二钱煎汤制，去肉桂；第二份用熟附子二钱煎汤制，去熟附子。连上七份，合并炒干研末。

/ 阮宗武传略 /

阮宗武，主任中医师，江苏省名中医，南京中医药大学兼职教授。于 20 世纪 60 年代初随其父健哉公学习中医，未几父故，乃师从堂兄亦周先生学习，精勤不倦，学而有成。曾任盐城市中医院心内科副主任，江苏省中西医结合学会常务理事，中华中医药学会中医瘀血证专业委员会委员，盐城市中西医结合学会名誉会长。第三批江苏省名老中医药专家传承工作室指导老师，第二批江苏省老中医药专家学术经验继承工作指导老师。擅长高血压、心血管等疑难疾病的中医、中西医结合治疗。对高血压病从肝阳上亢论治，主张运用平肝息风和络法则，《中国中医药报》名医方药曾进行过专门介绍。冠心病论治提出"气虚、血瘀、痰浊"的理论认识，采用益气化瘀、化痰畅中的治疗原则，取得了较好效果。先后发表论文数篇。他认为，高脂血症属中医学"痰浊""膏脂"范畴，采用中药泡茶治疗，效果较为满意。作为盐阜地区阮氏名医传人，目前正在整理阮氏中医学术传承研究。先后出版著作 3 部，在省级以上医学杂志发表论文 10 余篇，获市科技进步奖 3 项。

阮宗武坚持中医理论与临床实践相结合。20 世纪 80 年代前从事中医内科门诊工作，擅治疑难杂症。80 年代后，长期从事心脏病的中医诊治和研究。

《素问·六节藏象论》指出，"心为阳中之太阳""主一身之血脉"。心阳一旦虚衰，不仅可导致血脉阻滞，而且无力宣散痰湿。张仲景《金匮要略·胸痹心痛短气篇》的 10 个方剂中有 6 个是化痰通阳的。尤在泾在《金匮要略心典》中说："胸中、心阳……阳痹之处，必有痰浊阻其间。"因此归纳出"气虚、血瘀、痰浊"为冠心病重要的发病机理。根据这种认识，他创新性地提出了"益气、活血、化痰"的诊治思路，首重痰浊辨证，选用瓜蒌薤白半夏汤合温胆汤加减治疗，取得了一定疗效，并进行了系统总结。

阮宗武长期从事中医内科疾病诊治工作，强调辨病与辨证相结合，重视脏腑辨证。方药运用"以平为期"。其诊治特点表现在以下几个方面。

1. 熟谙经典，博览各家学说

阮宗武熟读中医经典著作，对仲景学说颇有研究，在临床工作中博览群书，从中汲取精华，融会贯通，探其微，拓思路，尤其将叶吴学说运用到临床实践，有效指导临床，取得了良好的疗效。

2. 拓宽思路，重视异病同治

冠心病、高血压病、高脂血症在西医学中属心脑血管系统疾病。中医学认为，在病机上，其有着共同的特点："痰浊"这一病理因素贯穿其中。根据高血压病中医辨证有风痰上扰、痰火内结等证型，阮宗武创制了"清脑饮"，可以缓降血压，改善高血压病导致的头痛等症状，对颈性眩晕、高脂血症也有显著的疗效。

3. 知常达变，灵活运用方药

在内科疾病的诊治中，阮宗武提倡辨病与辨证相结合，特别重视脏腑辨证，强调要掌握疾病发病的主要病因、发病机理及其预后变化，做到随证而辨，知常达变，且运用方药灵活，临床疗效明显。

·阮宗武医案医话·

医案汇录·内科

感　冒

【案1】

朱某，女，74 岁，2015 年 4 月初诊。

主诉：头昏伴恶寒发热两天。

恙起年高体弱，风邪外袭，束于肌表，头昏，恶寒发热，体温 38.8℃，胃脘作胀，纳谷不香，间有咳嗽，肢体酸楚，舌苔薄白腻，脉浮滑。拟方疏风解表。

藿　香 10g	佩　兰 10g	杏　仁 10g	薏苡仁 10g
金银花 10g	连　翘 10g	苏薄荷 6g	葛　根 10g
炒黄芩 10g	大腹皮 10g	茯　苓 10g	泽　泻 10g

三贴，水煎服，早晚各 1 次。

二诊：服前方后，恶寒发热得退，纳谷有增。原方去泽泻，加焦山楂 10g，焦六曲 10g。

五贴，水煎服，早晚各 1 次。

【案2】

许某，男，56 岁，2018 年 1 月初诊。感冒数日，经服西药，恶寒发热退而未净，仍感畏风形寒，时有发热，咽痒咳嗽，舌苔薄白腻、根厚，脉浮滑。伤于风者，上必受之，先予宣通肺气，疏邪达表。

藿　香 10g	佩　兰 10g	粉葛根 10g	杏　仁 10g
薏苡仁 10g	前　胡 10g	桔　梗 10g	茯　苓 10g
金银花 10g	连　翘 10g	炒黄芩 6g	炒山栀 10g
浙贝母 10g	淡竹叶 5g		

五贴，水煎服，早晚各 1 次。

二诊：前进疏风达表之剂，恶寒发热已退，咳嗽次数已稀，仍感咽痒不适，舌苔薄白，脉浮，原意方加味。

射 干 3g	杏 仁 10g	桔 梗 10g	前 胡 6g
炒牛蒡子 10g	法半夏 10g	浙贝母 10g	橘 红 10g
茯 苓 10g	苏薄荷 5g	甘 草 3g	款冬花 10g
枇杷叶 10g（布包）			

五贴，水煎服，早晚各 1 次。

【案 3】

孙某，女，32 岁，2014 年 11 月初诊。

主诉：头昏、恶寒发热 3 天。

恙由感受风邪，感冒数日，头昏且痛，恶寒发热，经当地医院输液，仍未见好转，继感恶寒身热，体温有时达 39℃，口苦作干，胸闷不畅，心烦纳差，肢体酸楚，舌苔薄黄，脉浮滑。经云"体若燔炭，汗出而散"。先予疏风解表，透邪外达。

西豆豉 10g	炒山栀 10g	苏薄荷 10g	防 风 6g
连 翘 10g	杏 仁 10g	薏 仁 10g	荆 芥 6g
蔓荆子 10g	金银花 10g	大青叶 5g	生 姜二片
粉葛根 10g			

三贴，水煎服，早晚各 1 次。

二诊：药后汗出淋漓，寒热得退，肢体酸楚好转，唯胸闷不畅，纳谷不香，前方既效，再从原方加减。

金银花 10g	连 翘 10g	炒黄芩 6g	炒山栀 10g
鸡内金 10g	薏苡仁 10g	大腹皮 10g	焦山楂 10g
焦六曲 10g	茯 苓 10g	炒枳壳 6g	炒谷芽 10g
杏 仁 10g			

五贴，水煎服，早晚各 1 次。

体会：经云"伤于风者，上先受之"。《类证治裁》曰："何谓表寒，伤寒初客太阳，头痛发热而恶寒者，名曰外感。"所谓"体若燔炭，汗出而散"是也。《锦囊秘录》又指出："伤风虽小病，然谚云不愈即成劳，盖由于金水二脏不足，阳气不能卫外也。"因而感冒多为外感风邪，束于肌表；自当疏风解表，辨证清晰。恶寒重、发热轻多以辛温发散，发热重、恶寒轻予以辛凉解表。恶寒身热，胸闷懊憹者，昔时多予栀豉汤加减，解表而清里热，透邪外达，药后汗出，身热得退。另外感冒患者饮食当注意清淡，少进油腻肥甘之品，以助药效。

咳　嗽

【案1】

戚某，女，49岁，2016年6月16日初诊。

主诉：咳嗽1周。

始因感冒，恶寒发热，经当地卫生室诊治，恶寒发热得退，仍感畏风，咽痒咳嗽，咳吐黄脓痰，咳痰不爽，胸部X线片检查提示"右下肺炎"，舌苔薄黄，脉滑。证属风热袭肺，肺失肃降，拟方清热化痰。

炒黄芩 10g	金荞麦 15g	法半夏 10g	杏　仁 10g
桔　梗 10g	炒牛子 10g	川贝母 5g	化橘红 6g
瓜蒌皮 10g	炙冬花 10g	茯　苓 10g	竹　茹 3g
鱼腥草 10g			

五贴，水煎服，早晚各1次。

二诊：服前方后，咳嗽次数已减，痰咳较畅，再从前法。前方去竹茹，加炙紫菀5g。前后随症加减，服药20余剂，病愈。

体会：外感风热之邪，虽经治疗，邪未全撤，留恋肺卫，肺失宣降，故用鱼腥草清热止咳；金荞麦有清热解毒、止咳化痰之效，尤其对肺痈有显效；配合杏苏散加减宣通肺气。咳痰得畅，疾病易愈。

【案2】

陈某，女，59岁，2016年6月初诊。

主诉：恶寒发热伴咳嗽胸痛1周。

病起感受寒凉，症见恶寒发热，咳嗽阵作，至当地门诊拟诊"右下肺炎"，治疗后恶寒发热渐退，但仍咳嗽不止，咽干咳嗽，咳吐黄稠痰，咳而不爽，甚则胸痛。舌苔薄滑，脉滑数。证属风热外袭，肺失宣达。治拟宣肺化痰，鱼桔汤加减。

鱼腥草 20g	金荞麦 15g	炒黄芩 10g	桔　梗 10g
前　胡 10g	瓜蒌皮 10g	法半夏 6g	川贝母 6g
橘　红 10g	炒牛蒡子 10g	茯　苓 10g	金银花 15g
杏　仁 10g			

五贴，水煎服，早晚各1次。

二诊：药后未见发热，咳嗽好转，咳痰已爽，仍觉咽痒不适。原方去金银花，加射干 5g。

前后服药 20 余贴，咳嗽得愈，胸片复查提示肺炎吸收。

【案 3】

吴某，男，65 岁，2015 年 5 月初诊。

主诉：咳嗽反复发作 1 月余。

患者始患感冒，经治已愈，继感咳嗽，咽痒不适，咳痰不爽，时有黄痰，咳甚胸胁疼痛，不发热。服用抗生素、止咳糖浆，咳嗽仍作，效果未见。胸片提示无异常。证属风邪袭肺，肺失宣达，继而邪恋不去，清肃失降。拟方止咳化痰为宜。

鱼腥草 15g	炒黄芩 10g	瓜蒌皮 10g	法半夏 10g
杏　仁 10g	款冬花 6g	炙紫菀 6g	橘　红 6g
桔　梗 6g	炒牛蒡子 5g	百　部 10g	竹　茹 5g
川贝母 6g			

六贴，水煎服，早晚各 1 次。

二诊：服前方后，咳嗽次数已减，咳痰已爽，仍从前方加味，继图进展。

鱼腥草 15g	炒黄芩 6g	瓜蒌皮 10g	法半夏 10g
川贝母 6g	橘　红 6g	桔　梗 6g	竹　茹 6g
茯　苓 10g	杏　仁 10g	枇杷叶 10g（布包）	

六贴，水煎服，早晚各 1 次。

喘　证

【案 1】

陈某，女，47 岁，2014 年 8 月初诊。

主诉：反复性咳嗽气喘 5 年，再次发作两周。

原有慢支肺气肿病史 5 年，受凉易发。时值夏日，夜晚贪凉，旧疾又起，症见咳嗽阵作，咳痰不爽，咳吐痰呈淡黄色，咳甚气喘，不能平卧。不发热，纳谷不香，舌苔薄腻浮黄，胸部摄片提示慢支肺气肿。证属肺失清肃，痰湿内蕴，拟方先予止咳平喘。

炙麻黄 3g	鱼腥草 15g	炒黄芩 6g	炙苏子 10g
前　胡 5g	瓜蒌皮 10g	法半夏 6g	杏　仁 10g
桔　梗 6g	浙贝母 10g	炙冬花 10g	橘　红 10g
葶苈子 10g（布包）			

五贴，水煎服，早晚各 1 次。

二诊：药后气喘得平，咳嗽渐止，咳痰已爽。原方去葶苈子，加炙桑白皮 10g，继服 6 贴。药后咳喘得平，再配以补肺益气化痰之剂，以固其本。

体会：原有咳喘宿疾，感受风寒，肺卫失疏，宣降失司。取麻黄宣通肺气，止咳平喘；鱼腥草清肺热，止咳化痰；苏子、葶苈子降气平喘；蒌贝二陈汤加前胡、杏仁、桔梗宣通肺气，止咳化痰。方药稍杂，确有显效。

【案 2】

徐某，女，47 岁，2015 年 1 月初诊。

主诉：反复咳喘 10 年，再次发作两周。

患有慢支近 10 年。尤其冬寒易发。两周前因外出感受风寒，咳喘再作。自服抗生素未效，仍感咳嗽阵作，咳痰不爽，色黄黏厚，咳甚气喘加急，胸闷不畅，下肢浮肿，时感面部冒火，口干。证属肺热不解，痰湿内阻，肺气升降失司。拟方清热平喘，止咳化痰。

鱼腥草 20g	炒黄芩 10g	葶苈子 15g（布包）	炙苏子 10g
化橘红 10g	炙桑白皮 10g	法半夏 10g	川贝母 6g
茯　苓 10g	炙款冬花 10g	炙紫菀 10g	竹　茹 5g
白芥子 6g			

六贴，水煎服，早晚各 1 次。

二诊：药后气喘渐平，已能平卧入睡，咳嗽次数有减，精神亦已好转。原方去葶苈子，加银杏叶 5g。续服 6 贴，以观进展。

体会：痰喘旧恙，感寒触发，气痰交阻，升降失司。肺为娇脏，过进辛温，恐易损肺，故取鱼腥草、黄芩清解肺热；配以定喘汤加减，止咳化痰平喘，始而见效。

【案 3】

王某，男，60 岁，2007 年 7 月 26 日初诊。

主诉：反复咳嗽 10 余年。

患者有慢支病史 10 余年，逢冬感凉易发，多用抗生素治疗，病情缓解。咳嗽发时，咽痒咳痰黏厚，有时夹有黄痰，咳甚气喘，纳谷不香。舌苔白腻浮黄，脉滑。闻"冬病夏治"之法，要求服中药治疗。中医辨证，宿恙年久，痰湿内蕴，肺失清肃。予以宣肺化痰，止咳平喘。

炙麻黄炭 5g	杏苡仁各 10g	鱼腥草 20g	炒黄芩 10g
金荞麦 20g	瓜蒌皮 10g	法半夏 10g	川贝母 10g

橘　红 10g　　　　茯　苓 10g　　　　前　胡 10g　　　　炙冬花 10g

炙苏子 10g

五贴，水煎服，早晚各 1 次。

患者于当年夏日连服 10 余剂，到冬季咳喘未作。患者每逢夏日都将上方取药，煎服 10～15 剂，连服 3 年，冬季咳喘未作。迄今 10 年，一直未服他药，恙情得愈。2020 年 7 月患者来院述及上说，处方保存至今。又诉近来感凉咳嗽，恐旧疾复发，继配原方 10 贴，冀其取效。

体会：咳喘宿恙，迁延年久。肺气不充，卫表不固；肺失肃降，故而咳喘。方选定喘汤合蒌贝二陈汤加减。方中炙麻黄止咳平喘；鱼腥草、金荞麦、黄芩清解肺热；苏子降气；款冬花止咳化痰；茯苓渗湿。所谓夏令服药，以防朔冬复发，此乃"治未病"之意也。故予记之。

【案 4】

杨某，男，60 岁，2015 年 10 月初诊。

主诉：反复定时咳嗽 1 年余。

患者于 2014 年春始因感冒，咳嗽未愈，一直未曾系统服药治疗。以后每月 20 日左右即感咳嗽，咳甚气喘，不发热，初起之时服用消炎止咳西药，症状改善，但时至下月 20 日左右，咳嗽又发，迄今已有 10 月余。曾做过敏原检测，未发现异常，亦无花粉和化工原料接触史。症见咽痒，咳嗽阵作，咳痰不爽，久则气喘，不发热，纳谷尚可，二便正常。舌苔薄滑，脉滑。胸片提示：两肺纹理增粗。自述每月 20 号前就有忧虑担心之感。中医辨证：感染时邪，痰浊内蕴，肺失宣达。拟方先予宣肺止咳化痰。

鱼腥草 15g　　　炒黄芩 10g　　　杏　仁 10g　　　苏　子 10g

甘　草 3g　　　　炙桑白皮 10g　　　川贝母 6g　　　橘　红 10g

瓜蒌皮 10g　　　法半夏 10g　　　葶苈子 10g(布包)竹　茹 5g

五贴，水煎服，早晚各 1 次。

二诊：前方服后，咳嗽未作，未感气喘，恐疾再发，于 20 日前 1 周，上方加减。去葶苈子、苏子，加蝉衣 5g，炙僵蚕 10g，地肤子 15g。服用六贴，并嘱心理疏导。

三诊：服上方后，20 日前咳嗽未作，情绪亦已好转。以后每月 20 日前 1 周即服上方，连续服药 5 个月，咳嗽未作，继观 1 年，未见复发。

体会：此例病案细考病因系过敏引起，故在清热止咳化痰药中加入抗过敏药物地肤子、僵蚕、蝉衣，其都具有祛风止咳、化痰止痉的作用。

肺　胀

【案例】

成某，女，68 岁，1996 年 12 月初诊。患者有慢支肺气肿病史 30 年，遇寒易发。近来咳嗽心慌症状加重。查体体温 37℃，心率 108 次 / 分，脉搏 24 次 / 分，血压 128/83mmHg。神清，精神差，端坐呼吸，气喘急促，口唇发绀；颈软，颈静脉怒张，两肺呼吸音低，可闻及广泛的干湿性啰音。心界向左下扩大，心率 108 次 / 分，律齐，腹软，肝肋下 3cm，质Ⅱ°，肝颈静脉回流征（＋），双下肢明显浮肿。心电图示窦性心动过速，肺型 P 波，低电压，右心室肥厚。提示肺源性心脏病；胸片提示心衰伴左下肺感染；血常规检查：WBC13.2×10^9/L，N79%，L21%。入院后给予西药抗感染，强心、利尿等药配合使用，并配服中药。

中医辨证：形寒畏冷，神疲气短，口唇发绀，咳嗽气喘，咳痰清稀，时有张口抬肩，胸部憋闷，心慌时作，纳谷不香，下肢浮肿，腹胀尿少，舌苔薄白根腻，脉浮滑。证属咳喘宿疾，痰饮内聚，肺失清肃，久病及心，复感风寒，诱发而作。治当标本兼顾。

党　参 15g	黄　芪 30g	丹　参 15g	炒白术 10g
炙麻黄 6g	鱼腥草 30g	葶苈子 20g（布包）	川贝母 10g
猪　苓 15g	泽　泻 15g	法半夏 10g	桂　枝 5g

五贴，水煎服，早晚各 1 次。

二诊：上方服后，咳喘有减，恶寒得退，心慌渐平。在原方基础上加减治疗 1 个多月，诸羔好转，复查心肺功能明显改善。

体会：慢性肺源性心脏病是指由肺部、胸廓或肺动脉的慢性病变引起的肺循环阻力增高而导致肺动脉高压和右心室肥大，最后发生右心衰竭的心脏病，属中医学"肺胀""心悸""水肿"等范畴。病机多为本虚标实，虚实夹杂，而以气虚为主，与血、水密切相关。心肺同居上焦，肺主气，朝百脉，辅心而行血脉。咳喘不愈，肺伤日久，必及于心。心气虚衰，无力推动血脉，血脉不畅而导致瘀证的出现。《内经》说："宗气不下，脉中之血凝而留止。"心血不足，心血瘀阻，更加重水肿。亦如张仲景在《金匮要略》中所说"血不利则为水"，从而导致咳喘气促、心悸、发绀、尿少、水肿诸症相继而见。所以仲景说"心水者，其身重而少气，不得卧，烦而燥，其人阴肿"。临床观察，肺心病往往形成由气及血、由血及水、由表入里、由轻至重的自然发展过程。

方中党参、黄芪、丹参配伍可明显改善心功能；葶苈子除有强心作用外，并有较强的利尿作用；炙麻黄具有止咳平喘之效；鱼腥草清热解毒；法半夏、川贝母止咳化痰；桂枝温阳化气；白术健脾；猪苓、泽泻具有显著的利尿消肿作用。

惊 惕

【案例】

肖某，男，47岁，2016年12月初诊。

主诉：头昏眼花，伴心惕不安已有1个月。

患者外出目见车祸，自感头昏乏力，心中惊惕不安，见到人群聚集之处，尤感心慌，五心烦躁，夜眠噩梦纷纷，易于惊醒，舌苔薄滑，脉弦滑。证属心虚胆怯，痰浊中阻，拟方化痰宁心。

瓜蒌皮 10g	法半夏 10g	炒山栀 10g	橘 红 6g
浙贝母 10g	百 合 15g	甘 草 5g	酸枣仁 10g
柏子仁 10g	合欢花 10g	竹 茹 5g	

灵磁石 30g（先煎，以汤泡药）

六贴，水煎服，早晚各1次。

二诊：服药后心情烦躁好转，已能入睡，胆怯心惊之象好转。前方去合欢花，加炒枳实6g，煅龙齿10g。六贴。

体会：《素问·举痛论》曰："心者，君主之官，神明出焉。"患者心虚胆怯，诚如《医学正传》指出的"或因怒气伤肝，或因惊气入胆，母能令子虚，因而心血为之不足，又或遇事繁冗，思想无穷，则心主亦为之不宁，故神明不安而怔忡惊悸之证作矣"。此外又有因瘀血、痰火所致者。本案系惊则气乱，心神不能自主，痰热内蕴上扰，姑拟温胆汤，清热化痰和中，重加磁石镇惊安神；百合、甘草益心气；酸枣仁、柏子仁安神宁心。其效显著，故病得愈。

心 悸

【案例】

袁某，女，47岁，2016年3月初诊。

主诉：反复性心慌乏力1周。

原有心律失常、阵发性心动过速病史，遇劳易发，当地医院给予服用倍他乐克等药。1周前因劳累过度而感头昏，肢体倦怠乏力，心慌阵作，休息则缓。血压 120/70mmHg，心电图提示：心率 105 次 / 分，阵发性心动过速，舌苔薄滑，脉细数。证属心气不足，心脉失养，拟方益气养心。

党 参 15g	黄 芪 20g	黄 精 10g	灵 芝 10g
柏子仁 10g	远 志 6g	龙 齿 10g	当 归 15g
甘 草 5g	白 芍 10g	熟地黄 15g	百 合 10g

八贴，水煎服，早晚各 1 次。

二诊：药后心慌好转，精神渐佳。继用前方，间歇服用，配以稳心颗粒服用，以固疗效。

胸 痹

【案 1】

赵某，男，56 岁，1998 年 12 月初诊。

主诉：胸闷、胸痛反复发作 1 周。

患者有高血压病、冠心病史 6 年余，长期服用降压药物和麝香保心丸等中成药，遇寒或疲劳胸痛易作。近因天渐寒冷，晨起外出锻炼，自感胸膺憋闷，心前区疼痛，有针刺感，痛时彻背，时作时缓，心慌气短，神疲乏力，舌淡红、边有紫痕，苔薄白根腻，脉象弦滑。血压 140/95mmHg，早博 2 ～ 3 次 / 分，心电图提示：左心室肥厚伴劳损，ST-T 改变。中医诊断：胸痹。西医诊断：冠心病；心绞痛；高血压病。建议住院治疗，患者要求先在门诊服中药治疗。中医辨证：气虚血瘀，痰湿内蕴，胸阳被遏，心脉失养。拟方宣阳通痹，益气化痰。

党 参 15g	黄 芪 30g	丹 参 15g	桂 枝 6g
红景天 10g	薤 白 10g	郁 金 10g	川 芎 6g
浙贝母 10g	赤 芍 10g	延胡索 10g	炙刺猬皮 10g
瓜蒌皮 10g			

五贴，水煎服，早晚各 1 次。

同时继服降压药物。

药后自觉胸闷大减，胸痛好转，未觉心慌气短，苔腻渐化。效不更方，继服原方六贴，随症加减。

坚持服药调理两个月，诸恙缓解，胸痛未作。

【案 2】

陆某，男，53 岁，2017 年 5 月初诊。

主诉：胸闷胸痛反复发作 3 个月。

患有高血压病史近 10 年，经服降压药物，症情稳定。近 3 个月来由于工作劳累，频繁出差，而感胸闷胸痛，自服复方丹参滴丸，未曾系统治疗。诊见头昏时作，胸闷痹阻不畅，有憋闷感，有时胸痛，牵引背部不适。形体较胖，舌苔薄腻，脉弦滑。血压 140/90mmHg，心电图提示：右束支传导阻滞。血脂偏高。舌苔薄腻根厚，脉弦滑。证属痰浊内蕴，瘀阻脉络，胸阳失旷。拟方平肝化痰，宽胸理气。

黄　芪 15g	丹　参 15g	赤　芍 10g	白　芍 10g
浙贝母 10g	瓜蒌皮 10g	薤　白 10g	郁　金 6g
法半夏 10g	天　麻 6g	僵　蚕 10g	金橘叶 10g
川　芎 3g			

六贴，水煎服，早晚各 1 次。

二诊：服前方后，胸闷憋阻感已减，未感疼痛头昏。前方加味。

瓜蒌皮 10g	薤　白 10g	郁　金 6g	制半夏 10g
炒枳实 5g	茯　苓 10g	浙贝母 10g	竹　茹 5g
橘　红 10g	佛　手 6g	天　麻 6g	绞股蓝 10g
泽　泻 10g	炙刺猬皮 10g		

十贴，水煎服，早晚各 1 次。

三诊：药后胸闷已畅，未感憋闷，胸痛未作。继从前法，随症加减，间歇服药，巩固疗效。

体会： 冠心病心绞痛属中医学"胸痹""心痛"范畴，发病多与寒邪内侵、情志失调、疲劳等因素相关。寒凝气滞、气虚血瘀、胸阳被遏、心脉失养为其病理特点。正如林珮琴《类证治裁》所说："由胸中阳气不舒，浊阴得以上逆而阻其升降，甚则气结咳唾、胸痛彻背。"临床多本虚标实，治疗多拟宣阳通痹、益气养心、泄浊豁痰、活血化瘀等法。方中党参、黄芪益气养心扶正，增强心功能；桂枝通阳化气；瓜蒌皮、薤白头宣痹通阳，增强冠状动脉流量，防止心肌缺血；丹参、赤芍、川芎活血化瘀，扩张血管，改善微循环；刺猬皮、延胡索有温经通痹止痛之功。诸药相伍，故能见效。

不　寐

【案 1】

吕某，男，39 岁，2015 年 7 月初诊。

主诉：反复性失眠已有 1 年。

患者经商，工作烦忧，多愁善闷，近 1 年来感五心烦躁，手足心发热，咽干口苦，胸闷不畅，夜间失眠，每晚睡眠只能 2～3 小时，易梦多醒。一直深以为苦，不愿服用安眠药物，而求中医诊治。诸恙见证属气郁不舒，痰湿内蕴，先予温胆汤加味。

瓜蒌皮 10g	炒山栀 10g	法半夏 10g	炒枳实 10g
合欢皮 10g	酸枣仁 15g	刺五加 10g	五味子 10g
首乌藤 15g	柏子仁 10g	煅龙骨 10g	天 麻 6g
竹 茹 6g			

七贴，水煎服，早晚各 1 次。

服药后，五心烦躁显著好转，未感内热，每晚已能入睡 5 小时左右。前方随症加减，续服 30 余剂，失眠得愈。

【案 2】

谭某，男，34 岁，2018 年 12 月初诊。

主诉：头昏伴心慌失眠已有两个月。

患者有高血压病、高脂血症病史 4 年，服用降压药物，血压稳定。近两个月工作疲劳，思虑过度而感头昏，时有耳鸣，寤寐不适，夜不入睡，或入睡后易醒，多梦，舌苔薄滑，脉细缓。证属思虑过度，清阳失旷，髓海失养，拟方益气养心，安神定志。

党 参 10g	黄 芪 15g	枸杞子 10g	菊 花 10g
刺五加 10g	炙僵蚕 10g	石菖蒲 3g	柏子仁 10g
酸枣仁 15g	五味子 6g	甘 草 3g	明天麻 6g
灵磁石 15g（先煎）			

七贴，水煎服，早晚各 1 次。

二诊：药后头昏好转，耳鸣亦减，失眠现象渐已好转。原方继进，另配服七叶安神片，以巩固其效。

【案 3】

刘某，女，46 岁，2015 年 6 月初诊。患者平素体弱，易于疲劳。近 1 个月来感头昏乏力，肢体酸楚，精神倦怠，夜间失眠，梦中易醒，思虑过多，舌苔薄滑，脉细缓。证属气血不足，髓海失养。

当 归 10g	白 芍 10g	川 芎 3g	熟地黄 12g
酸枣仁 10g	山茱萸 10g	黄 精 10g	灵 芝 10g

| 桑椹子 10g | 五味子 6g | 首乌藤 15g | 鸡血藤 15g |
| 黄　芪 15g | | | |

七贴，水煎服，早晚各 1 次。

二诊：药后失眠好转，渐能入睡 5～6 小时，精神好转。前方加减，去灵芝，加百合 15g。八贴。

【案 4】

哈某，女，61 岁，2013 年 2 月初诊。

主诉：反复失眠近两个月。

患者心情抑郁，情怀不畅，近半年来时感胸闷，口苦，嗳气则舒，易心情烦乱，夜间失眠，只能入睡 2～3 个小时，有时需服安眠药方能入睡，翌日则头昏沉重，精神萎靡，纳谷不香，舌苔薄腻，脉弦滑。证属痰湿内蕴，气郁于中，拟方化痰畅中安神。

瓜蒌皮 10g	炒山栀 10g	法半夏 10g	炒枳实 6g
朱茯神 10g	橘　红 10g	浙贝母 10g	酸枣仁 15g
首乌藤 15g	合欢皮 10g	合欢花 10g	刺五加 10g
煅龙骨 10g	秫秫米 10g		

八贴，水煎服，早晚各 1 次。

二诊：药后胸闷好转，渐能入睡 5～6 个小时，胸闷得畅。前方有效，继从原意，间歇服药，缓图其功。

体会：患者多愁善虑，情志不畅，气郁于中，郁则化火，痰湿内停，故予温胆汤化痰清热，取山栀清六郁之火，配酸枣仁、刺五加、五味子酸能养肝安神，柏子仁、龙齿具有宁心安神之效。

头　痛

【案 1】

赵某，男，65 岁，2015 年 4 月初诊。

主诉：右侧头痛 3 天。

偏头痛病史多年，时发为苦，近天来因于郁怒，头痛又作，以右侧头痛为著，面部时易冒火，头痛发时，痛如针锥，苦不堪言，口苦作干，寝寐不适，舌苔薄黄，脉象弦滑。经云"诸风掉眩，皆属于肝"。颠顶之上，唯风可到，风阳上扰，清空失旷。拟方平肝息风，搜风和络。

| 川　芎 10g | 天　麻 10g | 炙僵蚕 10g | 炙全蝎 2g |

| 蔓荆子 10g | 珍珠母 20g（先煎） | 葛　根 10g | 白蒺藜 10g |
| 炒山栀 10g | 煅石决明 30g（先煎） | 酸枣仁 10g | 刺五加 10g |

六贴，水煎服，早晚各 1 次。

二诊：药后头痛得减，面部冒火已退，已能入睡。原方再服五贴，以免再次发作。

【案 2】

陈某，男，45 岁，1997 年 5 月初诊。患者于 1988 年始感头痛，左右交替发作，平素情绪易于激动，头痛时，疼痛如掣，呻吟不止，甚则呕吐。外院诊为血管神经性头痛。常自服去痛片、西比灵等药，停药后头痛又易发作。刻诊：因事烦躁，与人争吵，头痛阵作，以左侧头痛为著，口苦作干，胸闷不畅，时欲作泛，舌质红，苔薄滑，脉弦滑。体温 36℃，血压 130/90mmHg，心肺（－），腹软，肝脾未及，神经系统未见异常。1 年前曾做颅脑 CT 检查未见异常。中医辨证：气郁化火，肝阳上扰，风邪内动，清空失旷。拟平肝息风，解痉止痛。方选牵正散加减。

磁　石 30g（先煎）	炒山栀 10g	川　芎 10g	天　麻 10g
炙僵蚕 10g	制全蝎 2g	石决明 30g（先煎）	炙蜈蚣 1 条
黄　连 3g	吴茱萸 1.5g	苦丁茶 5g	甘　草 5g

三贴，水煎服，早晚各 1 次。

服药后，头痛得减，未觉呕吐，饮食有增。继用上方，随症加减。间断服药 3 个月，两年未发。

体会：头为诸阳之会、精明之府，五脏六腑之气血皆上会于头。偏头痛一病属中医学"头痛"范畴。颠顶之上，唯风可到。偏头痛多系情志忧郁，肝失疏泄，气机郁结，郁而化火，风阳上扰，清空失旷，兼受外邪而致。

牵正散载于《杨氏家藏方》，功在祛风化痰，主治中风、口眼㖞斜，临床亦可用于治疗偏头痛。方中僵蚕、全蝎、蜈蚣均属虫类药物，功能搜风通络，解痉止痛，为息风和络之要药；天麻、川芎有镇静止痛之效；山栀、苦丁茶清泄肝火；石决明平肝潜阳；黄连、吴茱萸苦辛并用，降逆和胃；甘草调和诸药。诸药合用，直走经络，祛风解痉，极为得力。

【案 3】

季某，女，35 岁，2014 年 10 月初诊。

主诉：反复右侧头痛 1 周。

患者高血压病史 3 年，服用降压药物，血压稳定。近 1 周来因劳累而感头痛，以右侧头痛为著，痛时如针刺，口苦作干，易烦躁，时感内热，手足心发热尤甚，舌苔薄滑，脉弦滑。血压 125/80mmg，颅脑 CT 检查未见异常。证属风阳上扰，清空失旷。拟方平肝息风，清火和络。

青　蒿 15g	炒山栀 10g	天　麻 10g	炙僵蚕 10g
川　芎 10g	葛　根 10g	鬼针草 15g	白蒺藜 10g
珍珠母 15g（先煎）	石决明 20g（先煎）	磁　石 15g（先煎）	菊　花 10g

五贴，水煎服，早晚各 1 次。

服上方后头痛得减，内热渐退，五心烦躁好转，仍夜眠易醒。从前法，去鬼针草，加酸枣仁 15g，刺五加 10g。五贴。

体会：头为诸阳之会，唯风可到。患者高血压病史多年，肝火偏盛，风阳上扰清空，故予苦寒芬芳之青蒿、山栀清退内热；鬼针草味苦性寒，凉而泄肝火；天麻、川芎、珍珠母、石决明平肝潜阳；僵蚕搜风通络止痛。

眩　晕

【案 1】

顾某，男，66 岁，2017 年 11 月初诊。

主诉：头晕反复发作 3 年，加重 1 周。

患者高血压病史 10 余年，平时自服降压药物，血压基本稳定。近 1 周来由于工作劳累，而感头昏，眩晕，颈部酸楚，口苦作干，时欲作泛，不能久立，伴心情不适，寤寐欠安，无肢体活动障碍，二便正常。舌苔薄黄腻，脉弦滑。体温 36.5℃，心率 86 次 / 分，律齐，血压 170/105mmHg，神清，精神差，颈软，无口眼㖞斜，肺部呼吸音清晰，腹软，肝脾未及。NS（－）。心电图检查提示正常范围以内；颅脑 CT 检查提示：腔隙性脑梗死。证属肝风内动，上扰清空，痰浊内蕴。拟方平肝息风，化痰和络。方选天麻钩藤饮加减。嘱继续服用降压药物。

鬼针草 20g	天　麻 10g	钩　藤 15g（后下）	粉葛根 10g
杭菊花 10g	珍珠母 15g（先煎）	石决明 20g（先煎）	白蒺藜 10g
川　芎 5g	酸枣仁 10g	刺五加 10g	竹　茹 5g
炙僵蚕 10g			

五贴，水煎服，早晚各 1 次。

二诊：服药后头昏眩晕渐止，颈部得舒，未见呕吐，仍感口黏发腻，口苦口干。上方去白蒺藜、川芎，加瓜蒌皮 10g，炒山栀 10g，象贝母 10g，继服 8 贴。

体会：经云"诸风掉眩，皆属于肝"，又云"无痰不作眩"。头为诸阳之
会，与厥阴肝脉合于颠。叶天士云"头痛一症，皆由清阳不升、火风乘虚上入
所致"。治以平肝息风，化痰和络。方中天麻、钩藤息风止痉；菊花清热泻火；
鬼针草味甘寒，无毒，能平肝息风；葛根升清和络，以治颈项不舒；僵蚕搜风
入络止痛；珍珠母、石决明介类药物平肝潜阳；竹茹化痰和中；枣仁、刺五加
安神。

【案 2】

陈某，女，68 岁，2015 年 3 月初诊。

主诉：头昏眩晕伴作泛呕吐 1 周。

患者高血压病、脑梗死病史多年，服用降压药物，血压稳定。1 周前因
劳累而感头昏眩晕，如坐舟中，泛泛呕吐，不能站立，站则视物旋转，胃脘
作胀，嗳气纳差。舌苔白腻，脉象细弦。血压 145/95mmHg，颅脑 CT 检查提
示：腔隙性脑梗死。证属痰湿内蕴，浮阳上扰，清空失旷。治从平肝化痰，升
清降浊。

黄　芪 15g	天　麻 10g	炙僵蚕 10g	粉葛根 10g
炒枳壳 10g	钩　藤 15g（后下）	制半夏 10g	木　香 6g
槟　榔 10g	炒白术 10g	炙鸡内金 10g	竹　茹 6g
川　芎 5g			

六贴，水煎服，早晚各 1 次。

二诊：进服上方后眩晕好转，呕吐得止，颈部酸楚亦减轻，胃脘作胀亦
消。上方去焦楂曲、槟榔，加石决明 20g，磁石 15g。继服六贴，眩晕得愈。

体会："无痰不作眩"，高血压病史多年，肝阳上扰，兼之痰湿内蕴，清空
失旷，症见眩晕，予半夏天麻白术汤加减，平肝化痰，升清降浊。方中黄芪益
气升清；天麻、钩藤平肝息风；僵蚕搜风入络，而止头昏眩晕；葛根舒通颈
项；制半夏和胃止呕；木香、槟榔、鸡内金行气消胀和胃；竹茹化痰和中。

【案 3】

季某，女，61 岁，2014 年 12 月初诊。

主诉：头昏肢酸伴形寒已有 5 年。

患者禀赋体弱，血压偏低，一般血压 90/65mmHg，头昏乏力，畏寒怕冷，
自取黄芪、红枣煎汤服用，未见显效。诊见头昏，面黄乏华，心慌时作，精神
倦怠，畏风形寒，尤在冬季，两下肢畏寒如冰，得温则舒，舌苔薄滑，脉象细

缓，证属气血两虚，阳气不能外达四末，予以益气补血，温阳通络。

炙甘草 6g	党　参 15g	黄　芪 20g	山　药 20g
焦白术 10g	熟地黄 20g	山茱萸 10g	玄　参 15g
茯　苓 10g	牡丹皮 10g	细　辛 2g	肉　桂 3g

六贴，水煎服，早晚各 1 次。

二诊：进温阳益气之剂，下肢畏寒好转，心慌渐平，无口燥发干之象。上方去牡丹皮，加当归、白芍，继图进展。

前后服药 30 余剂，诸恙好转，精神好转，血压渐增至 100/65mmHg。嘱以后用黄芪 10g、桂枝 2g 泡茶饮服，以图疗效。

【案 4】

杨某，女，57 岁，2014 年 7 月初诊。

主诉：头痛内热伴心烦烦躁 1 周。

患者高血压病史 10 余年，自服降压药物，血压尚平稳。血脂、血糖、心电图检查均无异常。1 周前因劳累，复与他人争吵，自感头昏且痛，面部发火，口苦作干，心情烦躁，颈部酸楚，肢体倦怠乏力。血压 160/100mmHg，舌苔薄黄，脉弦滑。证属肝火上扰，风阳上扰，拟方平肝清热为治。同时继服降压药物。

鬼针草 20g	炒山栀 10g	炒黄芩 10g	霜桑叶 10g
菊花炭 10g	天　麻 10g	钩　藤 15g（后下）	炙僵蚕 10g
葛　根 10g	川　芎 3g	珍珠母 30g（先煎）	草决明 15g
茯　苓 10g	竹　茹 6g		

五贴，水煎服，早晚各 1 次。

二诊：药后自测血压稳定在 130/85mmHg 上下，口苦作干好转，头昏且痛未作。再从前法，原方加苦丁茶 5g，以图进展。

【案 5】

陈某，女，62 岁，2016 年 7 月初诊。

主诉：头昏眩晕伴作泛欲吐 3 天。

患者无高血压、颈椎病史，近来因于劳累而感眩晕已有 3 天。诊见形体微胖，头昏眩晕，不能坐立，视物旋转，泛泛欲吐，口黏发苦，纳谷不香，舌苔薄白腻，脉弦滑。证属痰湿内蕴，上蒙清阳，拟方平肝化痰。

| 天　麻 10g | 制半夏 10g | 炒白术 10g | 茯　苓 10g |
| 泽　泻 10g | 葛　根 10g | 炙僵蚕 10g | 黄　芪 10g |

煅石决明 20g（先煎） 黄　连 2g　　　　　吴茱萸 1.5g　　　　竹　茹 5g

五贴，水煎服，早晚各 1 次。

二诊：服药后眩晕显著好转，未见作泛欲吐，饮食增进，苔腻渐化。继从前法，去黄芪，加炙鸡内金 10g。七贴。

【案 6】

吴某，女，36 岁，2015 年 4 月初诊。原有颈椎病史 5 年之久，近因感受风寒，头昏发热，自服正柴胡饮，恶寒发热退而未清。诊见头昏眩晕，颈部酸楚疼痛，扭转头昏眩晕加重，微有恶风，低热时行，体温波动在 37.5～38℃之间，胃脘作胀，纳谷不香，舌苔薄白腻浮黄，脉滑。原有颈椎病病史，复感风寒，邪郁少阳，络脉痹阻。拟方和解清热，平肝化痰为治。

藿　香 10g　　　佩　兰 10g　　　青　蒿 10g　　　炒山栀 10g
粉葛根 10g　　　天　麻 6g　　　炒白术 10g　　　炙僵蚕 10g
茯　苓 10g　　　泽　泻 10g　　　制半夏 6g　　　槟　榔 10g
络石藤 10g　　　竹　茹 5g

五贴，水煎服，早晚各 1 次。

二诊：药后恶寒发热已退，头昏眩晕亦愈，颈部酸楚稍好转，仍感转侧不舒。上药去竹茹，加独活 10g，继服五贴，并嘱配合推拿理疗，继图进展。

【案 7】

武某，男，58 岁，2014 年 5 月初诊。

主诉：头昏伴内热已有两周。

患者高血压病史多年，自服降压药物，血压稳定，一般情况尚可。近来由于操劳过度，两周来自感头昏作胀，二目干涩，口干发苦，手足心内热，夜寐不适，噩梦易醒，舌苔薄滑，脉弦滑。证属阴虚火旺，虚火内灼。拟方清热养阴，兼以安神定志。

青　蒿 15g　　　炒山栀 10g　　　炙地骨皮 15g　　　枸杞子 10g
酸枣仁 15g　　　生地黄 10g　　　天　麻 10g　　　炙僵蚕 10g
煅石决明 15g（先煎）刺五加 10g　　　首乌藤 15g　　　竹　茹 5g
菊　花 10g

七贴，水煎服，早晚各 1 次。

二诊：服药后内热渐退，头晕已止，仍感左下肢时有酸楚。上方加豨莶草 10g，10 贴。

中　风

【案例】

马某，女，65岁，1997年9月入院。

主诉：头晕头痛伴右侧肢体活动不利4天。

高血压病史多年，未曾系统查治。发病前曾因跌仆而感头痛头昏，右侧肢体麻木，步履受限。经当地医院治疗未效而收治入院。体温37℃，血压120/75mmHg。神清，颈软，肺部呼吸音稍粗，心率80次/分，律齐。腹平软、肝脾未触及。右侧肢体肌力Ⅲ级，肌张力弱。巴氏征（＋），左侧正常。颅脑CT扫描提示：脑梗死。中医诊断：中风（中经络）；西医诊断：脑梗死。症见头痛阵作，面红目微赤，语言謇涩，心烦易怒，纳谷不香，寐差，右侧肢体活动不利，步履不稳，舌红，苔薄黄腻，脉弦滑。中医辨证高年素体虚弱，肝肾不足，风阳内动，夹痰上扰清空，瘀阻脉络，经隧不通。治拟平肝息风和络。

天　麻10g	钩　藤30g（后下）	炙僵蚕10g	炙全蝎3g
豨莶草10g	炒山栀10g	丹　参15g	赤　芍15g
川　芎6g	八楞麻6g	鸡血藤30g	淡竹叶6g
石决明30g（先煎）			

五贴，水煎服，早晚各1次。

1周后，头痛止，面红目赤亦退，语言清楚，步履较前已稳。前方基础上加减，继服两周。并配合针灸康复治疗。诸恙好转，前方加益气活血之品携药回家，继续巩固治疗。

体会：脑梗死属于中医学"中风"范畴。其因多责之饮食不节，聚湿生痰，痰郁化热，肝阳暴盛，上扰清空；内风夹痰，流窜经络，血脉痹阻，经隧不通。姑拟平肝息风、化痰通络为治疗大法。方中天麻、钩藤、石决明平肝息风，现代研究证实，天麻、钩藤具有扩张脑血管、增加脑血流量的作用，能够改善脑内灌注，增加血气供给；僵蚕、全蝎祛风通络；丹参、赤芍、川芎活血行瘀，具有降低血黏度、抑制血小板聚集的作用，能够促进栓塞血管的再通；豨莶草、八楞麻、鸡血藤祛风活血通络，研究证实，豨莶草酮具有改善神经细胞营养状态、促进神经递质释放的作用，常用于治疗手足麻木等神经病变，鸡血藤可提高细胞含氧量，清除氧自由基，促进脑细胞活化和软化组织修复，减轻坏死；山栀、淡竹叶清热除烦。诸药配伍，平肝息风，活血通络，使临床症状明显改善，获效满意。

胃 痛

【案1】

郑某，女，46岁，2019年12月初诊。

主诉：胃脘胀痛伴嗳气泛吐酸水1个月。

原有胃痛旧疾多年，近因饮食不节，复感新凉，而觉胃脘疼痛作胀，嗳气频频，脘次嘈杂，泛吐酸水，纳谷不香。胃镜检查示非萎缩性胃炎。舌苔薄白，脉细缓。曾服奥美拉唑等西药，泛酸好转，余情未减。证属脾胃不健，升降失调，拟方予以健脾和胃。

太子参 10g	炒白术 10g	制半夏 10g	砂 仁 3g(后下)
乌贼骨 15g	川厚朴 5g	槟 榔 10g	黄 连 2g
干 姜 3g	浙贝母 10g	煅瓦楞子 15g	香橼皮 6g
木 香 6g			

六贴，水煎服，早晚各1次。

二诊：药后胃痛已止，作胀亦消，仍感纳谷不香，去乌贼骨、浙贝母，加焦楂曲各10g、炙鸡内金10g，继服10贴。

体会： 脾胃同居中焦，为升降之枢纽。饮食不节，脾胃不健，转输失司而见胃痛诸症，予以香砂六君子汤加减，健脾和胃以助中宫。乌贝散、瓦楞子抑酸和胃；黄连、干姜苦辛并进，有止痛抑酸之效；槟榔、川厚朴行气消胀；香橼皮理气畅中。

【案2】

王某，男，47岁，1992年8月初诊。患者胆囊切除术史半年。平素饮食不节，嗜食油腻，术后两个月时感上腹部胀痛不适，口苦作干，泛吐酸苦水。曾经胃镜检查示：胃窦区黏膜充血水肿，胆汁中等反流。曾服解痉止酸等西药未效。诊见胃脘胀痛，痛时急迫，脘次嘈杂，泛吐黄苦水，嗳气频频，小溲色微黄，大便稍干，舌质红，苔薄黄，脉弦滑。证属肝失疏泄，胆热内郁，胃失和降。拟疏泄肝胆，和胃降逆。方选半夏泻心汤加减。

制半夏 10g	黄 连 3g	干 姜 3g	吴茱萸 1.5g
炒黄芩 5g	柴 胡 5g	金钱草 15g	槟 榔 10g
川楝子 10g	延胡索 10g	佛 手 10g	

八贴，水煎服，早晚各1次。

药后呕吐得止，上腹胀痛渐消，口苦好转。仍从前法出入，配以健脾和胃之品。前后服药 3 个月，诸恙渐愈。

体会：胆汁反流性胃炎属中医学"胃痛""呕吐"等范畴。《灵枢·四时气》曰："邪在胆，逆在胃，胆液泄则口苦，胃气逆则呕苦。"《伤寒论》所述的"口苦、咽干、目眩以及心烦喜呕"等症与胆汁反流性胃炎症状颇多相似。究其病机，乃热在少阳，胆胃不和，升降失调，而成此病。其病位主在胆、胃、肝，多为虚实夹杂之象。半夏泻心汤是仲景用于柴胡汤误下后主治气滞于中、见心下满而不痛的痞证。今效其法，主以半夏降逆止呕；取黄连、黄芩之苦寒与干姜之辛温，寒温并用以消胀满；黄连配吴茱萸乃左金丸，旨在辛开苦降，功能止呕和胃；金钱草清除胆郁邪热；川楝子、延胡索和络止痛；槟榔行气消胀；柴胡、佛手疏肝理气，寓"疏通其气机，微助其升降"。诸药相伍，胆火郁热得清，胃中逆气得平，气机宣畅，庶可奏效。

【案 3】

杨某，女，62 岁，2014 年 11 月初诊。

主诉：胃痛伴烧灼感两个月。

患者胃痛久治不愈，近两个月自感胃脘作胀，时疼痛不适，伴有烧灼感，嘈杂不舒，嗳气频频，纳谷不香。舌苔薄白，脉细弦。曾做胃镜检查提示：胆汁反流性胃炎。证属胆胃不和，痰热内扰。拟方清泄少阳，理气畅中。方选小柴胡汤合左金丸加减。

水炒柴胡 3g	制半夏 6g	炒黄芩 6g	生白芍 10g
蒲公英 15g	川楝子 10g	延胡索 6g	黄 连 3g
吴茱萸 2g	佛手柑 6g	槟 榔 10g	焦山楂 10g
炙鸡内金 10g	煅瓦楞子 15g		

五贴，水煎服，早晚各 1 次。

药后胃脘灼热感消失，余恙好转。前方加减服药 6 贴，诸症渐愈，后以健脾和胃之剂以善其后。

体会：少阳经脉起于目内眦……下胸中，贯膈循胁，络肝属胆；胆热犯胃，胃失和降，故见脘胁胀痛，胃脘之间时有灼热之象。方以柴胡轻清升散，疏达肝木；黄芩、蒲公英苦寒，善清少阳相火；白芍、川楝子、延胡索理气止痛；黄连、吴茱萸辛开苦降，降逆止呕；槟榔、焦山楂、鸡内金消食积；佛手理气畅中；瓦楞子抑酸和胃。

【案 4】

顾某，女，42 岁，2019 年 12 月初诊。

主诉：胃脘疼痛伴嘈杂泛酸两周。

慢性胃炎病史近十年，胃镜检查示：非萎缩性胃炎。刻诊胃脘疼痛，时有针刺感，嘈杂泛吐酸水，嗳气频频，纳谷不香，舌苔薄滑，脉细缓。证属劳倦伤中，脾胃不和，升降失调。拟方健脾和胃，理气止痛。

太子参 10g	炒白术 10g	砂 仁 5g（后下）	制半夏 6g
煅瓦楞子 15g	茯 苓 10g	干 姜 3g	延胡索 6g
炙刺猬皮 10g	乌贼骨 15g	浙贝母 10g	香橼皮 5g
木 香 6g			

五贴，水煎服，早晚各 1 次。

二诊：服药后嘈杂泛酸已止，胃痛好转。继以香砂六君子汤加减，以善其后。

【案 5】

董某，男，42 岁，2015 年 6 月初诊。

主诉：右胁疼痛伴胃脘作胀 1 个月。

患者因夏日耕种，劳累过度，而感右胁疼痛，胃脘作胀，嗳气频频，食后胀甚，纳谷不香，舌苔薄白，脉弦滑。此乃肝失条达，胃失和降，拟方理气畅中。

柴 胡 5g	生白芍 15g	制半夏 10g	蒲公英 15g
木 香 6g	槟 榔 10g	佛 手 6g	绿梅花 6g
炒白术 10g	延胡索 10g	陈 皮 5g	金橘叶 6g

五贴，水煎服，早晚各 1 次。

二诊：服药后胃脘作胀渐消，右胁疼痛好转，气机得畅。再依前法加减，去蒲公英，加炙鸡内金 10g。六贴，继图进展。

【案 6】

韦某，女，61 岁，2015 年 11 月初诊。

主诉：胃脘疼痛伴嘈杂泛酸两周。

慢性胃炎病史多年，近因劳累耕种，饥饮不均，伤于中宫。症见胃脘疼痛，嗳气频频，胃脘作胀，嘈杂泛酸，有灼热感，纳谷不香，舌苔薄，滑脉弦。拟方理气和胃。

太子参 10g	炒白术 10g	砂 仁 5g（后下）	制半夏 10g
木 香 10g	槟 榔 10g	黄 连 2g	吴茱萸 2g
乌贼骨 15g	浙贝母 10g	蒲公英 15g	佛 手 6g

五贴，水煎服，早晚各 1 次。

二诊：药后胃痛稍减，灼热感好转，呕吐酸水已止。再从前法，去蒲公英，加鸡内金 10g，降香 5g。六贴，缓图其效。

体会：对于疏木培土和泄肝安胃之认识。叶天士《临证指南医案》治疗胃痛首提"疏木培土"和"泄肝安胃"之说。先生临床也常研习叶氏其治大法。其治有别，有何不同，忆早年阅读沪上名医陈大年先生文章曾有叙述，故录之以充其篇。

"疏木培土"和"泄木和胃"其原则是疏木扶土。"疏木"和"泄木"不同，"培土"和"和胃"亦不同。木有甲乙之分，胆为甲木，肝为乙木；土有阴阳之别，脾为阴土，胃为阳土。

"疏木培土"法是治乙木（肝）乘阴土（脾）之症，肝旺戕脾阴、木横土脾之病；症见两胁满痛、少腹坠胀、立则剧、卧则平，此为肝气上逆，脾气下陷。此即仲景"见肝之病，知肝传脾，当先实脾"，亦即叶氏"木乘土"之义。宜升提宜达，方选逍遥散之类。

"泄木和胃"法乃治甲木（胆）乘阳土（胃），主症为胆火上炎，胃气不降，木升土逆为病机。症见脘痛呕吐、心中痛、便干。治当辛开苦泄而清胆火，方选左金丸，亦即叶氏"泄肝和胃"之说。上为肝脾不和，下为胆胃不和，应以掌握。

呃　逆

【案1】

潘某，女，57岁，2014 年 8 月初诊。

主诉：反复性呃逆两周。

患者情怀忧郁，气机不展，近两周来因家事争吵，而感胸闷不畅，气逆向上，呃逆频频，嗳气则舒。胃脘时痛，食后胃脘作胀，时有嘈杂，泛吐酸水；纳谷不香，舌苔薄白，脉细弦。证属肝气郁积，胃失和降，治拟降逆和胃。

丁　香 3g	柿　蒂 7枚	佛　手 10g	陈　皮 6g
沉　香 3g（后下）	绿萼梅 10g	黄　连 3g	干　姜 3g
槟　榔 10g	炙鸡内金 10g	金橘叶 10g	

五贴，水煎服，早晚各 1 次。

二诊：药后呃逆得平，胃脘作胀渐消，饮食增进。再以前法，加砂仁 3g，再图进展。

体会:《成方便读》说:"夫呃逆一证……以胃气下行为顺,上行为逆,或邪搏胃中,则失其下降之令,即上出于口而为逆者矣。"患者羔由情怀不畅,忧郁内积,升降失调,气逆犯上,而见呃逆、胃脘胀痛等症。取丁香温胃散寒;柿蒂苦温降气,降逆止呃;黄连、干姜辛开苦降,而治泛吐;配以佛手、绿萼梅、金橘叶理气畅中;沉香理气降逆;槟榔化痰消滞;鸡内金消食和胃。

【案 2】

杨某,女,38 岁,2016 年 5 月初诊。

主诉:反复性呃逆 1 周。

原有慢性胃炎病史多年。病起与邻争吵,气郁于胸。不时气逆噫嗳,继见呃逆频频,呃声响而有力,胃脘作胀,纳谷不香,舌苔薄白,脉弦滑。胃镜检查提示:非萎缩性胃炎。辨证属肝失疏泄,气机不展,横逆向上,胃失和降。拟方先予降逆和胃,理气畅中。

代赭石 15g	旋覆花 3g(布包)	制半夏 10g	黄　连 3g
川厚朴 5g	木　香 6g	槟　榔 10g	佛　手 10g
绿萼梅 6g	炙鸡内金 10g	煅瓦楞子 15g	金橘叶 10g
淡吴萸 2g			

六贴,水煎服,早晚各 1 次。

二诊:服前方后呃逆已止,嗳气好转,胃脘作胀已消。上方去瓦楞子,加沉香花 3g,继续服用,再观进展。

体会:肝失疏泄,横逆犯胃,胃失和降,升降失调。本方以旋覆代赭汤加减。代赭石质重,镇逆上冲,旋覆花消痰积,软痞硬,合用降逆止呃;木香、川厚朴理气消胀;佛手、绿萼梅、金橘叶条达气机,理气畅中;黄连、吴茱萸辛开苦降;配瓦楞子治嘈杂泛酸。

泄　泻

【案 1】

季某,男,47 岁,2015 年 7 月初诊。患者慢性肠炎史 10 余年,久治未愈。今做肠镜检查提示:慢性结肠炎,遇冷或饮食不洁易发作。诊见黎明晨起,下腹疼痛绵绵,得温则舒。肠鸣辘辘,大便溏稀、日行 2～3 次,肢体倦怠,纳谷不香,舌苔薄滑,脉细缓。证属肾阳不足,不能上温脾土,运化失司,而成五更泻。拟方温肾健脾,方选四神丸加味。

太子参 10g	炒苍术 10g	炒白术 10g	熟附片 3g
煨葛根 10g	炙鸡内金 10g	肉桂子 3g（杵）	炒薏苡仁 15g
补骨脂 15g	肉豆蔻 5g	制半夏 10g	白　芍 10g
生　姜二片	陈　皮 5g		

十贴，水煎服，早晚各 1 次。

二诊：药后晨起腹痛已减，冷感好转，大便渐成形。继从前法服药 15 贴。同时配服本院自产"整肠宁丸"，以助其效。

体会：肾阳不足，命门火衰，上不能温暖脾阳，胃气不固，传导失司而致泄泻。取四神丸温暖脾肾，熟附片、肉桂子、生姜温中祛寒，参、术、薏苡仁健脾益气，陈皮、白芍、半夏理气和中止痛，鸡内金消食健胃。诸药相伍，共奏其功。

【案 2】

尤某，女，57 岁，2015 年 7 月初诊。

主诉：呕吐伴大便泄泻已有 3 天。

病起饮食不洁，复感外邪，而感头昏、胸闷、作泛欲吐，腹痛肠鸣，大便溏稀，有时呈稀水样、日行 6 ～ 7 次，纳谷不香，舌苔白腻，脉浮滑。时听谚语"有钱难买六月泻"，未曾诊治，近日病情加重而来就诊。辨证为暑湿内蕴，运化失健，传导失司。拟方芳香化浊，燥湿运中。

藿佩兰各 10g	制半夏 10g	苍白术各 10g	煨葛根 10g
木　香 6g	黄　连 2g	吴茱萸 1.5g	陈　皮 6g
茯　苓 10g	鸡内金 10g	砂　仁 5g（后下）	煨　姜二片

三贴，水煎服，早晚各 1 次。

二诊：服药三贴，呕吐得止，腹痛已愈，泄泻次数已减，大便渐已成形。再以前法，加健脾和胃之味，以冀恢复。

体会：时值夏日，饮食不洁，感受暑气，暑伤其外，湿伤其中，清浊相干而致泄泻。治当清暑祛湿，化浊和中。余之先辈多喜用香砂胃苓散加减，既能疏散表邪，又能燥湿除满，化浊宽中，诸邪一祛，泄泻自愈。

【案 3】

丁某，女，73 岁，2018 年 8 月初诊。

主诉：腹痛伴大便溏稀已有 3 天。

患者年高体弱，饮食不洁，复感新凉，而致腹痛阵作，胃脘不适，未见寒热，大便溏稀、日行 4 ～ 5 次，肢酸乏力，纳谷不香，舌苔薄滑，脉滑。证属脾胃不健，中宫运化失司。拟方健脾助运。

太子参 10g	炒白术 10g	制半夏 5g	木 香 6g
黄 连 3g	煨葛根 10g	陈 皮 6g	白 芍 10g
鸡苏散 10g（布包）	砂 仁 5g（后下）	炙鸡内金 10g	干 姜 3g

五贴，水煎服，早晚各 1 次。

二诊：服药后大便泄泻次数减少，渐已成形，腹痛未作。前方去鸡苏散，加炒苍术 6g，以巩固疗效。

痢　疾

【案例】

何某，女，69 岁，2020 年 5 月初诊。

主诉：腹痛伴解脓血便 1 周。

患者原有血小板减少、消化道出血病史。近 1 周来突感腹痛伴肛门下坠，大便日行 7～8 次、色红、夹有脓黏液，不发热，不恶寒，纳谷不香，精神倦怠。经当地卫生院给予输液及抗生素治疗，未见显效。继感腹痛作胀，有里急后重感，解脓血便，大便检查为脓血便，隐血（++），舌苔薄腻，脉细滑。证属饮食不洁，湿热内蕴曲肠，传导失司，拟方先予清肠化湿。禀赋体弱，稍予扶正之味。

黄 芪 15g	粉葛根 10g	木 香 6g	黄 连 3g
陈 皮 5g	生白芍 10g	炒白术 10g	焦山楂 10g
炙鸡内金 10g	炒地榆 20g	泽 泻 10g	炒黄芩 6g
马齿苋 30g			

三贴，水煎服，早晚各 1 次。

三日后二诊：腹痛伴里急后重感好转，大便脓血便已少、日行两次，湿热未净，再从前法加味。

黄 芪 10g	煨葛根 10g	炒黄芩 6g	黄 连 3g
鸡内金 10g	陈 皮 6g	生白芍 10g	炒地榆炭 20g
焦山楂 10g	泽 泻 10g	马齿苋 20g	炒白术 10g
木 香 10g			

五贴，水煎服，早晚各 1 次。

体会：患者有消化道出血、血小板减少等病史，禀赋体虚，气血已亏。复因饮食不洁，湿热留恋肠腑，症见滞下脓血便。故予葛根黄芩黄连汤加减，表里兼治，清肠化湿。香连丸清热化湿为正剂之要方，陈皮、白芍行气止痛，焦山楂、鸡内金消导和胃，地榆炭止血尤效，马齿苋清热止泻，其效久著。年老气虚酌加黄芪、白术益气扶正，升举内陷。

胁　痛

【案1】

邱某，男，49岁，2016年1月初诊。

主诉：右上腹疼痛作胀，伴纳差1周。

患者节日期间嗜食油腻，饮酒过多，而感右上腹疼痛作胀，牵引右侧背部酸痛，口苦作干，厌食油腻，时有恶心，纳谷不香，舌苔薄腻浮黄，脉弦滑。肝功能检查：谷丙转氨酶96U/L，其余项目均正常。B超提示：胆囊壁模糊。证属暴食膏粱厚味，酿成湿热，蕴于中焦，肝胆失疏。拟方疏肝利胆为治。

醋炒柴胡 3g	炒山栀 10g	制半夏 6g	白　芍 10g
郁　金 6g	金钱草 20g	蒲公英 20g	垂盆草 15g
虎　杖 10g	炙鸡内金 10g	槟　榔 10g	延胡索 10g
海金沙 10g（布包）			

六贴，水煎服，早晚各1次。

二诊：药后右胁疼痛好转，腹胀亦消。再以前方继服五贴，诸患得愈。

【案2】

彭某，男，59岁，2014年3月19日初诊。

主诉：右上腹疼痛作胀已有1周。

患者平素嗜食油腻肥甘，近因感凉，而感右上腹疼痛，作胀嗳气，纳谷不香，进食油腻后则感作泛欲吐，未见寒热，舌苔薄黄，脉弦滑。B超检查示：胆囊壁模糊。证属肝胆失疏，湿热内停。拟方疏肝利胆为治。

醋炒柴胡 5g	炒黄芩 10g	生白芍 10g	制半夏 5g
川厚朴 6g	海金沙 15g（布包）	炙鸡内金 10g	郁　金 10g
木　香 6g	槟　榔 10g	青　皮 6g	焦山楂 10g
金钱草 15g			

五贴，水煎服，早晚各1次。

二诊：药后胃脘作胀得消，仍感右胁疼痛。原方去焦山楂、木香，加川楝子10g，延胡索10g。六贴。

三诊：药后未感右胁疼痛，给予消炎利胆片继续服用。

【案3】

肖某，女，75岁，2015年6月15日初诊。

主诉：右上腹胀痛，伴大便不畅3天。

患者慢性胆囊炎病史已有5年，服用西药未效。近3天因过食油腻食物而感右上腹疼痛，嗳气纳差，口苦作干，胃脘作胀不舒，大便质硬、3～4天1次，小溲微黄，舌苔薄腻浮黄，脉弦滑。过食油腻，湿热内生，肝胆疏泄失司，再以疏肝利胆论治。

柴　胡 3g	炒黄芩 10g	白　芍 10g	制半夏 6g
金钱草 15g	蒲公英 20g	熟大黄 10g	青　皮 6g
炒枳壳 10g	槟　榔 10g	延胡索 10g	

五贴，水煎服，早晚各1次。

二诊：药后大便得畅，脘腹作胀已消，胁痛已减。前方去熟大黄，加焦山楂10g，焦六曲10g，鸡内金10g，以助运消积。

【案4】

张某，女，70岁，2018年10月初诊。

主诉：带状疱疹愈后胸胁疼痛两月余。

患者胃癌术后5年，一般情况可，于两个月前患带状疱疹，经治结痂已愈。继感原带状疱疹患处右胁疼痛，痛时如针刺感，服用西药及中成药延胡索止痛片未效，仍感疼痛如针刺麻木，时有灼热感，不发热，不恶寒。舌苔薄滑，脉弦滑。证属湿热未净，瘀阻络脉。虑其术后体质多虚，拟方益气活血法，消息病机，以中药颗粒剂泡茶分服。

黄　芪 20g	牡丹皮 6g	赤　芍 10g	生地黄 15g
元　参 10g	郁　金 6g	制乳香 3g	制没药 3g
延胡索 10g	炙刺猬皮 10g	甘　草 5g	

五贴，水煎服，早晚各1次。

二诊：药后右胁疼痛显著好转，白天偶发1～2次。患者要求继服原方，予以8贴继服而痊愈。

体会：带状疱疹后遗神经痛系水痘病毒感染神经导致病毒性神经炎。中医俗称"蛇串疮""蛇胆疮"。带状疱疹后遗神经痛西医学的治疗原则一是修复神经元，营养神经，服用维生素B_1、维生素B_{12}、甲钴胺等药，另外配合镇痛药物，但效果往往不太理想。本案虑其年高体弱，改用颗粒剂包装以清瘀毒。取黄芪、甘草益气扶正；牡丹皮、生地黄、赤芍凉血和血；制乳没、延胡索、刺猬皮活血通络止痛。诸药合用，而收满意之效。

黄 疸

【案例】

王某，男，19 岁，1990 年 10 月初诊。患者始觉恶寒发热，头昏体倦，自认为感冒，未曾治疗。诊见目黄尿黄，恶心欲吐，纳差腹胀，大便稍干，舌苔白腻根厚，脉弦滑。心肺（－），肝肋下 2cm、质软、压痛（－），脾未及，腹水征（－）。肝功能检查：谷丙转氨酶 860U/L，胆红素 129μmol/L。中医诊断：黄疸（湿热并重）。西医诊断：病毒性肝炎（急性黄疸型），HBsAg（－）。入院后先予茵陈蒿汤加减，两周后黄疸渐退，仍觉纳差腹胀，尿黄未清。舌苔白腻根厚未化。肝功能复查谷丙转氨酶始终波动在 180 ～ 250U/L 之间。窃思为湿浊留恋，阻遏中焦，运化失健，改投宣畅气机、化湿导浊之味。方选藿朴三仁汤加减。

藿 香 10g	佩 兰 10g	炒苍术 6g	川厚朴 5g
姜半夏 10g	炒薏苡仁 10g	杏 仁 10g	通 草 3g
垂盆草 15g	蒲公英 20g	冬瓜皮 30g（煎汤代水）	
砂 仁 6g（后下）			

十贴，早晚各 1 次。

二诊：药后苔腻得化，腹胀得消，饮食增进。再从前法，随症加减，服药 10 余贴，肝功能复查正常。

体会： 黄疸病因湿热合邪为患，氤氲交蒸，肝胆受熏，胆汁外溢，流溢肌肤，下注膀胱而成。吴鞠通曰："湿热不解，久酿成疸。"湿为六气之一，应乎脾胃。实践证明，湿浊内蕴，脾胃失健往往贯穿于黄疸疾病始终。黄疸患者早期一味过投苦寒清热攻伐之剂，往往导致中阳受伐，湿浊困遏中焦，黄疸难以清退，肝功能难以恢复。本案先用茵陈蒿汤清热利湿，初见有效。继之，腹胀纳差、苔腻不化，肝功能不易恢复，改用宣气化湿之方而收效。湿为阴邪，其性黏腻，其来也渐，其去也迟，吴鞠通提出"气化则湿化，小便利，火腑清而热自清矣"。三仁汤为吴氏治疗湿热病初起，表里有湿而以里湿为主而没，化湿而不燥，清热而不滞湿，具有宣化畅中通利之功，清升浊降，湿热内化外达，故病自愈。

湿 阻

【案1】

王某，女，47岁，2017年9月初诊。

主诉：头昏乏力、肢酸嗜眠1个月。

夏秋三日，暑湿之气未消，兼之平素嗜食甜腻，时感头昏乏力，嗜欲睡眠，未有恶寒发热之象，胃脘作胀，纳谷不香，肢体酸楚，舌苔白腻根厚，脉象濡。证属湿浊内蕴，土湿相召。治以芳化和中，理气消胀，以观进展。

藿 香10g	佩 兰10g	炒苍术6g	制半夏10g	赤 苓10g
炒枳壳10g	槟 榔10g	炒薏仁10g	焦山楂10g	焦六曲10g
茯 苓10g	泽 泻10g	冬瓜皮30g	木 香10g	川厚朴6g

五贴，水煎服，早晚各1次。

二诊：药后胃脘作胀已消，苔腻化而未净，饮食有增，嗜睡好转，已能外出锻炼。继从前方加减。

藿 香10g	佩 兰10g	制半夏10g	杏 仁10g
薏 仁10g	炒苍术6g	川厚朴6g	大腹子10g
茯 苓10g	焦山楂10g	焦六曲10g	炙鸡内金10g
车前子15g（布包）	砂 仁5g（后下）	冬瓜皮30g（煎汤代水）	

六贴，水煎服，早晚各1次。

三诊：药后诸恙悉退，调理脾胃，以善其后。

【案2】

肖某，男，40岁，2014年10月初诊。

主诉：头昏肢酸已有两周。

患者近两周来头昏乏力，胃脘不适，有胀痛之感，纳谷不香，下肢酸楚。经肝功能检查未见异常，舌苔薄腻根厚。治以化湿和中。

藿 香10g	佩 兰10g	葛 根10g	杏 仁10g
炙鸡内金10g	苏薄荷6g	连 翘10g	焦山楂10g
焦六曲10g	大腹子10g	川牛膝10g	桑寄生10g
薏苡仁10g	冬瓜皮30g（煎汤代水泡药）		

五贴，水煎服，早晚各1次。

二诊：诸恙好转，苔腻得化，饮食增进，下肢酸楚亦已得愈。原方续进五贴。

体会：湿之为病最多。《临证指南医案》曰："湿为重浊有质之邪，若从外而受者，皆由地中之气升腾；从内而生者，皆由脾阳之不运。"并指出："若湿阻上焦者，用开肺气，佐淡渗通膀胱，是即启上闸，开支河，导水气下行之理也。若脾阳不运，湿滞中焦者，用术、朴、姜、半之属，以温运之，以苓、泽、腹皮、滑石等渗泄之。"可谓要言不烦，守先贤意，对湿阻之意，方用藿朴夏苓汤加减，宣化渗湿，故而收效。

伏气（暑湿）

【案例】

成某，男，29岁，2019年9月初诊。

主诉：头昏伴恶寒发热已有1周。

因长期跑运输，时值夏末，暑湿内蕴，复感新凉，而觉头昏、恶寒发热。经当地医院输液和服用抗生素药物，发热好转，仍感头昏，恶寒畏风，身热不扬，午后为甚，发热时，体温波动在38.5℃左右，汗出不退。口苦作干，纳谷不香，肢体酸楚，精神倦怠，小溲色黄，大便正常，舌苔薄腻浮黄根厚，脉浮滑。证属暑湿内伏为风寒所闭，邪郁少阳。方选蒿芩清胆汤加减，以观进展。

藿　香 10g	佩　兰 10g	葛　根 10g	青　蒿 15g
炒黄芩 10g	炒山栀 10g	砂　仁 3g（后下）	制半夏 6g
杏　仁 10g	薏　仁 10g	茯　苓 10g	炒枳壳 10g
焦山楂 10g	焦六曲 10g	鸡苏散 10g（布包）	

三贴，水煎服，早晚各1次。

二诊：药后畏寒好转，身热退而未清，肢体酸楚，苔腻渐化，湿浊留恋。再以芳化和中，再图进展。

藿　香 10g	佩　兰 10g	粉葛根 10g	杏　仁 10g
大青叶 10g	青　蒿 15g	炒黄芩 10g	炒山栀 10g
茯　苓 10g	泽　泻 10g	淡竹叶 5g	薏苡仁 10g
砂　仁 3g（后下）	冬瓜皮 30g（煎汤代水泡药）		

三贴，早晚各1次。

三诊：药后身热得退，苔腻已化，饮食渐增，精神好转。再以前法加味。

藿　香 10g	佩　兰 10g	制半夏 6g	茯　苓 10g
炒黄芩 10g	焦山楂 10g	焦六曲 10g	炙鸡内金 10g
络石藤 10g	六一散 10g（布包）	砂　仁 3g（后下）	炒谷芽 15g

五贴，水煎服，早晚各 1 次。

体会：《医学心悟》云："古称静而得之为中暑，动而得之为中热，暑阴而热阳也。""闭暑者，内伏暑气，而外为风寒所闭，其证头痛、身痛、发热、恶寒者，风寒也，口渴、心烦者，暑也，四味香薷饮加荆芥、秦艽主之。"患者盛夏劳累长途奔波在外，暑湿内伏，再加风寒外袭，虽经治疗，暑湿未清，而见头昏、恶寒身热，午后为甚，口苦作干。此为暑湿弥漫气分之象，热重于湿、气机不畅之证。故用苦寒芬芳的青蒿、黄芩清透邪热，藿蒌三仁汤清暑化湿，茯苓、鸡苏散清利湿热。俾使湿热下行，从小便而出，故而收效。

水 肿

【案例】

陈某，男，78 岁，2015 年 6 月初诊。

主诉：反复性双下肢浮肿已有半年。

患者近半年来久站或久坐后，双下肢见水肿，按之凹陷，酸楚乏力，纳谷不香，不发热，舌苔薄白，脉濡。曾服用利尿药，药停浮肿又见，而求治于中医。辨证高年气虚，阳气不足，下肢失去温煦，水湿内停。予益气温阳利水。

黄　芪 30g	党　参 15g	炒白术 10g	炒薏苡仁 15g
桂　枝 5g	防　己 6g	川牛膝 10g	桑寄生 10g
天仙藤 10g	赤猪苓各 10g	泽　泻 10g	炙鸡内金 10g
冬瓜皮 30g（煎汤代水泡药）			

五贴，水煎服，早晚各 1 次。

二诊：药后两下肢浮肿渐消，原方去天仙藤、赤猪苓，桂枝改 3g，继服。

体会：肾气衰微，阴盛于下，气不化水，而见下肢消肿，故投防己黄芪汤益气健脾，配合桂枝五苓散益气温阳，利水消肿。

淋 证

【案 1】

李某，女，50 岁，1996 年 5 月初诊。

患者原有慢性肾盂肾炎病史 10 余年，遇劳受凉则易发作，每次使用抗生素及服用中药八正散加味而获效。近两个月来，尿频尿急，下腹胀满反复发作，经外地医院拟诊慢性肾盂肾炎，选进中药苦寒清热通淋之剂月余，下腹胀满愈甚，并伴下坠感，得温则舒，时欲小便，欲解不得，量少不爽、色清，弱痛不著，面色㿠白无华，时易自汗，体倦腰酸绵绵。尿常规（－），中段尿培养无细菌生长，B超检查提示肾和膀胱未见异常。中医辨证：素本肾气不足，过服苦寒清热之味，郁遏州都之阳，膀胱气化失宣。治从温阳化气，通淋利水。

黄　芪 30g	桂　枝 10g	白　术 10g	猪　苓 10g
茯　苓 10g	乌　药 6g	车前子 30g（布包）	泽　泻 15g
木　香 10g	肉　桂 3g	薏苡仁 30g	

冬瓜皮 30g（煎汤代水）

十贴，水煎服，早晚各 1 次。

二诊：药后下腹坠胀感好转，少腹胀满得松，小溲得畅，下肢浮肿亦消，自感腰酸不适。原方加杜仲、狗脊。前后共服药两个月，诸恙得愈，继服八味地黄丸，以固其本。

【案 2】

徐某，男，32 岁，2013 年 7 月初诊。

主诉：尿频、尿急、尿痛 3 天。

嗜好烟酒，湿浊内留，复感暑湿，自感尿频、尿急、尿痛，小便色红，腰酸乏力，舌苔薄滑，脉滑数。拟方清热利湿。

金银花 10g	连　翘 10g	炒黄芩 10g	炒黄柏 5g
萹　蓄 10g	蒲公英 30g	赤　苓 10g	猪　苓 10g
生地黄 10g	炒山栀 10g	琥　珀 2g（冲服）	瞿　麦 10g
白茅根 30g（煎汤代水）		车前子 15g（布包）	

五贴，水煎服，早晚各 1 次。

二诊：服清热利湿之剂后，诸恙均已好转。再续服五贴，症得痊愈。

体会：案例 1 有淋证病史，长期服用中药苦寒清热之品，药过病所，易损正气，肾阳受戕，寒凝下焦，气化失司，病情由实转虚或见虚实夹杂之象。正如《辨证录》指出的"人见其闭，错疑是膀胱之火，反用寒剂，愈损其命门之火，膀胱之气益微，何能化水"。这对指导本病辨证用药用很大的启迪作用。

本病拟温阳化气为治疗大法，方选五苓散加减，功能化气行水，两解表里。重用黄芪益气升阳，猪苓、泽泻、车前子利水于下，茯苓、白术、薏苡仁健脾渗湿，木香、乌药行气消胀，桂枝通阳化气，肉桂辛温蒸化三焦之气，共奏化气行水之效。诸药相伍，则"气达水行，其便自调"。

【案 3】

薛某，男，27 岁，2015 年 3 月初诊。

主诉：尿频尿急尿痛 1 周。

患者近 1 周来感受新凉，兼之饮酒过多，突感下腹作胀，尿频，尿急，尿痛，小溲色红如血。B 超检查提示肾、膀胱、前列腺均无异常，尿常规检查示隐血（+++），舌苔薄滑，脉弦滑。证属湿热内蕴下焦，拟方清热利湿止血。

小蓟炭 20g	生地黄 10g	瞿 麦 10g	萹 蓄 10g
蒲公英 15g	赤 苓 10g	猪 苓 10g	泽 泻 10g
旱莲草 10g	女贞子 10g	琥 珀 2g（冲服）	白茅根 30g

五贴，水煎服，早晚各 1 次。

二诊：药后尿频、尿急、尿痛均好转，小溲色红渐淡，尿常规复查示隐血（+），继从前意，再观后效。

小蓟炭 20g	生地黄 10g	炒山栀 10g	瞿 麦 10g
萹 蓄 10g	茯 苓 10g	泽 泻 10g	炒地榆 15g
旱莲草 10g	女贞子 10g	六一散 10g（布包）	
白茅根 30g（煎汤代水）			

五贴，水煎服，早晚各 1 次。

癃 闭

【案 1】

王某，男，84 岁，2016 年 2 月初诊。

主诉：反复尿频不爽 1 月余。

患者慢性前列腺炎病史 10 余年，近 1 个月来小溲频数，夜间小溲 4～5 次，量少点滴难出，余沥不净，色清无痛。伴下腹胀满不舒，有下坠感，时感肢体畏寒，得温则舒，B 超检查提示肾和膀胱未见异常，前列腺肥大。经外院诊治，服用非那雄胺、中药清热通淋之剂，未见显效，仍感下腹胀满不适，两下肢浮肿，舌苔薄白腻，脉细。证属肾阳不足，膀胱气化不及州都。治拟益气温阳，通淋利水。

党 参 15g	黄 芪 20g	炒白术 10g	桂 枝 6g
泽 泻 10g	淫羊藿 10g	菟丝子 15g	桑螵蛸 15g
茯 苓 10g	冬瓜皮 15g	上官桂 3g	仙 茅 10g

车前子 15g（布包）

六贴，水煎服，早晚各 1 次。

二诊：药后夜眠小便频数得减，小溲较前畅通，下腹坠胀感明显得舒，下肢浮肿亦已消退，继服前方。

随症加减服药 20 余剂，诸恙好转。

【案 2】

王某，男，76 岁，2013 年 12 月初诊。

主诉：下腹作胀伴尿频不爽两个月。

慢性前列腺炎史已有 10 余年，发时常用抗生素及清热消炎中成药。近两个月来一直感下腹作胀，尿频不爽，夜寐小便次数增多，淋沥不净，腰部酸楚，两下肢微有浮肿，畏寒，舌苔薄滑，脉细缓。证属肾阳不足，水湿内停。治以温阳化气。

党　参 10g	黄　芪 15g	炒白术 10g	淫羊藿 15g
益智仁 10g	乌　药 6g	车前子 15g（布包）仙　茅 10g	
桂　枝 5g	泽　泻 10g	桑螵蛸 10g	

玉米须 30g（煎汤代水）

六贴，早晚各 1 次。

二诊：药后腹胀减，小溲余沥好转，下肢浮肿渐退，再从前法。

党　参 10g	黄　芪 15g	白　术 10g	桂　枝 5g
益智仁 10g	乌　药 5g	仙　茅 10g	淫羊藿 15g
泽　泻 10g	猪　苓 10g	官　桂 2g	

米须 30g（煎汤代水）

六贴，水煎服，早晚各 1 次。

体会：慢性前列腺炎属中医学"癃闭"范畴。本案患者耄耋之年，久病体虚。肾阳不足，命门火衰，兼之服用苦寒之药，寒凝下焦，气化失司。所谓"无阳则阴无以生"，膀胱气化无权而见小溲点滴不净。夫膀胱为藏水之腑，《内经》曰："膀胱者，州都之官，津液藏焉，气化则能出矣。"张景岳指出："气不化水，则水腑枯竭者有之……阴中已无阳，而再用苦寒之剂，能无甚乎。"故予温阳益气，通淋利水。方中党参、黄芪、白术益气补阳；菟丝子、仙茅、淫羊藿相助益肾；桑螵蛸善治小便频数；桂枝、官桂温阳化气，气行水行；泽泻、茯苓、车前子、冬瓜皮均有消肿利尿之功。诸药相伍，相得益彰。

血 证

【案例】

徐某，男，75岁，2014年7月初诊。

主诉：咳嗽咯血1周。

原有支气管扩张病史10余年，嗜好烟酒，时值夏日，暑湿内蕴，复因饮酒过多，而感咳嗽阵作。近1周症情加重，咳嗽，咽干，咳甚咯血，血来盈口，舌苔薄滑，脉滑。证属痰热内蕴，肺失清肃，络破血溢。拟方清热止血化痰。

鱼腥草 20g	金荞麦 20g	炒黄芩 10g	炙紫菀 10g
法半夏 10g	川贝母 6g	炙冬花 10g	花蕊石 10g
海浮石 10g	瓜蒌皮 10g	炒地榆炭 15g	侧柏炭 15g
黛蛤散 10g（布包）			

五贴，水煎服，早晚各1次。

另参三七粉2g冲服，1日2次。

二诊：药后咳嗽渐稀，咯血得止，仍咳痰色黄，见有少量血丝。再从前方继图进展。

鱼腥草 20g	金荞麦 15g	炒黄芩 10g	瓜蒌皮 10g
海浮石 10g	法半夏 10g	川贝母 6g	炙紫菀 10g
花蕊石 10g	地榆炭 15g	茅草根 15g	桔 梗 6g
黛蛤散 10g（布包）			

五贴，水煎服，早晚各1次。

三七粉继续服用。

药后咯血得止，咳嗽未作，嘱以后戒烟酒，以杜复发。

消 渴

【案例】

周某，男，78岁，2020年4月初诊。

主诉：口苦作干，伴喜欲饮水半年。

患者近半年来自感形体消瘦，口苦作干，喜欲饮水，每日1～2瓶，善食善饥。曾疑是糖尿病，前后经多家医院检查血糖正常，糖化血红蛋白指标检测亦属正常范围。B超检查肝、胆、脾、肾均未见异常。舌红少苔，脉细。证属阴虚火旺，气阴亦伤，津不上承。拟方养阴清热生津。

黄　芪 15g	山茱萸 10g	北沙参 10g	麦　冬 10g
石　斛 15g	元　参 15g	玉　竹 10g	天花粉 15g
炒山栀 10g	竹　茹 5g	生熟地黄各 10g	
石　膏 20g（布包，先煎）			

七贴，水煎服，早晚各 1 次。

二诊：药后口渴大减，未感善食善饥，舌面已生苔。继从原法。

黄　芪 15g	北沙参 10g	麦　冬 10g	石　斛 15g
元　参 10g	生地黄 15g	山茱萸 10g	熟地黄 15g
玉　竹 10g	天花粉 15g	茯　苓 10g	炒山栀 10g
石　膏 15g（布包先煎）			

十贴，水煎服，早晚各 1 次。

体会：消渴一症首见于《金匮要略》。叶天士曰："三消一症，虽有上、中、下之分，其实不越阴亏阳亢，津涸热淫而已。"阴虚为本，燥热为标。观其本案，虽与西医学糖尿病症状相似，然经多次检查，血糖及其他指标均未见异常，故从中医肠胃燥热证论治。方选白虎人参汤加减。方中石膏甘寒清泄肺胃之热；山栀、竹菇清热除烦；生、熟地黄益气养阴；麦冬、石斛、玉竹、花粉均有养阴生津之效；沙参、山茱萸有益肝肾。诸药相伍，益气养阴，清热生津，而收奇效。

自　汗

【案例】

杨某，女，77 岁，2017 年 2 月初诊。

主诉：畏寒肢冷伴自汗两年余。

患者近两年来每致冬令即感头昏乏力，肢体倦怠，畏寒形冷，下肢畏寒较甚，入睡需用电热取暖器取暖，动则自汗淋漓，舌苔薄滑，脉细缓。证属阳气不足，不能固守。拟方益气助阳。

党　参 15g	黄　芪 30g	黄　精 10g	仙　茅 10g
桂　枝 5g	白　芍 10g	甘　草 5g	淫羊藿 15g
灵　芝 10g	煅龙牡各 15g（先煎）		

六贴，水煎服，早晚各 1 次。

服前方自汗好转，尤其畏风形寒减轻，已有暖意。原方加大枣 6 枚，生姜 1 片，继服 10 余剂，以固疗效。

体会：年已耄耋，阳气已衰，卫外不固、故易自汗；阳气不达四末，而令形体畏寒，故重用参、芪、黄精、灵芝益气补阳以固表；桂枝汤调理营卫，祛寒通络；仙茅、淫羊藿调补阴阳，以充元气。

盗 汗

【案例】

余某，女，44 岁，2014 年 4 月初诊。

主诉：反复性夜眠盗汗伴内热已有 1 年余。

患者近年来因夜眠盗汗，曾服黄芪煎汤、玉屏风散均罔效。诊见内热时行，手足心发热，喜触凉物，时有五心烦躁，瘖痱不适，舌苔薄滑，脉细数。证属阴虚火旺，热则盗汗。拟方养阴清热为治。

党　参 10g	黄　芪 15g	青　蒿 15g	炒山栀 10g
炙地骨皮 10g	生地黄 10g	白　术 10g	甘　草 3g
煅龙牡各 15g（先煎）	瘪桃干 10g	浮小麦 30g	

八贴，水煎服，早晚各 1 次。

二诊：药后五心烦躁、手足心内热已退，盗汗得止，唯感瘖痱不适。原方去白术、甘草，加酸枣仁、刺五加。续服 10 贴而愈。

体会：阴虚生内热，内热则盗汗，当与阳虚自汗相别。本方取参、芪、术、草意在益气升清；配生地黄、碧桃干以养阴；青蒿、山栀、地骨皮芳香苦寒，有退内热之效；加龙骨、牡蛎，咸寒清热收敛以止汗；浮小麦有收敛汗出、固表之力。

内伤发热

【案 1】

贾某，女，53 岁，2014 年 8 月初诊。

主诉：头昏伴内热便秘已有半年。

患者有高血压病史 10 余年，服用降压药物，血压稳定。近半年来头昏时作，易于五心烦躁，手足心发热，两目干燥，大便干燥、质硬不畅、2～3 天 1 次，夜寐易于盗汗，舌苔薄滑，脉弦滑。证属阴虚火旺，肝阳上扰，虚火内灼，津液不充。拟方养阴清热通腑。

青　蒿 15g	炒黄芩 10g	炙地骨皮 15g	炒山栀 10g

细生地 15g	菊　花 10g	酸枣仁 15g	炙僵蚕 10g
煅石决明 15g（先煎）	熟大黄 10g	竹　茹 6g	川牛膝 10g
天　麻 10g			

六贴，水煎服，早晚各 1 次。

二诊：药后大便得畅，手足心发热好转，仍感瘖痹汗出过多。再从前方加味。

青　蒿 15g	炒黄芩 10g	地骨皮 15g	炒山栀 10g
生地黄 15g	天　麻 6g	炙僵蚕 10g	熟大黄 5g
煅牡蛎 20g（先煎）	瘪桃干 10g	浮小麦 15g	姜竹茹 6g

六贴，水煎服，早晚各 1 次。

【案 2】

武某，男，53 岁，2019 年 9 月初诊。

主诉：手足心发热伴大便不畅 1 月余。

原有高血压病史多年，自服降压药物，血压稳定。近 1 个月来时感头昏，口苦作干，手足心发热尤甚，自感内热，测体温正常，腹中作胀，肠鸣，下腹部畏寒，得温则舒。经颅脑 CT、心电图以及腹部 B 超检查均未见异常。舌苔薄白腻，脉细弦。证属脾胃运化不健，气滞湿阻中焦。拟方寒温并进，以观进展。

青　蒿 15g	炒山栀 10g	炙地骨皮 15g	天　麻 10g
木　香 6g	炒枳实 6g	焦白术 10g	槟　榔 10g
焦山楂 10g	炙鸡内金 10g	干　姜 3g	钩　藤 15g
瓜蒌皮仁各 10g			

六贴，水煎服，早晚各 1 次。

二诊：药后腹部作胀得消，大便日行 1 次、质可。手足心发热渐退，苔腻渐化。仍感头昏不适。再从前法，去钩藤，加菊花炭 10g。续服 8 贴病愈。

不育症

【案例】

孙某，男，28 岁，2013 年 9 月初诊。患者婚后 3 年未育，曾赴苏南及本地医院多地检查，提示精子成活率低。长期服用六味地黄丸未效。刻下一般情况尚可，自感性功能减退，伴腰酸乏力，有时畏寒，外出打工易于劳累，舌苔薄滑，脉细缓。证从肾阳不足论治。

党　参 10g	黄　芪 15g	熟地黄 15g	山茱萸 10g
菟丝子 15g	金樱子 10g	淫羊藿 15g	巴戟天 10g
锁　阳 10g	仙　茅 10g	鹿角片 10g	上油桂 2g
沙苑子 10g			

十五贴，水煎服，早晚各 1 次。

二诊： 服上方后腰酸好转，畏寒已愈，精神较前振作。前方既效，再从原意加减。去上油桂，加杜仲、续断。

前后服用 60 余贴，随症加减。同时嘱停六味地黄丸，改服五子衍宗丸长期服用，以助疗效。1 年以后，精子常规复查正常，生一男孩。2019 年又生一男孩。

体会：《内经》云：“肾者，主蛰，封藏之本，精之处也。”肾为先天之本。患者元阳不足，肾气亏虚，故仿景岳右归丸之意，温补肾阳，填精补血。方中党参、黄芪、熟地黄、山茱萸、菟丝子、沙苑子、金樱子均有益气温补肾阳之功；巴戟天、锁阳益肾壮腰，二仙合并阴阳互补。诸药相伍，始能收效。

五子衍宗丸最早见于道教的《悬解录》一书。书中有张果献给唐玄宗的五子守仙方，即是五子衍宗丸的原貌。此后到明代，张时彻辑著的《摄生众妙方·卷三十一·子嗣门》记载五子衍宗丸组成为枸杞子、菟丝子、覆盆子、五味子、车前子 5 种药物，有补肾填精、繁衍宗嗣之功，被誉为“古今种子第一方”。

疰　夏

【案例】

夏某，女，58 岁，2015 年 7 月初诊。每逢夏日，即感头昏，肢体倦怠乏力，口苦作干，内热时行，尤以手足发热为甚，抚凉物则舒，纳谷不香。舌苔薄白腻，脉濡。暑湿当令，湿邪内蕴，治拟化浊和中。

藿佩兰各 10g	青　蒿 15g	炒山栀 10g	地骨皮 10g
炒黄芩 6g	浙贝母 10g	炒薏苡仁 10g	炙鸡内金 10g
焦楂曲各 10g	制半夏 6g	茯　苓 10g	泽　泻 10g
冬瓜皮 30g（煎汤代水）			

六贴，水煎服，早晚各 1 次。

二诊： 药后舌苔白腻渐化，手足心发热显著好转，饮食增进。继服前方，以图进展。

体会： 暑湿当令，长夏主湿，兼感外邪，邪留表里，少阳失和。仿蒿芩清胆汤，药用苦寒芳香之青蒿、黄芩清透湿热；藿香、佩兰芳香化浊；半夏、浙贝母清化痰热；茯苓、泽泻、冬瓜皮淡渗利湿；焦楂曲、鸡内金消食和胃。每逢夏季，女性手足心内热门诊尤为多见，此方意在宣畅气机，湿热得清，低热得愈。

湿 疹

【案例】

季某，男，10岁，2020年1月初诊。

主诉： 每逢冬季，手背呈现红疹瘙痒已有3年。

患儿近3年每进入冬季，天气寒凉，两手背即起红疹，瘙痒不休，得热瘙痒加重。经当地医院服用抗过敏药物治疗未效，身体其他部分未见红疹。尤以两手背红色疹点散落较多，喜用手搔，瘙痒难忍，不发热，不咳嗽，舌苔薄滑，脉浮。证属气血不和，风湿入络，外窜皮肤，拟方养血祛风。

当 归 5g	生白芍 10g	川 芎 2g	牡丹皮 6g
生地黄 10g	炒黄芩 5g	地肤子 9g	蝉 衣 3g
炙僵蚕 5g	白蒺藜 10g	浮萍草 6g	

三贴，水煎服，早晚各1次。

二诊： 服药三贴后，手背红疹渐已消退，未觉瘙痒。继服前方五贴。药后而愈。并嘱忌食海鲜、辛辣食物。

体会： 昔贤曰"治风先治血，血行风自灭"。患儿气血违和，风湿窜络，予以养血和血四物汤加减，方中地肤子、蝉衣、僵蚕、浮萍草均有祛风止痒之功。

红 斑

【案例】

严某，女，46岁，2018年12月初诊。患者每年入冬后，寒风一吹，两手背即感浮肿，手背呈现数枚蚕豆大红斑，时有瘙痒，不发热，不恶寒，舌苔薄滑，脉浮。5年前冬季曾发作1次，经余诊治服药后红斑消退，已有5年未发。这次发作经外地医院拟诊过敏性红斑。服抗过敏药未效，故求中医治疗。中医辨证为气血不和，寒邪外袭，气血凝滞不通，积于手背，症见浮肿、红斑，余处未见。治拟养血祛风止痒。

当 归 10g	白 芍 10g	川 芎 3g	熟地黄 10g
桂 枝 5g	地肤子 15g	炙僵蚕 10g	大胡麻 10g

| 蝉　衣 5g | 牡丹皮 10g | 甘　草 3g |

五贴，水煎服，早晚各 1 次。

药后红色斑块消退而愈。

体会：本案证因气血不和，冬感寒邪，经滞不通，症见皮肤红斑，予以四物汤加牡丹皮养血祛风，寓在"血行风自灭"；桂枝温通血脉，甘草调和诸药，共奏其效。

蛔　厥

【案例】

吉某，男，13 岁，1973 年 8 月初诊。

主诉：上腹部阵发性疼痛半天。

患儿平素饮食不洁，常感腹痛，未曾系统查治。来院时感上腹部疼痛较剧，似有钻顶感，弯腰捧腹，辗转不安，呻吟不止，冷汗淋漓、呕吐频作，为绿黄苦水，并吐出 1 条蛔虫，大便两天未解，不发热，舌苔薄滑，脉弦滑。体温 37℃，发育正常，痛苦面容，面色苍白，巩膜无黄染，面部两颊部可见 2～3 块白斑，心肺听诊正常，腹软，剑突下偏右压痛明显，腹部可扪及条索状包块。麦氏点压痛（－），余（－）。在院留观期间经西医使用抗炎、解疼止痛药物后，仍感腹痛阵作，予以配服中药治疗。辨证为平素卫生欠佳，饮食不洁，复感外邪，蛔窜胆道，上扰净腑，升降失调。拟方寒热并治，安蛔止痛，方用乌梅丸加减。

乌　梅 10g	细　辛 2g	炒黄柏 6g	川椒目 3g
金钱草 15g	黄　连 2g	吴茱萸 1.5g	干　姜 3g
延胡索 10g	槟　榔 10g	甘　草 5g	使君子 5g

一贴，水煎两次，分多次服。

至晚腹痛渐止，诸恙均已好转，已能入睡。

次日二诊：上方去使君子、金钱草，加鸡内金 10g，焦山楂 10g。

服两贴后疼痛未作，1 周后服驱虫药物。据其父讲，排出蛔虫 30 多条。再给予调理脾胃，以善其后。

体会：胆道蛔虫症因肠道内蛔虫钻入胆道所致。究其原因乃饮食不洁，生冷停滞，诸虫乃生。一旦感受外邪，饮食生冷，迫使蛔虫妄动，上下扰乱，逆上则窜于净腑，疼痛呕吐，接踵而来，腑气不通，阴阳乖乱，虚实夹杂，形成厥逆。《金匮要略》云："蛔厥者……乌梅丸主之。"根据蛔"得酸则静、得辛则伏、得苦则下"的理论，乌梅酸能安蛔；细辛、川椒目、干姜伏蛔而温寒；金钱草清热利湿，疏通胆道；黄柏苦能下蛔；配以黄连、吴茱萸辛开苦降，降逆止呕。诸药相伍，故而见效。

医案汇录·妇科

月经不调

【案1】

宗某，女，35岁，2015年7月初诊。

主诉：经前下腹胀痛伴乳房胀痛半年。

患者半年来，每逢月经来潮前下腹胀痛，乳房胀痛尤甚，经来量可，夹有少量瘀块，腰部酸楚，舌苔薄滑，脉细弦。证属冲任失调，气机不展，拟方理气和血为治。

丹 参 15g	当 归 10g	赤 芍 10g	白 芍 10g
川 芎 3g	醋炒柴胡 5g	醋制香附 10g	木 香 10g
乌 药 6g	茜 草 6g	泽 兰 10g	月月红 6g
橘核子 15g			

五贴，水煎服，早晚各1次。

二诊：药后乳房胀痛好转，下腹胀痛已消。再从前法，去茜草、泽兰，加荔枝核 10g，金橘叶 10g，五贴。

三诊：此届月经来潮，经前下腹胀痛已减，未感乳房胀痛，经量未畅，予前方加味。

丹 参 15g	当 归 10g	赤 芍 10g	白 芍 10g
川 芎 3g	醋柴胡 3g	醋炒香附 10g	乌 药 5g
桃 仁 10g	红 花 6g	泽 兰 6g	橘核子 10g
金橘叶 10g			

五贴，水煎服，早晚各1次。

月经净后，嘱红花逍遥片继续配服，以固疗效。

【案2】

李某，女，23岁，2018年8月初诊。

主诉：月经来潮前下腹胀痛已有1年。

患者月经失调，时有延期。近1年来，月经来潮前即感下腹胀痛难忍，畏寒，得温则舒，经来量少，色淡红夹有瘀块，腰部酸楚，舌苔薄滑，脉细弦。证属寒凝胞宫，气血不和。拟方温经止痛。

丹　参 10g	当　归 10g	赤　芍 10g	白　芍 10g
醋炒柴胡 5g	醋炒香附 10g	木　香 6g	茴　香 6g
桃　仁 10g	红　花 6g	艾　叶 5g	延胡索 10g
炮　姜 3g	失笑散 10g（布包）		

五贴，水煎服，早晚各 1 次。

二诊：服药后经量增多，下腹胀痛已消。诸恙悉退，继从前法缓调。

丹　参 10g	当　归 10g	赤　芍 10g	白　芍 10g
红　花 5g	熟地黄 10g	醋柴胡 3g	醋香附 10g
乌　药 5g	泽　兰 10g	月月红 5g	炮姜炭 3g
川　芎 3g			

五贴，水煎服，早晚各 1 次。

体会：妇人以血为海，每多忧思愤怒，郁气居多。书云："气行则血行，气滞则血凝。"忧思过多则气结，气结则血也结。气滞而兼血瘀者引起的月经失调，病变重点在肝经和气血，当以疏肝理气、行气活血为法。本组病例先予逍遥散加减，调和肝脾，理气和血。经前乳房胀痛多属肝胃之气横逆，因乳房为厥阴肝经所系，故当拟疏肝解郁立论，使用清芳流动之品，如橘核子、荔枝核、金橘叶疏肝解郁，乳房胀痛自除。

闭　经

【案例】

蔡某，女，41 岁，2014 年 10 月初诊。

主诉：月经过期 3 个月未至。

患者月经失调，经行愆期，未曾系统治疗。刻下经停 3 个月未至，做早孕试验，排除怀孕。下腹时有胀满不舒，腰部酸楚，心情平素易于急躁愤怒，舌苔薄滑，脉弦滑。证属气滞瘀阻，拟方行气活血。

丹　参 15g	当　归 10g	赤　芍 10g	白　芍 10g
川　芎 3g	生地黄 10g	醋柴胡 3g	桃　仁 10g
红　花 10g	三　棱 10g	莪　术 10g	醋香附 10g
乌　药 6g	泽　兰 6g	失笑散 10g（布包）	

四贴，水煎服，早晚各 1 次。

二诊：药后月经来潮，量可，不多，色红夹有瘀块，下腹胀满好转，继从前法加味。

丹　参 15g	当　归 10g	赤　芍 10g	白　芍 10g
川　芎 3g	熟地黄 10g	醋香附 10g	红　花 6g
益母草 10g	泽　兰 10g	乌　药 6g	炮姜炭 3g

五贴，水煎服，早晚各 1 次。

体会：《济阴纲目》寇宗奭云："夫人之生，以气血为本，人之病，未有不先伤其气血者……积思在心，思虑过度，多致劳损……女子则月水先闭。"血闭外之见证也，闭经然有血虚血滞之分。化源不足之不月，当滋其化源；若心事过度，肝气郁结，气滞血瘀之不月，则又应以理气活血为治。本案以桃红四物汤加香附、乌药行气消胀和血，三棱、莪术、失笑散攻积破瘀，炮姜温中止痛。验之临床，气滞血瘀用药以平和为度，不宜猛烈峻下，宜暂时不宜久用，以免损伤正气而遗后患。

经　漏

【案例】

倪某，女，48 岁，1985 年 6 月初诊。

主诉：月经来潮，淋沥不净 20 余日。

患者既往经行愆期，此次经来，始见月经量少、色红、夹有瘀块，继见量多、色红、淋沥不净已逾 20 日。曾用西药止血，干净 1 ～ 2 天又复来。诊见头昏，面黄乏华，肢体倦怠，腰酸绵绵，口干不欲饮。月经量不多、色红、淋沥不净，舌苔薄滑，脉细缓。证属岁届更年，冲任失调，气血不充，肾气亦亏，拟方益气补肾、固经止血为要，方选胶艾四物汤加减。

党　参 15g	黄　芪 30g	当　归 10g	白　芍 10g
淫羊藿 10g	熟地黄 15g	艾叶炭 3g	仙　茅 10g
炒地榆炭 30g	莲房炭 10g	仙鹤草 10g	川　芎 3g
阿　胶 10g（烊化冲服）			

五贴，水煎服，早晚各 1 次。

二诊：药后流血渐止，精神好转。原方去艾叶炭，加旱莲草 10g，女贞子 10g。6 贴。

药后诸恙得愈。继以调补气血之剂，以固其本。

体会：《诸病源候论》说："妇人月水非时而下，淋漓不断，谓之漏下，忽然暴下谓之崩中。"二者互相转化，血崩日久，气血大衰，可形成漏，久漏不止，病势日进，亦能成崩。早在《金匮要略》就载有"妇人有漏下者……胶艾汤主之"。本方为治妇女崩漏止血安胎之要方。方中当归、白芍、川芎、熟地黄有补血调经之功，阿胶益阴止血，艾叶炭温经暖宫止血，地榆炭、莲房炭、仙鹤草皆为止血之要品，党参、黄芪重在益气补血，仙茅、淫羊藿补益肾气，亦调冲任。气血相伍，气生则血有所依，血旺则气得所养，故而见效。

附：文章选录

南瓜子治疗产后缺乳

妇女产后缺乳，多因气血生化不足，营养失调，或肝郁气滞所致，笔者采用民间单方南瓜子一味治疗本症多例，均获满意效果。

方法：每次用生南瓜子，去壳取仁五六钱，用纱布包裹，捣碎成泥状，加开水酌量和服（入少许食糖搅拌则味可口）。早晚空腹各服 1 次，连服 3～5 天。如将瓜仁炒熟吃或煮粥吃，则无效果。

病例：蔡某，女，34 岁。产后十数日乳汁极少，调节营养、服用催乳中药皆未见效。经用此方两日后即见奏效，乳汁增多，一直到断乳时，奶水依然充足。

南瓜子味甘，性温，入脾经和胃经，功效主要是补中益气，消炎止痛，解毒杀虫。

（此文发表于 1965 年《中医杂志》）

清脑饮

组成：鬼针草 20g，天麻 10g，钩藤 20g（后下），炙僵蚕 10g，川芎 5g，珍珠母 20g（先煎），煅石决明 15g，葛根 10g，枸杞子 10g，菊花 10g，炒黄芩 10g。

功能：平肝息风，清脑和络。

主治：肝阳上扰，清空失旷。症见头痛眩晕，目胀耳鸣，口苦作干，心中烦热。对冠心病、高血压、脑梗死、椎动脉型颈椎病、内耳眩晕病等均可随症加减。

服法：水煎服，分早晚两次服用。

方解：头为清阳之会，与厥阴肝脉合于颠。叶天士《临证指南医案》曰：

"头痛一证，皆由清阳不升，火风乘虚上入所致。"本方以天麻钩藤饮加减。其中鬼针草《本草拾遗》云："味苦，平，无毒。"《本草纲目》载其"涂蝎蛋伤"。该药具有清热解毒、散瘀消肿作用，对原发性高血压、高脂血症确有降压、祛脂、降低血液黏度、抗血栓形成等功效。对原发性高血压病，可以每日用鬼针草20～30g，加水煎后代茶频饮。方中天麻、钩藤平肝息风解痉；黄芩、菊花清热泻火；葛根升清和络，而解颈部酸痛；川芎活血行瘀；炙僵蚕有搜逐血络、化痰止痉之效，以符叶天士"阳虚浊邪阻塞，气血瘀痹之意"；珍珠母、石决明介类药物平肝潜阳；枸杞子益肝肾而明目。

加减运用：头痛目赤加青蒿、山栀、地骨皮；胸闷痹阻者加瓜蒌皮、薤白、红景天；头痛如掣，有针刺感加炙全蝎、磁石；痰涎较多者加浙贝母、鲜竹茹；肢体麻木加八楞麻、鸡血藤；头晕呕吐，视物旋转者可用黄连、吴茱萸苦辛并进；失眠者加酸枣仁、刺五加、合欢皮；体虚者酌加黄芪、黄精。

（此文发表于2020年《中国中医药报》）

泄肝和胃方

组成：苏梗15g，制半夏10g，川厚朴5g，茯苓10g，黄连3g，吴茱萸2g，干姜3g，炒黄芩6g，川楝子6g，延胡索10g，甘草3g。

功能：疏肝解郁，理气和胃。

主治：气逆噫嗳，胃脘胀满，嘈杂泛酸，口苦作干，纳差，苔薄根微腻，脉细弦。对急性、慢性胃炎，胆汁反流性胃炎，十二指肠郁结症均可随症加减。

服法：每日1贴，水煎服，分早晚两次服，每次约200mL。

方解：叶天士《临证指南医案》曰："因呕吐不食、胁胀、脘痞等恙，恐医者但认为脾胃之病，不知实由肝邪所致。"并指出："以泄肝和胃为纲，用药以苦辛为主，以酸佐之。如肝犯胃，而胃阳不衰有火者，泄肝则用芩、连、楝之苦寒。如胃阳衰者，稍减苦寒，用苦辛酸热，此其大旨也。"本方以四七汤合半夏泻心汤加减而成。方中四七汤理七情之郁；苏梗易苏叶，配川厚朴气香开胃，行气消胀，理气宽中；半夏燥湿和胃止呕，俾使气机畅行，中枢运转；黄连、吴茱萸仍为左金丸方，苦辛相合，黄连、黄芩直折肝火上炎，吴茱萸辛通下达，以开郁结、平升降，嘈杂泛酸可愈；干姜、甘草温中止痛；川楝子、延胡索相伍为金铃子散，功能理气止血涩之痛。

加减：呃逆嗳噫加赭石、旋覆花；胸闷不畅加佛手、绿梅花、金橘叶；口苦作干，食道有灼热感可加蒲公英；腹胀纳差加木香、槟榔、炙鸡内金；泛吐清酸水者加乌贼骨、煅瓦楞子；痛如针刺者可加九香虫、炙刺猬皮；脾虚者，加太子参、白术。

阮宗武温阳化气法临床治验撷萃

阮宗武主任中医师，江苏省名中医，出生于中医世家。江苏省第二批老中医学术经验继承工作指导老师，江苏省第三批名老中医传承工作室指导老师。在长期的临床实践中，阮师擅长诊治中医内科疑难杂病。阮师认为，气是宇宙万物生成的本原，正如庄子所说："人之生，气之聚也。聚则生，散则死。"又如张景岳说："夫生化之道以气为本，天地万物莫不由之……四时万物得以生长收藏，何非气之所为？人之有生，全赖此气。"而气的运动、变化、转换谓之气化。阮师认为，气化的根本在于阳气的推动，而在临床中，常可见到阳气亏虚而致气化失常，病证久治不愈，运用温阳化气法治疗而获效，这也体现了"异病同治"的特点。现将业师运用温阳化气法的验案介绍于后。

1. 宣痹通阳治胸痹

【病例】

赵某，男，56 岁，1998 年 12 月就诊。

主诉：胸闷、胸痛反复发作 1 周。患者有高血压病、冠心病史 6 年，长期服用降压药物和麝香保心丸等中成药，遇寒或疲劳胸痛易作。近因天气渐已寒冷，晨起又外出锻炼，自感胸膺憋闷，心前区疼痛，有针刺感，痛时彻背，时作时缓，心慌气短，神倦乏力，舌淡红、边有紫痕，舌苔白根腻，脉象弦滑。心脏听诊，早搏 2～3 次/分钟，心电图示左心室肥厚伴劳损，ST-T 改变。中医诊断：胸痹。西医诊断：冠心病；心绞痛；高血压。建议住院治疗，患者要求在门诊服中药治疗。中医辨证胸阳被遏，心脉失养。拟方宣阳通痹，益气化痰。

处方：党参 15g，黄芪 30g，丹参 15g，桂枝 6g，瓜蒌皮 10g，薤白 10g，郁金 10g，川芎 6g，浙贝母 10g，红景天 10g，赤芍 10g，延胡索 10g，炙刺猬皮 10g，法半夏 10g。5 贴，每贴水煎，分早晚两次服。药后自觉胸闷大减，胸痛偶发，苔腻渐化。效不更方，继服原方，随症加减，坚持服药调理两个多月，诸患缓解，胸痛未作。

按语：阮师认为，冠心病心绞痛发病多与寒邪内侵、情志失调、疲劳等因素相关。本案中患者因天气寒冷而发胸闷、胸痛，详察病因病机，寒凝气滞，气虚血瘀，胸阳被遏，心脉失养当为其病理特点。正如林珮琴《类证治裁》所说："由胸中阳气不舒，浊阴得以上逆而阻其升降，甚则气急咳唾，胸痛彻背。"清冯兆张在《冯氏锦囊密录》中说："胸痹者，阴气上逆之候也。仲景微则用薤白、白酒以通其阳；甚则用附子、干姜以消其阴。"治疗多拟宣扬通痹、益气养心、泄浊豁痰、活血化瘀等法。本方以党参、黄芪益气养心扶正，增强心功能；桂枝通阳化气；瓜蒌皮、薤白头宣痹通阳，亦能祛痰、扩冠，增强冠状动脉血流量，对心肌缺血有明显的保护作用；浙贝母、半夏善化痰浊；丹参、赤芍、川芎活血化瘀，扩张血管，可改善微循环；刺猬皮、延胡索有温经通痹止痛之功。诸药相伍，故能见效。

2. 温阳化湿治黄疸

【病例】

唐某，男，22岁，1981年2月10日入院。住院号8939。患急性黄疸型肝炎两个月，服用中西药，黄疸不退。肝功能检查谷丙转氨酶115U/L，总胆红素107.7μmol/L。四诊所见面目皆黄，色晦滞，神疲，肢体倦怠，食后腹胀，厌食油腻，小便色黄，大便溏稀、日行2～3次。舌苔薄滑，脉缓。先予服用茵陈五苓散之剂，效果不显。身黄、目黄退而不净，面色晦滞无华，神疲畏寒，腹胀便溏。细虑病情，黄疸病经有日，过服苦寒攻伐之剂，中阳不振，运化失司，寒湿困阻中焦，病属阴黄之证，治予温阳化湿。

藿香10g，炒苍白术各10g，川厚朴6g，茯苓10g，炒枳壳10g，海南子10g，制半夏6g，砂仁3g（后下），茵陈15g，干姜3g，桂枝3g，六一散10g。煎服，15贴。药后黄疸消退，诸症告愈。再以健脾和胃法缓善其后。连续复查3次肝功能均示正常。

按语：《伤寒论》第260条云："伤寒发汗已，身目为黄，所以然者。以寒湿在里不解故也，此为不可下也，于寒湿中求之。"此法用于太阴寒湿发黄，即为后世阴黄之证。症见黄色晦滞，畏寒肢冷，便溏色白，舌质淡，苔白腻，脉象沉迟。仲景虽未明其方药，但揭示出"寒湿中求之"。清程国彭《医学心悟》所载茵陈术附汤为常用有效方剂。本例黄疸患者因过服苦寒攻伐中药，致中阳不振，运化失司，寒湿困阻中焦，故黄疸不易退去。阮师在清热利湿方药中稍佐温化或燥湿之味，如干姜、桂枝、苍术之类温阳化湿，俾使黄疸可退，亦是"湿邪得温则化"之理。

3. 温阳化气治癃闭

【病例】

王某，男，84岁，2016年2月就诊。

主诉：反复尿频尿急1月余，量少点滴而出。

患者慢性前列腺炎病史10多年，近1个月来小溲频数，夜间小溲4～5次，余沥不净，色清，无痛，伴下腹胀满不舒，有下坠感，时感肢体畏寒，得温则舒。B超检查肾和膀胱未见异常，前列腺肿大。经外院诊治，服用非那雄胺，中药清热通淋之剂，未见显效。仍感下腹胀满不适，两下肢浮肿，舌苔薄白腻，脉细。证属肾阳不足，膀胱气化不宣，拟方益气温阳通淋。

处方：党参15g，黄芪20g，白术10g，菟丝子15g，桑螵蛸15g，茯苓10g，泽泻10g，桂枝10g，淫羊藿10g，仙茅10g，车前子15g（布包），上官桂3g，冬瓜皮15g。常法煎服。

服药后小便频数得减，小溲较畅，下腹坠胀感明显得舒，肢体浮肿亦消退。继服上药，随症加减，服用20余剂，诸羔好转。

按语：本病属中医学"癃闭"范畴。耄耋之年，肾气亏虚，过服苦寒清热之味，郁遏州都之阳，膀胱气化失宣。临床常见此类病症多用苦寒之剂，药过病所，易损正气，肾易受伐，寒凝下焦，气化失司，病情由实转虚或虚实夹杂。正如《辨证录》所说"愈损命门之火，膀胱之气益微，何能化水"。方中党参、黄芪、白术益气补阳；菟丝子、淫羊藿、仙茅相助益肾；桑螵蛸益气而治便数；桂枝、官桂温阳化气，气行水行；泽泻、茯苓、车前子、冬瓜皮均有消肿利尿功效。诸药相伍，相得益彰。

（伍德明）

活心血方治疗冠状动脉粥样硬化性心脏病心绞痛45例

1996～1998年，我们运用自制活心血方治疗冠状动脉粥样硬化性心脏病（以下简称冠心病）心绞痛45例，疗效较满意。

1. 资料与方法

（1）一般资料　本组45例，男35例，女10例；年龄41～50岁15例，

50～60岁20例，60～70岁10例；病程最长10年，最短两年；合并高血压病36例，合并陈旧性心肌梗死4例，合并糖尿病8例。

（2）诊断标准　参照江苏省卫生厅编印的《常见疾病临床诊断和疗效标准》。心绞痛短暂胸骨后压闷或紧缩感，向左肩及左臂内侧放射，休息3～5分钟或口含硝酸甘油后缓解。心电图可有缺血性改变。

（3）治疗方法　予活心血方治疗。

药物组成：党参15g，黄芪30g，玉竹12g，桂枝10g，丹参30g，川芎10g，香附10g，郁金10g，当归12g，山楂20g，益母草30g。水煎服，每日1剂，分早晚两次服。两周为1个疗程。高血压患者配合服用卡托普利25mg，每日两次；消心痛10mg，每日两次。服药前后分别检查血、尿、便常规，肝肾功能，血脂及心电图。

（4）疗效评定标准　参照江苏省卫生厅编印的《常见疾病临床诊断和疗效标准》。

①心绞痛疗效标准　显效：心绞痛发作次数减少80%以上。有效：心绞痛发作次数减少50%～80%。无效：心绞痛发作次数减少不到50%；加重：心绞痛发作次数增加。

②心电图疗效标准　显效：静息心电图恢复正常或运动试验由阳性转为阴性或大致正常。有效：ST段回升1.5mm以上，但未正常，或主要导联T波倒置，T波变浅达50%以上，或T波由平坦转为直立。无效：ST段、T波变化无改善。加重：ST段较治疗前下降≥0.5mm，主要导联T波倒置加深50%或直立变平坦，或平坦T波转倒置。

2. 结果

心绞痛方面，显效19例，有效21例，无效5例，总有效率88.9%。心电图方面，显效13例，改善19例，无效12例，加重1例，总有效率71%。

3. 讨论

冠心病心绞痛属中医学"胸痹""心痛"范畴。其发生多与寒邪内侵、饮食不当、情志失调及年老体虚等因素有关。其病机为寒凝、气滞、血瘀、痰阻，痹遏胸阳，心脉失养。临床观察多为本虚标实证。治疗多以益气温阳、活血化瘀、泻浊豁痰、通阳散结为法。活心血方适用于气虚血瘀、心脉痹阻、胸阳不振、痰浊交阻之证。功能益气活血，理气化瘀，通阳宣痹。方中丹参、川芎活血化瘀为主药；党参、黄芪益气通阳，使气充血行为辅药；香附、郁金行气，气行则血行；当归、山楂、益母草和血活血，共佐主药发挥作用；玉竹滋阴养心，桂枝通阳化气，共为使药。诸药合用，共奏益气通阳、行气活血、理气止痛之功。

现代药理研究证实，丹参、川芎能加强心肌收缩力，而不增加心肌耗氧量，可扩张冠状动脉，增加冠脉血流量，降低血黏度，抑制血小板聚集，抗血栓形成；党参、黄芪、玉竹可增加心肌供血量，抗氧自由基损害，提高超氧化物歧化酶活力，保护心肌细胞；当归、山楂、益母草、香附、郁金可改善血液流变学指标。全方具有增强心功能、改善血液流变性、扩张血管、加速血液循环的作用，用于冠心病心绞痛，不仅能有效缓解心绞痛患者的临床症状，还具有改善心电图异常的功能，且无毒副作用。

（此文发表于《河北中医》2002年5月第24卷第5期）

息风通络饮加味治疗急性脑梗死 45 例

自1995年3月～1998年3月，我科以自拟息风通络饮加减治疗急性脑梗死45例，取得了较好的疗效。

1. 临床资料

88例患者均符合1986年中华医学会第二次全国脑血管病学术会议第三次修订的诊断标准，并经颅脑CT扫描而被明确诊断为脑梗死。原发病：高血压病24例，高脂血症32例，糖尿病11例，冠心病21例。随机分为两组，治疗组45例，其中男32例，女13例；年龄42～83岁，平均61.4岁；病程0.8～7天，平均2.8天。对照组43例，男29例，女14例；年龄45～82岁，平均59.7岁；病程0.7～7天，平均2.9天。两组患者一般情况及神经功能缺损、病残程度比较，无显著性差异，具有可比性。

2. 治疗方法

治疗组给予自拟息风通络饮加味治疗，药物组成：天麻10g，钩藤30g（后下），炙僵蚕10g，炙全蝎3g，石决明30g（先煎），丹参15g，赤芍15g，川芎6g，豨莶草10g，八楞麻6g，鸡血藤30g。

加减：头痛面赤加夏枯草30g，炒山栀15g；语言謇涩加郁金10g，菖蒲6g；胸闷痹阻加瓜蒌皮10g，薤白头6g；痰盛流涎加川贝母10g，制胆南星10g；气虚者加党参15g，黄芪30g；苔白腻，伴下肢浮肿加泽泻15g，车前子30g（布包）；大便秘结者加熟大黄10g（后下）。每日1剂，分两次煎服，7天为

1个疗程，连服两个疗程。可适当配合静滴脉络宁注射液，高血压者服用降压药物，保持血压在 120/80mmHg 左右，兼有糖尿病者使用降糖药，保持空腹血糖 6 ～ 8mmol/L，兼有高脂血症者适当使用降脂药物。

对照组使用低分子右旋糖酐 500mL，加入复方丹参注射液 20mL，每日 1 次，静脉滴注 10 天左右；20% 甘露醇 250mL 快速静滴，每 8 小时 1 次，连用 4 天后，改为每日两次，逐步撤减。另外配合使用降压、降脂、预防感染等药物。

3. 疗效观察

（1）疗效标准　以 1986 年全国第二次脑血管病学术会议通过的神经功能缺损评分标准及病残程度分级标准作为疗效标准。基本治愈：病残程度为 0 级，功能缺损评分减少 91% ～ 100%。显著进步：病残程度为 1 ～ 3 级，功能缺损评分减少 46% ～ 90%。进步：功能缺损评分减少 18% ～ 45%。无变化：功能缺损评分减少或增加在 17% 以内。恶化：功能缺损评分增加 18% 以上。

（2）治疗结果　治疗组基本治愈 12 例，显著进步 21 例，进步 10 例，无变化 2 例，共显效 33 例，总有效率 95.6%。对照组基本治愈 7 例，显著进步 12 例，进步 14 例，无变化 10 例，共显效 19 例，总有效率 76.8%。

4. 典型病例

冯某，女，65 岁，农民，1997 年 9 月 21 日入院。

主诉：头晕头痛伴右侧肢体活动不利 4 天。

患者发病前曾因跌仆而感头昏头痛，右侧肢体麻木，步履受限，经当地治疗未效而收治入院。体温 37℃，血压 120/75mmHg，神清，球结膜轻度水肿，颈软，肺部呼吸音稍粗，心率 80 次 / 分，律齐，腹平软，肝脾未触及，右侧肢体肌力Ⅲ级，肌张力弱，巴彬斯基征（＋），左侧正常。颅脑 CT 扫描提示：左侧基底节区 2.5cm×3cm，脑室旁梗死 3cm×2cm。

症见头痛阵作，面红目赤，语言謇涩，心烦易怒，纳谷不香，寐差，右侧肢体活动不利，步履不稳，舌红，苔薄黄腻，脉弦滑。

中医诊断：中风（中经络）。

西医诊断：脑梗死。

中医辨证：高年素体虚，肝肾不足，风阳内动，夹痰上扰清空，瘀阻脉络，经隧不通。

治拟平肝息风通络。方用息风通络饮加减，另配合静滴复方丹参注射液等药。

1 周后，头痛止，面红目赤亦退，语言清楚，步履较稳。

连续用药两周后，诸症均好转。复查 CT 提示：左侧基底节区梗死灶消失，左侧脑室旁梗死仅为 8mm×8mm。原方基础上加益气活血之品，治愈出院。

5. 讨论

脑梗死是指局部脑组织，包括神经细胞、胶质细胞和其他组织，因脑血管阻塞、血流不畅造成缺血缺氧所致的坏死和软化。基本病因是动脉粥样硬化、动脉管腔狭窄、闭塞形成脑血栓，或因心源性疾病，赘生物脱落，栓子阻塞脑血管，造成脑局部血流中断、缺血软化。临床常表现为偏瘫、失语等局灶性神经功能障碍。发病后一般意识清楚，多见于 50 岁以上的老年人。

本病属中医学"中风（中经络）"范畴，其因多责之于平素饮食不节，聚湿生痰，痰郁化热，肝阳暴盛，上扰清空，内风夹痰，流窜经络，血脉痹阻，经隧不通。治以平肝息风、化痰通络为大法。方中天麻、钩藤、石决明平肝息风，现代研究证实，天麻、钩藤具有扩张脑血管、增加脑血流量的作用，可改善脑内灌注，增加血气供给；僵蚕、全蝎祛风通络；丹参、赤芍、川芎活血行瘀，具有降低血黏度、抑制血小板聚集的作用，可促进栓塞血管再通；豨莶草、八楞麻、鸡血藤祛风活血通络，豨莶草酮证实具有改善神经细胞营养状态、促进神经递质释放的作用，常用于手足麻木等神经病变，鸡血藤可提高细胞含氧量，清除自由基，有利于促进脑细胞的活化和软化组织的修复，减轻坏死。诸药合用，平肝息风，活血通络，能改善局部组织的血供，促进微血栓的溶解，使小血管再通，临床症状明显改善，而取效满意。

（此文发表于《中国中医药信息杂志》2000 年第 7 卷第 1 期）

利心水方治疗肺心病 50 例

近年来，我科运用曾学文主任医师自拟的利心水经验方治疗肺心病 50 例，取得了较满意的效果。

1. 临床资料

本组病例均选自 1996 年 3 月～1998 年 3 月，其中门诊 15 例，住院 35 例；男 40 例，女 10 例；年龄 51～60 岁 15 例，61～70 岁 25 例，71～80 岁 10 例；病程 5～30 年。全部病例均符合全国第 3 次肺心病专业会议修订的诊断标准。

2. 治疗方法

方用"利心水方"。

组成：党参 15g，丹参 15g，黄芪 40g，玉竹 12g，桂枝、制附片、当归、赤芍、川芎、白术各 10g，葶苈子 30g（布包），猪苓、泽泻各 30g。

加减：恶寒发热加炙麻黄 6g，黄芩 10g，鱼腥草 30g；气促胸满加苏子 15g，白芥子 10g；痰盛难咳加川贝母 10g，鲜竹沥一小盏；纳差加焦楂曲各 10g，炙鸡内金 10g。每日 1 剂，分早晚服，1 周为 1 个疗程。另外可根据病情，给予西药抗感染、强心、利尿等配合使用。

3. 治疗效果

显效：呼吸道症状消失，心肺功能明显改善，呼吸次数 ≤ 20 次 / 分，心率 < 100 次 / 分，无心律失常，共 30 例，占 60.00%。好转：呼吸道症状消失，体征改善，心肺功能好转，共 15 例，占 30.00%。无效：症状、体征和心肺功能无明显改善或有其他并发症出现，共 5 例，占 10.00%。总有效率 90.00%。

4. 典型病例

成某，女，68 岁，退休工人。有慢性支气管炎、肺气肿病史 30 年，遇寒即发。近日咳喘心慌症状加重。体温 37℃，心率 108 次 / 分，脉搏 24 次 / 分，血压 128/83mmHg，神清，精神差，端坐呼吸，气喘急促，口唇发绀，颈软，颈静脉怒张，两肺呼吸音低，可闻及广泛的干湿性啰音，心界向左下扩大，心率 108 次 / 分，律齐，腹软，肝肋下 3cm，质Ⅱ°，肝颈静脉回流征（+），双下肢明显浮肿。心电图示：窦性心动过速，肺型 P 波，低电压，右心室肥厚，提示肺源性心脏病。胸片示：心衰伴左下肺感染；血常规检查：WBC 13.2×10^9/L，N 79%，L 21%，K$^+$ 4.4mmol/L，Na$^+$ 137.2mmol/L，Cl$^-$ 104mmol/L，Ca^{2+} 2.3mmoI/L，CO$_2$CP 26.0mmol/L。症见形寒畏冷，神疲气短，口唇发绀，咳嗽气喘，咳痰清稀，时有张口抬肩，胸部憋闷，心慌阵作，纳谷不香，下肢浮肿，腹胀尿少，舌苔薄白根腻，脉浮滑。证属咳喘宿疾，痰饮内聚，肺失清肃，久病及心，复感风寒，诱发而作。治当标本兼顾。拟基本方加炙麻黄 6g，鱼腥草 30g，川贝母 10g。另配合静滴鱼腥草注射液等药。服药 5 剂后，咳喘得减，恶寒得退，心慌渐平。后在原方基础上加减治疗 1 个月，复查心肺功能明显改善。

5. 体会

（1）慢性肺源性心脏病是指由肺部、胸廓或肺动脉的慢性病变引起的肺循环阻力增高而导致肺动脉高压和右心室肥大，最后发生右心衰竭的心脏病。本病属中医学"肺胀""心悸""水肿"等病证范畴。病机多为本虚标实，虚实夹杂，而以气虚为主，与血、水密切相关。心肺同居上焦，肺主气，朝百脉，辅心而行血脉。咳喘不愈，肺伤日久，必及于心，心气虚衰，无力推动血脉，血脉不畅而导致瘀证出现。《黄帝内经》云："宗气不下，脉中之血凝而留止。"心血不足，心血瘀阻，更加重水肿。亦如张仲景在《金匮要略》中所说"血不利则为水""心水者，其身重而少气，不得卧，烦而躁，其人阴肿"，从而导致咳喘气短、心悸发绀、尿少水肿诸症相继而见。临床观察，肺心病病理改变往往形成由气及血、由血及水、由表入里、由轻至重的自然发展过程。

（2）"利心水方"有温阳利水、益气活血之功。现代药理研究证实，党参、黄芪、丹参配伍可明显改善心功能，并能使异常的血液流变学指标得到改善，从而加强心肌收缩功能，改善微循环，降低毛细血管通透性，减轻水肿。附子具有明显的强心作用，可增加冠脉血流量，提升血压，提高肾小球滤过率，有助于利水消肿，还能增强机体耐缺氧能力。葶苈子除有强心作用外，还能增强心肌收缩力，使心率减慢，降低静脉压，并有较强的利尿作用。当归、赤芍、川芎具有扩张冠脉、增加冠脉流量、降低血液黏稠度和减少心肌氧耗等作用。猪苓、泽泻具有显著的利尿、降糖、降压等功效。因此，本方在发挥强心利尿作用的同时，可避免电解质严重紊乱、酸碱平衡失调、血浆渗透压改变等副作用的发生。

（此文发表于《中国中医药信息杂志》1999 年第 6 卷第 3 期）

麻杏石甘汤加味治疗球形肺炎 30 例

近年来，笔者运用麻杏石甘汤加味治疗球形肺炎 30 例，疗效满意。

1. 临床资料

本组病例为 1994 ～ 1997 年我院门诊患者，年龄 31 ～ 69 岁；其中男 22 例，女 8 例，病程多在 2 ～ 4 周，最长达 10 周。全部病例均具备正侧位胸片，其中病灶体层摄影 12 例，CT 扫描 5 例。病灶部位：右肺 18 例，左肺 12 例，其中下肺为多，计 19 例。病灶大小与形态：直径最小 2.5cm，最大 11cm，一般 3 ～ 6cm。其中圆形 15 例，椭圆形 7 例，类圆形 8 例。

2. 治疗方法

麻杏石甘汤加味：炙麻黄、生甘草各 5g，法半夏 6g，杏仁、黄芩、瓜蒌皮、川贝母、橘红各 10g，石膏、金银花、鱼腥草各 30g。

加减：热毒甚加白花蛇舌草 30g，半枝莲 20g；咯血加炒地榆 30g，花蕊石、黛蛤散（布包）各 15g；胸痛加郁金、延胡索各 10g；胸闷气喘加苏子 10g，葶苈子 30g；纳差加炒楂曲各 15g，炙鸡内金 10g。每日 1 剂，水煎分早晚两次服，1 个疗程 20 天。

3. 治疗结果

痊愈（症状和体征完全消失，在 2～4 周内，X 线检查肺部炎性病变全部吸收者）20 例，占 66.67%；好转（症状明显减轻，体征恢复正常，在 2～4 周内，X 线检查肺部炎性病变部分吸收者）8 例，占 26.67%，后经继续治疗恢复正常；未愈（经检查确诊为肺癌者）2 例，后手术治疗，占 6.66%。总有效率 93.33%。

4. 典型病例

金某，男，69 岁，退休职工。初诊 1996 年 4 月 4 日。

主诉：恶寒发热伴咳嗽胸痛 1 周。

患者 1 周前始感恶寒发热，继见咳嗽阵作，咳痰不爽，痰色黄稠，右胸疼痛，口干，肢酸乏力，纳谷不香，小溲黄赤，大便偏干，舌红苔薄黄，脉浮滑。经外院门诊服药诸症未减，反而加重。体温 38.5℃，血压 150/90mmHg。右肺听诊可闻及少许湿啰音，心率 82 次 / 分钟，心律齐，腹平软，肝脾未触及。实验室检查：WBC $17.7×10^9$/L，N 81.1%，L 16.4%；胸片示：右中肺见一 5cm×5cm 大小类圆形块影，边缘毛糙不清，密度较低。经我院放射科会诊拟诊为球形肺炎。中医辨证属风热外袭，里热壅盛，肺气郁闭，宣降失司。治拟清热宣肺，宣降肺气。方选麻杏石甘汤加味。服药 5 剂后恶寒得退，发热午后为甚，咳嗽未减，痰黄而黏，痰中有血丝，原方加白花蛇舌草 30g，半枝莲、黛蛤散（布包）各 15g。

两周后发热得退，咳嗽有减，咯血亦止，余情均有所好转。胸片复查示病灶大部分吸收，未见明显肿块。前后共治疗 8 周，复查病灶完全吸收，诸恙得愈，再以沙参麦冬汤调服，以善其后。

5. 讨论

球形肺炎是一种不常见的肺部急性渗出性炎症，其形成大多与病原菌的毒性、数量以及机体的反应能力有关。抗生素的广泛使用，促使其病灶局限形成球形。影像学鉴别诊断本病是临床的关键。因其形态与肺内其他孤立性球形病灶相似，极易误诊为肺癌。本组病例初次误诊为肺癌 16 例，经过仔细观察分析该病在 X 线片上有一定的特征，因此，在临床上必须充分注意。

本病属中医学"风温""咳嗽"等范畴，"温邪上受，首先犯肺"。风热袭肺，肺卫失宣，初则恶寒发热，出现肺卫表证，继而肺热郁蒸，身热加重，肺失宣降，肺热灼津为痰，痰热交阻，咳嗽加剧等诸症相继而见。在治疗上以清热宣肺、止咳化痰为大法。麻杏石甘汤原为张仲景《伤寒论》治太阳病发汗未愈，风寒入里化热，"汗出而喘者"而设，今以麻黄宣肺而泄邪热，配辛甘大寒之石膏，相制为用，清肺平喘；杏仁降肺气，甘草益气和中；鱼腥草清热止咳，量达 30g，其效尤显。再配以瓜蒌皮、半夏、川贝母以化胶结之痰，诸药相伍，清肺热而不留邪，使肺气肃降有权。药证合拍，效如桴鼓。

（此文发表于《陕西中医》1999 年第 20 卷第 3 期）

半夏泻心汤治疗胆汁反流性胃炎 40 例

胆汁反流性胃炎属中医学"胃痛""呕吐"等范畴。笔者采用半夏泻心汤加减治疗本病 40 例，取得了较好疗效。

1. 临床资料

本组病例均为 1991～1996 年门诊患者。男 32 例，女 8 例；年龄 20～30 岁 5 例，31～40 岁 28 例，41～50 岁 7 例。病程最短的 6 个月，最长两年。行胆囊切除术 8 例，胃溃疡 4 例。全部病例均经我院和外院纤维胃镜检查确诊为胆汁反流性胃炎。

诊断依据：①临床表现见胃脘部持续性隐痛、胀痛、烧灼痛，伴嗳气、恶心或呕吐苦水或胆汁，进食后加重。大便偏干，小溲微黄，舌苔多薄黄。②纤维胃镜检查见胃黏膜多处充血、水肿，反光增强，从幽门口可观察到黄色泡沫样十二指肠液向胃内反流。③部分病例黏膜活检为慢性炎性改变。

2. 治疗方法

以清胆和胃、理气通降为治疗基本法则，方选半夏泻心汤加减。制半夏、金钱草各 15g，黄连、干姜各 3g，吴茱萸 1.5g，黄芩、柴胡各 5g，槟榔、川楝子、延胡索、佛手各 10g。

肝经实火明显加炒山栀、蒲公英；胃痛偏寒加荜澄茄、九香虫；腹胀矢气加炒莱菔子、炒枳实；气逆噫嗳加代赭石、旋覆花；胃黏膜糜烂出血或便血加地榆炭、仙鹤草、参三七。每日1贴，15日为1个疗程。

3. 治疗结果

痊愈（经纤维胃镜复查，无胆汁反流，症状全部消失）20例，占50%；好转（经纤维胃镜复查仍有胆汁反流，经服药症状改善）16例，占40%；无效（经胃镜复查未改善，病情未愈）4例，占10%，其中3例后作手术治疗。总有效率90%。

4. 典型病例

王某，男，47岁。1992年8月18日初诊。患者胆囊切除术史半年，平素饮食不节，嗜食油腻，术后两个月时感上腹部胀痛不适，口苦作干，呕吐酸苦水，曾经纤维胃镜检查：胃窦区黏膜充血水肿，胆汁中等反流。曾服解痉止酸等西药未效。诊见胃脘胀痛，痛时急迫，脘闷嘈杂，呕吐黄苦水，嗳气频频，小溲色微黄，大便稍干不爽，舌质红，苔质黄，脉弦滑。证属肝失疏泄，胆热内郁，胃失和降。拟方疏泄肝胆，和胃降逆。药用基本方增减，服药8贴，呕吐得止，上腹胀痛渐消，口苦好转。仍从前法出入配以健脾和胃之品，前后服药3个月，胃镜复查无胆汁反流，诸恙痊愈。

5. 体会

胆汁反流性胃炎是因十二指肠内容物反流入胃与胃黏膜接触而产生的病变。自主神经功能失调，胃肠道某些激素失去平衡，导致幽门括约肌功能紊乱松弛，使含有胆汁的十二指肠液自由地反流入胃所致。结合其症状特点，本病属中医学"胃痛""呕吐"等范畴。《灵枢·四时气》曰："邪在胆，逆在胃，胆液泄则口苦，胃气逆则呕苦。"《伤寒论》云"口苦、咽干、目眩"以及"心烦喜呕"等症与胆汁反流性胃炎症状颇多相似。究其病机乃热在少阳，胆胃不和，升降失调，而成此病。其病位主在胆、胃、肝，多为虚实夹杂之象。

半夏泻心汤是仲景用于柴胡汤证误下后，主治气滞于中，见心下满而不痛的痞证。今效其法，主以半夏降逆止呕，取黄连、黄芩之苦寒与干姜、半夏之辛温，寒温并用以消胀满；川黄连配吴茱萸乃左金丸，旨在辛开苦降，功能止呕和胃；金钱草清除胆郁邪热；川楝子、延胡索和络止痛；槟榔行气消胀；柴胡、佛手疏肝理气，寓"疏通其气机，微助其升降"。诸药相伍，胆火郁热得清，胃中逆气得平，气机宣畅，庶可奏效。

（此文发表于《四川中医》1998年第16卷第9期）

曾学文辨治冠心病经验撷拾

曾学文主任医师学贯中西，勤于临床，对冠心病辨治颇有独到之处。

1. 辨病机，气虚为本，与血、水、厥互为关联

冠心病属中医学"胸痹""心痹""真心痛"等范畴。其病机多为本虚标实、虚实夹杂。先生认为，本病主要病机以气虚为本，与血、水、厥密切相关。这种病理演变关系早在《内经》中就有论述。如"心主身之血脉"；"心藏血脉之气也"；"宗气不下，脉中之血，凝而留止"。先生指出，气血之间的病理改变是冠心病病理变化的一个重要组成部分。《金匮要略》更进一步指出，"血不利则为水"，描述了"心水者，其身重而少气，不得卧，烦而躁，其人阴肿"的症状。这些论述，揭示了冠心病由气及血、由血及水，病由浅入深、由轻转重的自然发展过程。因此先生认为，冠心病最初阶段是以"心气虚"为特征，如心悸少气、胸闷隐痛、乏力自汗等。气行血行、气虚血滞，病至中后期，除心气虚见证外，无不出现心胸憋闷、动则胸痛、唇舌发绀的"心血瘀"证；"血不利则为水"，乃至渐见心慌浮肿、屡发心痛、不得平卧的"心水肿"证，最后导致心乱气微、剧痛难忍、汗出肢冷的"心厥脱"证。通过多年的临床观察和探索研究，先生提出冠心病病理、生理改变与临床证候演变普遍存在着一条客观的自然发展规律，即心气虚→心血瘀→心水肿→心厥脱这个演变规律。若厥脱发生于气虚证或血瘀证之后，谓之"直中"。以示病情之急剧变化。根据人体正气、致病邪气、治疗措施等多种因素，这个规律既可顺传，又可逆转。但气虚贯通于病之始终，好转则气虚逐渐减轻，恶化则气虚愈来愈重。气虚及阳，重则导致气阳厥脱；血瘀随着气虚阳虚而变化，水肿又随着气阳虚和血瘀而变动。

2. 论治法，益气为先，兼顾养阴、温阳、活血、利水

在长期的临床实践中，先生认为心以气为本，血为标，阴为体，阳为用，对各种类型的冠心病，根据气、血、水、厥的演变规律，进行分型辨治、加减用药，每收良效。

（1）心气虚证　症见心悸少气，胸闷隐痛，倦怠乏力，神疲自汗，健忘多梦，过劳则重，舌淡脉弱。治拟益气养阴，宽胸安神。自拟益心气方。党参10g，黄芪20g，麦冬10g，玉竹12g，瓜蒌皮10g，薤白头10g，桂枝5g，当归 10g，炒酸枣仁 10g，柏子仁 10g，五味子 5g。

（2）心血瘀证　症见心痛憋闷，气短乏力，唇甲发绀，脘胁胀满，纳呆食少，不耐劳累，舌紫脉涩。治拟益气活血，通络化瘀。自拟活心血方。党参15g，黄芪 30g，玉竹 10g，桂枝 10g，丹参 30g，川芎 10g，香附 10g，黄玉金10g，当归 12g，山楂 20g，益母草 30g。

（3）心水肿证　症见心慌气急，时发胸痛，不得平卧，皮肤青紫，腹大跗肿，小便短少，舌胖脉数。治拟益气温阳，化瘀行水。自拟利心水方。人参 10g，黄芪 40g，玉竹 12g，桂枝 10g，制附片 10g（先煎），当归 10g，川芎10g，白术 10g，葶苈子 30g（包），猪苓 30g，泽泻 30g。

（4）心厥脱证　症见心乱气微，卒然心痛，大汗淋漓，四肢厥冷，躁动不安，口唇发绀，舌青脉微。治拟益气固脱，回阳救逆。自拟救心厥方。人参15g，黄芪 50g，玉竹 12g，龙骨 30g（先煎），牡蛎 30g（先煎），肉桂 10g，制附片 10g（先煎），干姜 10g，当归 15g，熟地黄 20g，山茱萸 12g。

3. 典型病例

陈某，男，58 岁，1988 年 2 月 27 日入院。

高血压病史多年。近日由于情绪激动，当晚 6 时许突感胸骨后及两侧绞痛难忍，伴见气急气喘，咳吐白沫样痰，坐卧不安，焦虑恐惧，身出冷汗，四肢发凉。心率 130 次/分，律齐。肺部有湿啰音。心电图提示：急性广泛前间壁心肌梗死。当即舌下含服冠心苏合丸两粒，硝酸甘油 0.5mg。两小时后胸痛逐渐缓减，呼吸亦趋于平稳，心率 112 次/分，肺底部湿啰音减少。精神倦怠，气短自汗，胸闷作痛，口干肢冷。舌质紫暗，苔白腻，脉细涩。证属气阴两虚，胸阳痹阻，心脉瘀滞。拟方益气养阴，宣痹通阳，活血化瘀。

处方：黄芪 30g，太子参 12g，麦冬 12g，党参 15g，五味子 5g，瓜蒌皮12g，薤白 12g，桂枝 5g，丹参 30g，赤芍 10g，川芎 10g，红花 10g，醋香附10g。

药后次日心绞痛未作，血压 146/86mmHg，心率 90 次/分，心律不齐。心电图检查有多源性室性早搏。仍服原方，并配合西药利多卡因 100mg 静脉推注，继以 400mg 加入 10% 葡萄糖液 500mL 静脉滴注，两日后一般情况较好，再以上方出入加减，住院两个月，心率 84 次/分，律齐，心电图明显改善。随访两年病情稳定未发。

体会：经云："真心痛，手足青至节，心痛甚，旦发夕死，夕发旦死。"患者气阴两虚、胸阳痹阻、虚实夹杂，有阴竭阳脱之虑。本方以生脉散益气复脉，瓜蒌皮、薤白、桂枝通阳化气，温经通脉，丹参、赤芍、川芎、红花活血化瘀，疏通血脉。诸药相伍，故起沉疴。

（此文发表于《江苏中医药》1998年5月第19卷第9期）

温阳化气法治疗尿道综合征40例

尿道综合征多发作于已婚中年妇女，临床以反复发作尿频、尿急、下腹胀满及排尿困难等症状为特点。近年来笔者采用温阳化气法治疗本病40例，疗效满意，现小结如下。

1. 一般资料

本组病例均为1994～1997年门诊患者，均为已婚妇女。年龄最大60岁，最小30岁。其中30～40岁9例，41～50岁25例，51～60岁6例。患有尿路感染史6例，急性肾盂肾炎史9例，慢性肾盂肾炎史15例。

实验室检查：40例患者均进行尿常规检查，提示为阴性。其中25例进行尿培养检验无细菌生长。本组病例，其中20例经B超检查，5例做CT检查，肾和膀胱未见异常。

症状特点：尿频、尿急，反复发作，尿痛不著，小溲色清，解时量少不爽，下腹胀满不适，伴有下坠感，得温则舒，下肢浮肿，时有畏风形寒，舌质淡，苔薄滑，脉细缓。

2. 治疗方药

治疗法则拟温阳化气，通淋利水。方选五苓散加味。桂枝、白术、猪苓、茯苓各10g，泽泻12g，乌药6g，木香10g，薏苡仁15g，车前子30g（布包），肉桂3g。

加减：两肢浮肿，下腹坠胀加黄芪、炙升麻；恶寒发热加柴胡、炒黄芩；尿道有灼热感加炒黄柏、石韦；腰酸乏力加杜仲、川续断、狗脊；纳差加鸡内金、炒谷麦芽；舌苔色白厚腻者加藿香、佩兰、炒苍术。每日1剂，水煎，早晚分两次服，10天为1个疗程，连服2～3个疗程。

3. 治疗结果

痊愈（尿频尿急、下腹胀满等症状全部消失者）30例，占75%；好转（症状改善，停药后或感受新凉，仍有发作，服药又缓解者）7例，占17.5%；无效（症状未改善者）3例，占7.5%。总有效率92.5%。

4. 典型病例

李某，女，50 岁，1996 年 5 月就诊。

患者原有慢性肾盂肾炎病史 10 余年。遇劳受凉则易发作，每次使用抗生素及服用中药八正散加味而获效。近两个月来，尿频尿急，下腹胀满反复发作，经外地医院拟诊慢性肾盂肾炎，迭进中药苦寒清热通淋之剂 1 月余，药后下腹胀满愈甚，伴有下坠感，得温则舒，时欲小便，欲解不得，量少不爽，色清，溺痛不著，面色㿠白无华，时易自汗，体倦腰酸绵绵。尿常规（－），中段尿培养无细菌生长，B 超检查提示：肾和膀胱未见异常。中医辨证素本肾气不足，过服苦寒清热之味，郁遏州都之阳，膀胱气化失宣。治从温阳化气，通淋利水，药用黄芪 30g，桂枝、白术、猪苓、茯苓各 10g，台乌药 6g，泽泻 15g，车前子 30g（布包），木香 10g，肉桂 3g，冬瓜皮、薏苡仁各 30g。服药 10 剂后，下腹坠胀感好转，少腹胀满得松，小溲得畅，下肢浮肿亦消，自感腰酸不适，原方加杜仲、狗脊。前后共服药两个月，诸恙得愈，继服八味地黄丸以固其本，观察两年未发。

5. 体会

本组病例大多数曾有泌尿系统疾患病史。长期服用中药苦寒清热之品，药过病所，易损正气，肾阳受伐，寒凝下焦，气化失司，病情由实转虚，或见虚实夹杂之象。正如《辨证录》指出："人见其闭，错疑是膀胱之火，反用寒剂，愈损其命门之火，膀胱之气益微，何能化水。"这对指导本病辨证用药有很大的启迪作用。

本病拟温阳化气为治疗大法，方选五苓散加减，功能化气行水，两解表里。猪苓、泽泻、车前子利水于下，茯苓、白术、薏苡仁健脾渗湿，木香、乌药行气消胀，桂枝通阳化气，肉桂辛温蒸化三焦之气，共奏化气行水之效。诸药相伍，则"气达水行，其便自调"。

（此文发表于《实用中医药杂志》1998 年第 14 卷第 12 期）

陆仲安治愈胡适消渴案札记

贵刊 1986 年第 5 期曾刊载上海中医文献研究所华蓓苓先生撰《大剂参芪治消渴》一文，记述了陆仲安先生治疗胡适糖尿病经过及用药特色，然其方未及详记。近整理先父健哉公手稿，其中录有陆仲安治胡适糖尿病一案，现附摘予后，与华先生一文互为印证。

其记曰："胡适之先生患糖尿病，后患肾脏病，尿中含蛋白质，腿部肿痛，在京经西医诊治无效，改至为中医治之。陆仲安先生处方如下：生黄芪四两，云苓三钱，泽泻三钱，木瓜三钱，西党参三两，酒炒黄芩三钱，法半夏三钱，杭白芍四钱，炒於术六钱，山茱萸六钱，三七三钱，甘草二钱，生姜二片。此系民国九年十一月十八日初诊之方，至民国十年二月二十四日。上案乃西医俞凤宾先生所记述。"

上案所录日期，与华文所载陆仲安为胡适治病的详细经过及日期，时间是相吻合的。陆仲安先生先寓居京都，后来沪上，学验俱丰，名噪一时，蜚声中外。此案系陆氏在京时为胡适诊病处方用药，时俞凤宾为西医学博士，供职于北京，曾为胡适诊治过糖尿病，后胡服陆方而愈，故有此案所记。

余近年来曾仿此方治疗消渴病，确有良效，现举一例。

李某，女，56岁。1992年10月诊。患者形体肥胖，近半年来自感口渴多饮，消谷善饥，小溲频数，下肢酸楚作胀，足踝部疼痛，舌质偏红，苔薄滑，脉细数。尿糖测定阳性（++++）。空腹血糖测定12.5mmol/L。证从胃热灼津，津不上承论治。方选白虎加人参汤加减。药后诸恙好转，仍感两下肢酸楚胀痛，步履尤甚。依陆氏方意加鸡血藤30g，牛膝15g，桑寄生30g等活血通络，前后服药40余剂，尿糖复查（－），空腹血糖测定正常。予玉泉丸长期服用以善其后，至今未复发。

糖尿病属中医学"消渴"病，究其病理阴虚为本，燥热为标，治拟清热生津、益气养阴为基本原则。明代医家戴元礼在《证治要诀·消渴》云："三消得之气之实，血之虚，久久不治，气尽虚则无能为力矣。"戴氏专用黄芪饮（即黄芪六一汤），此方出自《太平惠民和剂局方》。陆氏选用本方，以大剂量参、芪益气生津，据现代药理分析均有降糖的功效；白术、甘草健脾益气；山茱萸养肝肾而益精；茯苓、泽泻淡渗脾湿；黄芩清泄燥热。消渴日久，气血亏虚，肌肉、筋骨失去濡养，在黄芪饮的基础上加白芍和血，三七活血祛瘀，木瓜舒筋和络。其方益气和血通络的治法，实为开近代活血化瘀治疗糖尿病之先河。全方量大而不杂，配方精当，疗效卓著，可谓匠心独具，别树一帜。连一直崇洋的胡适先生亦不由赞之曰："何以有这样大的功效，如果化验的结果能使世界医药界渐渐了解中国医药的真价值，这岂不是陆先生的大贡献吗。"

（此文发表于《上海中医药杂志》1994年第8期）

益气化瘀通痹汤治疗冠心病 50 例

冠心病临床以胸闷、气短、心悸、心前区疼痛等症为主要表现，属中医学"胸痹""心痛"等范畴。近 3 年来，笔者以益气化瘀通痹汤治疗冠心病 50 例，取得了满意疗效。

1. 临床资料

（1）一般资料　本组 50 例均为心内科门诊和家庭病床病例。其中男 38 例，女 12 例；年龄 40～49 岁 12 例，50～59 岁 28 例，60 岁以上 10 例。病程两年以内 26 例，3～5 年 16 例，5 年以上 8 例，最长 15 年。

（2）诊断标准　根据 1979 年 9 月全国《中西医结合防治冠心病心绞痛、心律失常研究座谈会》修订的冠心病诊断参考标准。

（3）病例选择　其中稳定型劳累心绞痛 30 例（轻度 25 例、中度 3 例、重度 2 例），陈旧性心梗 2 例，伴有心律失常 8 例，高血压 10 例。

（4）心电图检查　S-T 改变、心肌缺血 12 例，心肌劳损、冠状动脉供血不足 28 例，房颤 4 例，早搏 4 例，完全性左束支传导阻滞 2 例。

2. 治疗方药

自拟益气化瘀通痹汤：党参 15g，黄芪 30g，桂枝、瓜蒌皮、薤白头各 10g，丹参 30g，赤芍 15g，川芎 10g，红花、九香虫各 6g，刺猬皮 10g。

加减：血压偏高加夏枯草、僵蚕、草决明；心绞痛甚加檀香、琥珀；颈项酸楚，肢体麻木加葛根、豨莶草；心悸不宁加柏子仁、龙齿；咳吐痰涎，口黏发腻，舌苔厚腻加菖蒲、贝母；心慌气喘，下肢浮肿加附片、干姜、益母草、葶苈子。

3. 治疗效果

显效 15 例（临床症状改善，心绞痛消失，心电图恢复大致正常）占 30%；好转 32 例（临床症状稳定，心绞痛减轻，心电图明显好转）占 64%；无效 3 例（症状无改善，心电图无变化）占 6%；总有效率 94%。

4. 病案举例

李某，男，64 岁，1991 年 11 月诊。

冠心病心绞痛病史 8 年，长期服用复方丹参片、麝香保心丸等药。近因天气渐凉，自觉心前区疼痛加剧 4 天，痛时彻背如针刺，时作时缓，夜难成痹；胸膺憋闷，咳嗽阵作，心慌气短，神疲乏力。舌质胖边有紫痕，苔薄腻根厚，脉细滑、时有歇止。血压 150/90mmHg，心率 90 次 / 分，律不齐，早搏 2 ～ 3 次 / 分。心电图示 ST–T 段改变，心肌供血不足。

中医辨证：心气不足，胸阳被遏，瘀阻脉道，不通则痛。治拟益气化痰，通痹散结。

处方：党参 15g，黄芪、丹参各 30g，桂枝 6g，瓜蒌皮、薤白头、川芎、川贝母各 10g，赤芍 15g，甘草 5g，郁金 10g，炙刺猬皮 12g，延胡索 10g。同时配合服用活心丹，每日 2 次，每次服 2 粒。

药后自觉胸闷大减，咳嗽好转，苔腻渐化，心绞痛基本消失。继从原意，嘱坚持服药 40 余剂，药后诸症缓解，复查心电图大致正常。

5. 体会

冠心病之发病多与寒邪内侵、情志失调、疲劳等因素相关，责之胸阳不振、阴寒阻滞、气血不通。正如林珮琴《类证治裁》所说："由胸中阳气不舒，浊阴得以上逆，而阻其升降，甚则气结咳唾，胸痛彻背。"在病理演变过程中，始由心气亏虚，胸阳不振，导致浊阴上逆，阻遏心阳；心气不足，血脉瘀阻，瘀血既成，"血不利则为水"。水饮停聚，相互交替为病，故可产生气虚、痰凝、瘀阻、水停等一系列病理改变。心气亏虚是其本，痰、瘀、水是其标。痰瘀互结、痹阻脉道是导致冠心病心绞痛的病机所在。

根据气虚血瘀、痰浊水停的病理特点，自拟方以党参、黄芪益气扶正，增强心功能；桂枝、瓜蒌、薤白可扩张冠状动脉，增加冠状动脉血流量，对心肌缺血有明显保护作用；丹参、赤芍、川芎、红花活血化瘀，可扩张心血管，改善微循环；九香虫、刺猬皮有温经止痛、通痹散结之功。诸药相伍，相得益彰，故能获得较好的临床疗效。

（此文发表于《江苏中医药》1994 年第 15 卷第 4 期）

心脏病发病机理略述

一、卫气失充

人之卫气有抵御外邪入侵的作用。《素问·评热病论》云："邪之所凑，其气必虚。"六淫外邪是造成心脏病变的致病因子之一。如《医学正传》说："实者，邪气实也，或外闭于经络，或内结于脏腑，或气壅而不行，或血流而凝滞。"卫气失充，邪气内侵，正邪斗争，耗伤血气，这是心脏病发生与发展的一个重要因素。

1. 热闭心经

火为阳热之气，与心相应。卫外不固，火淫外感，热邪内侵，由表入里，袭肺损心。症见发热、咳嗽、心悸、怔忡、目赤心热，甚则瞀闭懊恼。正不胜邪，则邪入营血，热瘀闭阻心窍，见心烦不寐，时有谵语，肤紫甲绀，心区疼痛，脉象细涩。若风湿日久蕴热，热结于内，灼津为痰，痰火扰心，闭阻心脉，则心中灼痛，悸动怔忡。另则夏日炎热，暑为阳邪，猝中人体，内窜于心，则见突然昏倒、心慌气急、喘渴汗出等症。

2. 寒凝心脉

心主阳气，诸阳受气于胸中而转行于背，心阳不振，复因寒邪侵及。"两虚相得"，乃致阳气不运，气机痹阻，营血运行不畅，心脉痹阻。《素问·调经论》说："寒气积于胸中而不泻，不泻则温气去，寒独留，则血凝泣，凝则脉不通。"病邪由脉入心，累及心脉，损害心脏，故卒然心痛，形寒，手足不温，冷汗出，气短心悸，心痛彻背，苔白脉紧。《素问·气交变大论》云："岁水太过，寒气流行，邪害心火，民病身热烦心……甚则腹大胫肿，喘咳。"气候或昼夜寒温变化剧烈，卫外之力失去抗衡，最易促使心脏病发作。

二、气血失调

《素问·痿论》说："心主身之血脉。"又《素问·平人气象论》谓："心藏血脉之气也。"人体的气与血，在生理上既是脏腑功能活动的物质基础，又是脏腑功能活动的产物。由于气血与心脏的关系十分密切，互为影响。因此，气血失调的病理改变则是心脏病证病理变化的一个重要组成部分。

1. 心气不足

心主阳气，气为血帅。劳心过度，损伤心气，心气不足，胸阳不振，运血无力，血滞心脉。即《灵枢·经脉》所说"手少阴气绝则脉不通，脉不通则血不流"，故发心痛、喘息、胸闷。心气不足，无以保持血液的正常运行，导致心失所养而作心悸。气虚病久及阳，进一步发展则又可成为心阳虚。

2. 气虚不摄

心气虚不能固摄阴液。心主汗，汗为心之液，心气亏虚，卫表不固，故易自汗。劳则伤气，动则耗气，心脏病过劳，活动太甚，易于气短、汗出。气虚不能摄血，心脏病咳嗽咯血亦常为心气不足所致。

3. 生化不及

在维持人体生命活动的各种基本物质中，气属阳，血与津液属阴。阳生阴长，由于脏腑气化，气能生血，气能化津，气能养精。心气不充，气虚日久，则心血无气以生，遂久而虚。生化不及，气不化津，则水停蓄积为患。

4. 气运乏力

心脏鼓动血液之循行，靠心内阳气做功。心气鼓动无力，则运行不畅，心悸发慌，脉虚结代。故《素问·脉要精微论》指出："脉者，血之府也。长则气治，短则气病……代则气衰，细则气少，涩则心痛。"脉之短、代、细、涩都是心气不足、鼓动无力的反映。心气虚，无力推动血液运行，则气滞血凝。

5. 气机逆乱

感受湿热邪毒，内陷营血，或大汗、大吐、大下、大出血后，气阴亏耗，阴阳之气不相顺接，气机逆乱而致心慌不安，面色苍白，冷汗淋漓，四肢逆冷，脉微欲绝，甚则昏蒙不省人事而成厥脱之证。

6. 心血不足

心主血，血赖心气之推动才得以运行周身，营养脏腑四肢百骸。《素问·五脏生成》云："诸血者，皆属于心。"脉为血府，与心相连，血赖气以行，心赖血以养。如血不养心，则心中筑然而动，是谓怔忡。《济生方》说："夫怔忡者，此心血不足也。"由心血不足而致怔忡者常见结代脉象。心脏阴血亏乏，心脉失于濡养，则拘急而痛。血不上荣，则见头昏目眩、唇舌色淡等症。血属阴，心血不足，往往导致心阴亏虚。心主血、肝藏血、脾统血，心脏血虚病人其主要见证表现在心、肝、脾三脏。

7. 血不载气

血为气之母，气赖血以附，载之以行。血虚则气无以附，遂因之而虚。如慢性失血，血虚而致气虚者属之，若出血过多，血海空虚，则症见心悸、头晕、气短、脉细无力。

8. 阳虚血寒

心主血脉，《素问·举痛论》说："经脉流行不止，环周不休。"若心气不足、心阳不振，不能鼓动血液运行，则易遭寒邪侵袭，血凝聚积。因阳虚不能御寒，"脉痹不已，复感于邪，内舍于心"，导致心脉瘀阻，从而引起心悸怔忡、心痛胸闷、四肢不温等症。

9. 血热妄行

阳气能温煦血脉，推动血液运行。火热之邪及五志过极化火，均属阳邪，能使气血沸涌，迫血妄行，伤及脉络，致衄血、咯血。

10. 瘀阻脉络

寒凝、热结、痰阻、湿浊、气滞、气虚等因素皆可致血脉郁滞瘀阻，不通则心痛。心失所养，引起心慌、心悸。血为气母，瘀血阻滞，则气滞不畅，心胸闷郁，舌质紫暗，见瘀斑。"心主血脉"，"心痹者，脉不通"。瘀血留滞，心阳阻遏，则脉涩、结、代。

三、阴阳失衡

《素问·生气通天论》说："阴平阳秘，精神乃治，阴阳离决，精气乃绝。"阴阳互相依存，互相制约，互相资生，是人体生命活动的象征。阴阳失去平衡，就会使人体阴精与阳气的关系紊乱，出现阴阳偏盛偏衰的情况。

1. 心阳虚弱

心主阳气，心阳虚多系心气虚病情严重发展而来，心阳虚常兼心气虚。心脏病日久，心气不足而致心阳虚损，症见心悸、怔忡；阳不达四末，故形寒肢冷。心病及肺，肺气受损，症见呼吸困难。心病及肾，水津失布而见小便不利、水肿等症。

2. 阳虚厥逆

《素问·灵兰秘典论》云："主不明，则十二官危。"在心阳虚的基础上，心阳衰竭，则脾阳肾阳亦衰，阳气一衰，鼓动无力，不能达于四末，故可见心悸、下利清谷、四肢逆冷、脉象极微。

3. 心阳暴脱

心阳暴脱可因大汗、大吐、大下以及劳倦内伤、心气不足等原因引起，是在心阳虚基础上的进一步发展恶化，多在亡阴后演变而成。若心失其养，神无所倚，则神明涣散，意识模糊，乃至昏迷等危象。心阳暴脱，宗气大泄，心阳不能宣通卫阳，卫阳不固，"腠理开，汗大泄"。阳气不能达于四末，可见心悸、气短、大汗淋漓、四肢厥冷等症。"心为五脏之大主"，心阳衰竭，肺气亦衰，则可见喉中痰鸣、气少息促、脉微欲绝。

4. 心阴虚损

阴阳互根，阳衰及阴。心阴虚常兼心血虚。阴血不足，心阴耗散，阴不制阳则虚热内生，上扰心胸，则见心悸而烦、惊惕不安。如《素问玄机原病式·火类》说："水衰火旺而扰火之动也，故心胸躁动，谓之怔忡。"阴虚火动，迫液外泄，则见低热、盗汗。阴虚于内，虚火上炎，灼伤神明，则见失眠、五心烦躁。

5. 气阴两虚

心主阳气，又"诸血者，皆属于心"。气阴两虚实属阴阳两虚。外因如邪气犯心，热毒之邪犯肺，肺病及心，进一步耗损心阴，内因如禀赋不足、后天失养均可导致心的气阴不足，虚火妄动，上扰心胸，则心悸怔忡、烦躁失眠。阴虚火旺则手足心热。心阴虚弱，继而招之心气虚衰，不能帅血贯脉，周行全身，而见气短乏力、心悸汗出。气阴两虚可致血瘀，则见面色晦滞、口唇青紫、脉细涩。

6. 阴竭阳脱

素体羸弱，久病不愈或大汗、大吐、大下、大出血后，元气耗竭，阴损及阳，阳损及阴，以致阴阳不相维系，终至阴阳离决。症见心悸、喘促不休、汗出如油、昏迷嗜睡、四肢厥逆等恶候。发展到如此严重阶段，则"心伤则神去，神去则死矣"。

四、心神失养

《素问·灵兰秘典论》说："心者，君主之官也，神明出焉。"心在脏腑中的主导作用与它主神明有关。

1. 心脉失养

《灵枢·本神》云："心藏脉，脉舍神。"心的气血充盈则思维敏捷。气血生化乏源，不足以养心，则心慌时有发作、失眠健忘。

2. 心虚胆怯

《灵枢·邪客》云："心者，五脏六腑之大主也，精神之所舍也。"心主神志，为精神活动之中枢。心气不足，血脉空虚，神不守舍，则出现心悸胆怯、善惊易恐、多梦易醒、恶闻声响等症状，故《济生方》指出："惊悸者，心虚胆怯之所致也。"

五、升降失司

气的升降出入是气在人体运动的最基本形式。《素问·六微旨大论》说："升降出入，无器不有。"心火的下降与肾水的上升无不赖气机的升降来完成。喻嘉言曾说："水火相济，则能生物。"如升降失司，严重者，就像何伯斋指出的"水火不离，分离则死"。

1. 心肾不交

心属火，居于上焦，心不受邪，受邪则死。肾主水，为先天之本，主藏精。肾不受伤，受伤则危。心气下通于肾，以资助肾阳温煦肾阴，而致肾水不寒，维持肾阴肾阳平衡。肾水居于下焦，肾水当上济于心火，而使心火不亢。水得火而升，火得水而降。若肾水不足，不能上济心阴，则心阳独亢，神不守舍，而见心悸，失眠多梦，五心烦热，舌红，脉细。肾阳不足，不能上鼓心阳，血脉失于温运，痹阻不畅，则发为心痛。

2. 心肝火旺

心主火，肝属木。肾阴不足，水不涵木，又不能上济于心，因而心肝火旺使气血耗伤，心脉失于濡养，发为心痛、心中烦热、舌红、脉细等症。肝阴不足，肝阳偏亢，心火燔炽，下汲肾水，耗伤肾阴，症见心悸怔忡、头目晕眩、舌红、脉弦。水火之根在于心肾，水火的调剂在于相交，如此升降出入，五脏六腑得以安和。

六、水津失布

津液是人体正常水液的总称，也是维持人体生理活动的重要物质。《素问·经脉别论》说："饮入于胃，游溢精气，上输于脾，脾气散精，上归于肺，通调水道，下输膀胱，水精四布，五经并行。"由于脏腑的作用完成了津液的生成、输布和排泄，因此任何一脏功能失调，都会发生相应的病变，如心阳虚损，肺失通调，肝失疏泄，脾不制水，肾不蒸腾。水湿停聚，而成痰饮。水津失布，反成水邪，潴留体内，使正气受损，导致心脏发生一系列病理变化。

1. 痰浊阻心

痰饮既是外感内伤的病理产物，又能直接或间接地作用于脏腑组织，使脏腑气血阴阳失调。痰为阴邪，其性黏滞，积于胸中，窒阻阳气，上焦气机不得宣畅，络脉阻滞，可见心胸气闷、胀满、心悸、怔忡等，故唐容川在《血证论·怔忡》中说："心中有痰者，痰入心中，阻其心气，是以心跳不安。"心窍为痰浊所阻，神机不运，而见多寐，嗜睡，呕吐痰涎，严重时可出现意识模糊不清。

2. 饮阻心阳

脾阳不振，不能布散水津，饮蓄于中，阻碍心阳，则见心下逆满、心悸气短，头目眩晕，咳吐稀白痰，舌淡，苔白，脉沉。心肾阳虚，阴寒痰饮乘于阳位，阻滞心脉，水溢肌肤，则浮肿尿少，咳喘不得卧。

3. 水气凌心

肾主水，水邪属阴，最易伤人阳气。心阳不振，不能下济肾水；肾阳虚弱，下焦水寒，无所制伏，形成水邪上凌于心。《伤寒明理论·悸篇》云："其停饮者，由水停心下，心主火而恶水，水既内停，心自不安，则为悸也。"心阳被抑，故见怔忡、心悸。阳虚不能化水，则水津失布，停蓄于内，则见小便不利、肢体浮肿。寒水过盛，流溢大肠则下利，射肺则咳。舌淡胖苔白、脉沉都是里寒水停之象。

黄疸证治浅探

——仲景学说学习体会

黄疸以目黄、身黄、尿黄为主要症状，其中尤以目黄为确定本病的重要依据。《素问·平人气象论》指出："溺黄赤安卧者，黄疸。""目黄者，曰黄疸。"张仲景在《内经》学说的基础上，对黄疸病的病因病机、辨证论治进行了较详细的论述，在《金匮要略·黄疸病脉证并治十五》篇又把黄疸列为病名，专章提出。直到今天，其仍不失重要的临床指导意义。本文仅就仲景《伤寒论》《金匮要略》论述黄疸病有关条文加以初步讨论，以探索学习仲景学说，并就正于同道。

一、审因推理　论述精当

黄疸的病因有内外两个方面，外则感受时邪，饮食不节，内则多因脾阳不足、虚寒内生，二者互为关联。窥仲景原文，《伤寒论》载有因热病所引起的阳明湿热黄疸和太阴寒湿发黄的证治，《金匮要略·黄疸病脉证并治十五》中有关于内伤所致的黄疸，内容较为系统。所论黄疸有"谷疸、酒疸、女劳疸、黑疸、黄疸"之分，概其病因病机大致为以下几种。

1. 湿热久蕴，壅遏中焦

《伤寒论》第199条云："阳明病，无汗，小便不利，心中懊侬者，身必发黄。"热在阳明，本当汗出，而今无汗，为邪热郁于体内，热不外泄，水湿不能下行，故见小便不利；湿热郁遏，扰乱心胸，故心中懊侬；湿热郁遏而见身黄，这是阳明病湿热发黄的基本因素。

《伤寒论》第236条云："阳明病，发热汗出者，此为热越，不能发黄也；但头汗出，身无汗，剂颈而还，小便不利，渴引水浆者，此为瘀热在里，身必发黄……"阳明病发热汗出，此为热得外越，不能发黄。若但头汗出，自颈以下全身无汗，湿热上蒸而不外散，小便不利，湿热内蓄又不得下行，渴饮水浆，益增其湿，湿热相蒸，身必发黄。

《金匮要略·黄疸病脉证并治十五》第8条云："……然黄家所得，从湿得之。"

以上均为热病所引起的黄疸，其致病原因主要由于"湿"和"热"，这与《素问·六元正纪大论》记述的"湿热相交，民当病瘅"极相合拍。《金匮要略·黄疸病脉证并治十五》第1条云："寸口脉浮而缓，浮则为风，缓则为痹。痹非中风，四肢苦烦，脾色必黄，瘀热以行。"张仲景进一步阐述了黄疸病病理机转，用"脾色必黄、瘀热以行"来说明其病理。所谓"瘀热以行"是说脾脏将它所蕴藏的湿热转输到体外，那就必然发为黄疸。《伤寒论》第278条又云："伤寒脉浮而缓，手足自温者，系在太阴，太阴当身发黄。"虽然伤寒论以外感热病为重，就其黄疸的病因病理而言，二者是相同的。在这两条中，仲景进一步揭示了黄疸病主要病变部位在中焦，由于脾湿胃热相互郁结，而发为湿热黄疸，即后世阳黄之说，亦如林珮琴《类证治裁》中所说："湿热久罨，其黄乃成。"

2. 误火误攻，发于身黄

六经之病，循章规法，仲景早有明示，太阳病中风属表病，治当汗解，宜用汤剂，不宜火劫，误用火劫发汗，则病变丛生。

《伤寒论》第200条云："阳明病……额上微汗出，而小便不利者，必发黄。"阳明之病，误用火攻，火与热合，两阳熏灼，湿郁于里，热无从出，小便不利，发于身黄。与此同时，仲景还阐述了太阳病、阳明病误攻、误下可能出现身黄的情况。

《伤寒论》第134条云："若不结胸，但头汗出，余处无汗，齐颈而还，小便不利，身必发黄。"说明太阳病表未解而反之下，表邪内陷，湿熟不得外越，郁蒸于内，故而身必发黄的特点。

《伤寒论》第206条云："阳明病，面合色赤，不可攻之，必发热，色黄者，小便不利也。"指出面合色赤是热邪怫郁在经，不得宣达所致。不可攻下，攻下则伤脾胃之气，热邪乘虚入里与湿相搏，必见身热发黄，从而论述了误下发黄的基本因素。

3. 湿胜阳微，寒湿为患

寒湿发黄，即为后世"阴黄"之证，仲景在《伤寒论》中首次提出。《伤寒论》第259条云："伤寒发汗已，身目为黄，所以然者，以寒湿在里不解故也。"太阴之病，寒湿内阻，发汗更伤脾阳，脾阳困顿，寒湿愈滞，留于中焦，阻塞气机，胆液为之外溢，发为阴黄。

《伤寒论》第187条云："太阴者，身当发黄，若小便自利者，不能发黄，至七八日，大便鞕者为阳明病也。"说明太阴病湿胜阳微，不能温运，若寒湿于滞，身当发黄；如小便自利，湿从下泄，便不能发黄，从而进一步阐述了太阴病寒湿发黄的病理机制。但临床所见亦有湿热黄疸迁延失治转为阴黄者，其如尤在泾所说："服下药太过，虚其脾胃，亡其津液，渴饮水浆，脾土为阴湿所加，与热邪相合发黄，此阴黄也。"

4. 饥饱嗜酒，湿浊内生

《金匮要略·黄疸病脉证并治十五》云："……风寒相搏，食谷即眩，谷气不消，胃中苦浊，浊气下流，小便不通，阴被其寒，热流膀胱，身体尽黄，名曰谷疸。"由于饮食摄取不当，饥饱不节，积滞于胃，化为湿滞，湿浊内生，蕴于脾土，又因小便不利，湿无出处，湿热氤氲郁蒸，而成黄疸。

《金匮要略·黄疸病脉证并治十五》又指出："……心中懊侬而热，不能食，时欲吐，名曰酒疸"。这里仲景指出，病因嗜酒而成，故为酒疸。酒属湿热，嗜饮多量，湿热内生，湿从热化，故心中懊侬而热，酒热伤胃，故不能食，时欲呕吐。《圣济总录·黄疸门》所谓"大率多因酒食过度，水谷相并，积于脾胃，复为风湿所搏，热气郁蒸，所以发黄为疸"，确得其要。

5. 气滞血瘀，阻塞脉络

《伤寒论》第125条谓："太阳病，身黄，脉沉结，少腹鞕，小便不利者，为无血也；小便自利，其人如狂者，血证谛也，抵当汤主之。"人身气血，运行不息，如环无端，风寒湿热之邪入内均可壅遏经络，碍阻脉道，或者积聚日久不消，而成瘀血。仲景以小便利与不利之分，指出小便自利，少腹鞕，脉沉弦，此非膀胱蓄水，仍是蓄血之黄，揭示了瘀血发黄的证治。

6. 内伤不足，脾虚血亏

《金匮要略·黄疸病脉证并治十五》云："男子黄，小便自利，当与虚劳小建中汤。"此条论述了非由湿热所引起的黄疸，故小便自利，病由虚劳而得。脾为气血生化之源，后天之本。内伤不足，脾虚血亏，血不涵养，面色无华，亦可产生虚黄之证。王海藏云"中州寒生黄……皆气虚之，阴黄也；气虚则脾不运，久瘀于里，则脾败而色外见，必淡"，颇为贴切。其如《金匮要略·黄疸病》篇所提及的女劳疸、黑疸皆伤肾所致，殊属脾肾两败。

以上是仲景对黄疸病因病机的论述，这些论述对于后世研究黄疸病的诊治一直起着指导性的作用。

二、八法悉具　治法谨严

张仲景在《伤寒论》《金匮要略》中对黄疸病证理法方药的运用已形成体系，后世所谓的治疗八法，在仲景学说中悉已具备。但因证情各异，故治之有别。现结合个人临床体会，总结如下诸法，略见其宗。

1. 清热利湿法

《金匮要略·黄疸病脉证并治十五》云："黄疸病，茵陈五苓散主之。"《伤寒论》第260条云："伤寒七八日，身黄如橘子色，小便不利，腹微满者，茵陈蒿汤主之。"

本方用于阳明湿热熏蒸之发黄，症见目肤皆黄，而色鲜期，头昏倦怠，口渴作干，胸闷泛恶，口黏纳少，腹胀，小便色黄量少，舌苔厚腻而微黄，脉弦滑。黄疸一症，湿热所郁也。仲景明示："诸病黄家，但利其小便。"尤在泾谓："小便利，则湿热除，故利小便为黄家通法。"热随湿泄，则黄自退。以茵陈蒿散结热，五苓散利水去湿，为湿热黄疸正治之法。

茵陈蒿汤沿用至今已有1600多年，由于它对各种原因引起的黄疸有效，故近世治疗黄疸均在此方基础上加减运用。现代药理实践证实，茵陈具有显著的促进胆汁分泌的作用，配山栀具有促进胆囊收缩的作用。大黄有抗病毒之效。有实践证实，大黄利胆作用比茵陈强，并能降低十二指肠平滑肌张力，促进肠蠕动。配合使用，对降低血清转氨酶及总胆红素均有显著作用。前人谓"无湿不成疸"，对于急性黄疸型肝炎早期，如果苦寒药过于堆积，则易郁遏湿邪，黄疸留恋，不易速退。临床实践证明，配伍芳香化浊之剂，往往可促使邪毒的疏散和排泄，从而缩短疗程。关幼波指出，邪偏于中下二焦，应畅中通利，使邪从二便通泄；邪偏于中上二焦，除利湿外，应注意宣化畅中；若邪毒弥漫三焦，则宜宣化、畅中、通利三法并用。我们在临床中，往往在茵陈蒿汤的基础上配以藿朴夏苓汤，宣化导浊，收效甚著。近年来，日本药物研究证实，藿香具有抗病毒的效果。

病例简介：

【病例1】

蔡某，男，22岁，1981年6月入院，住院号6023。患者始觉头昏，恶寒发热，自疑外感，服药未效，继则两目发黄，周身肤黄，胃脘作胀，泛泛欲吐，纳谷不香，厌食油腻，肢体酸楚，小便深黄，大便干燥，舌质淡红，苔薄黄，脉弦数。肝功能检查：总胆红素227.4μmol/L，谷丙转氨酶1060U/L。尿三胆均示阳性。

中医诊断：黄疸（阳黄，湿热互蕴型）。

脉证合参，症属湿热交蒸，遏郁中焦，肝胆疏泄失司，胆汁外溢体表而成黄疸。治拟清热利湿，方选茵陈五苓散加减。

藿　香 10g	茵　陈 30g	炒山栀 10g	大　黄 10g
蒲公英 30g	板蓝根 16g	赤苓皮 15g	泽　泻 10g
海南子 10g	炒六曲 15g	六一散 15g（布包）	车前子 15g

前后服用 12 剂，黄疸消退，饮食增进，尿黄亦清，诸恙趋于恢复。在前方基础上加减，继服 10 余剂，肝功能复查：谷丙转氨酶 45U/L，总胆红素 11.9μmol/L。余项均正常，后以调理脾胃以善其后。

【病例 2】

王某，男，19 岁，1982 年 2 月入院，住院号 9842。患者因春节饮酒过多，复感风寒，始感恶寒发热，头昏，肢体倦怠，继见两目发黄、肤黄、尿黄、腹胀，纳少。肝功能检查：谷丙转氨酶 300U/L，总胆红素 179μmol/L，经由门诊诊断"急性黄疸性肝炎"收治入院。入院后服用中药茵陈蒿汤，黄疸消退，前后复查两次肝功能，谷丙转氨酶均波动在 185 ～ 265U/L 之间，余项均正常。症见口苦作干，肢体倦怠，舌苔厚腻浮黄。考虑此乃湿浊留恋，阻遏中焦，运化失司，改用芳香宣化导浊之味，以藿佩三仁汤加减，稍佐苦寒清热之味。

清水豆卷 10g	炒苍术 6g	砂　仁 3g（后下）	半　夏 6g
藿佩兰各 10g	薏苡仁 15g	蚕　沙 10g（布包）	通　草 5g
鸡内金 10g	茯　苓 15g	虎　杖 30g	玉米须 30g

进方 10 余剂，自觉症状改善，苔腻已化，复查肝功能全部恢复正常，出院后复查数次肝功能均属正常。

2. 攻下泄热法

《金匮要略·黄疸病脉证并治》云："酒黄疸，心中懊恼或热痛，栀子大黄汤主之。"又云："黄疸腹满，小便不利而赤，自汗出，此为表和里实，当下之，宜大黄硝石汤。"上述两条指出了黄疸病热盛里实的证治。湿从火化，瘀热在里，郁于三焦，症见心中热痛，胀满拒按，身热壮盛，治当清热泄湿，荡涤瘀热。本方具有清热通便、利湿退黄之效。上述两方与茵陈蒿汤均有通便退黄之功，但茵陈蒿汤用于湿热两盛为主，栀子大黄汤用于清热除烦，大黄硝石汤重在通腑泄热。

【病例】

曹某，女，18 岁，1982 年 1 月入院，住院号 9246。患者始先发热不退，头昏，神疲乏力，继见目黄、尿黄、上腹疼痛，咯血，神志不清，嗜睡，服用西药未效，由阜宁县人民医院以重症肝炎转来我院急诊。肝功能检查：总胆红素 299μmol/L，谷丙转氨酶 350U/L，碱性磷酸酶 370.5u/L。中医四诊所见：神疲嗜睡，两目呈深度黄染，周身肤黄，口苦作干，饮食少思，右上腹疼痛，下肢浮肿，尿黄如茶，大便八日未解。舌质红，苔薄黄根腻，脉弦滑。

中医诊断：阳黄（热毒炽盛型）。

症属湿热鸱张，氤氲交蒸，弥漫三焦，上扰神明。先予攻下泄热，以去秽浊。

茵　陈 30g	炒山栀 10g	大　黄 12g	金钱草 30g
柴　胡 6g	蒲公英 50g	郁　金 10g	炒枳实 10g
陈　皮 5g	炒山楂 10g	六一散 15g（布包）	炒黄芩 10g

配用西药支持疗法，方进3剂，腑气得通，大便得解，精神好转，饮食增进。原方加减出入，服方14剂，黄疸消退，余情均好转，推时觉右胁疼痛，加入活血之品，继图进展。

3. 表里双解法

《伤寒论》第262条云："伤寒瘀热在里，身必发黄，麻黄连轺赤小豆汤主之。"本方适用于湿热于里，兼有外邪的发黄。症见身目俱黄，发热恶寒无汗，头疼身重，咳嗽，咽痒，舌苔薄白，脉浮滑。治当外解表邪，内清湿热。又《金匮要略·黄疸病脉证并治》云："诸病黄家，但利其小便；假令脉浮，当以汗解之，宜桂枝加黄芪汤主之。"指出有恶寒发热脉浮自汗的表证，仍当汗解，以桂枝汤调和营卫，加黄芪扶正祛邪。

【病例】

吴某，男，27岁，1981年2月入院，住院号9280。原有支气管哮喘病史多年。春节后因见咳喘，下肢浮肿，二目发黄，而做肝功能检查。谷丙转氨酶260U/L，总胆红素95μmol/L，尿常规蛋白（++），颗粒管型少许。门诊以急性黄疸性肝炎、急性肾炎、支气管哮喘收治入院。中医四诊所见：咳嗽气喘，不能平卧，痰声辘辘，两目发黄，纳食欠佳，胸闷不畅，下肢浮肿，小便色黄量少，舌苔薄白，脉浮滑。此乃宿有旧恙，复感风寒，咳喘易作，时邪蕴内，郁久化热，而致肝胆失疏。胆汁外溢，而见黄疸，湿浊下趋，故见浮肿。拟方宣肺解表，清热利湿。

麻黄炭 5g	杏　仁 12g	姜半夏 10g	陈　皮 5g
苏　子 10g	前　胡 10g	葶苈子 12g	茵　陈 15g
黄　芩 10g	蒲公英 30g	鱼腥草 15g	金钱草 15g
甘　草 6g			

在此方基础上前后加减服20余剂。药后咳喘渐平，黄疸退，浮肿亦消。

肝功能复查：谷丙转氨酶 40U/L，总胆红素 23.9μmol/L。尿常规黄、清、蛋白（－）。后以调治脾胃，方选香砂六君子汤以期巩固。

4. 和解退黄法

《金匮要略·黄疸病脉证并治》云：“诸黄，腹痛而呕者，宜柴胡汤。”本方适用于身目发黄、恶寒发热、心烦呕吐、厌食油腻、右胁疼痛、腹胀、舌苔薄黄、脉弦等症。病因乃湿热内蕴，肝邪犯胃，故予和解清热、疏肝和胃以止痛呕。以大柴胡汤疏肝利胆通下，对急性胆囊炎、胰腺炎、胆道蛔虫症，均有显著作用。

【病例】

孙某，女，28 岁，1982 年 5 月入院，住院号 10243。患者因两目发黄，恶心呕吐，脘腹疼痛，似有钻顶样疼痛感，口苦作干，腹部作胀，小便色黄而入院。肝功能检查明显损害：总胆红素 251μmol/L。服用西药后，症情未见改善。诊断：急性黄疸性肝炎合并胆道蛔虫症。中医辨证：湿热内蕴，肝胆疏泄失司，胆汁外溢，蛔虫上扰净腑。治当清热利湿，酸辛安蛔。

藿　香 10g	制半夏 10g	炒苍术 6g	茵　陈 30g
山　栀 10g	大　黄 6g	柴　胡 6g	金钱草 20g
川楝子 10g	延胡索 10g	蒲公英 20g	乌　梅 10g
六一散 15g（布包）			

上方服用两剂，疼痛、呕吐止。原方增损，服用 20 余剂，黄疸消退，饮食增进，肝功能复查均示正常。

5. 活血破瘀法

《伤寒论》第 125 条云：“太阳病身黄，脉沉结，少腹鞕……小便自利，其人如狂者，血证谛也，抵当汤主之。”此条仲景用于蓄血发黄，病因瘀热互为蕴蒸，积结不敢，发为身黄。症见肤面皆黄，黄色晦滞青紫，胁下癥瘕块，疼痛如刺，舌质紫暗，脉弦涩，治当攻逐破瘀。因药物峻猛，临床多不用之，常用丹参、赤芍、红花、桃仁、地鳖虫活血化瘀以散其结。近年用于肝硬化淤胆型肝炎，颇有效果。

【病例】

陈某，男 27 岁，1981 年 6 月入院，住院号 5867。患者因发热、目黄、恶心作泛，厌食油腻，而做肝功能检查：总胆红素 197μmol/L，谷丙转氨酶 810U/L。门诊以急性黄疸性肝炎收治入院。中医四诊所见两目深黄，目眦黧黑，面黄晦滞，周身肤黄，发痒，搔之不息，口黏发腻，右胁疼痛，胃脘作胀，纳食不香，厌食油腻，小便色黄如茶，大便灰白色，舌质紫，苔薄黄，脉弦涩。初以湿热内蕴、肝胆失疏论治，给予清热利湿之剂。茵陈蒿汤加减服用 20 余剂，饮食增进，腹胀得减，但黄疸不退，仍觉肤痒。面色晦滞，唇紫，大便色灰白。肝功能复查好转。谷丙转氨酶 <40U/L，总胆红素 167μmol/L。综合症情，考虑为湿热内蕴，胆汁郁滞，瘀阻脉络。改用活血化瘀法退黄，稍佐温通燥湿之品。

丹 参 30g	赤 芍 10g	红 花 10g	桂 枝 5g
桃 仁 10g	郁 金 10g	茵 陈 30g	金钱草 30g
柴 胡 6g	川厚朴 10g	苍 术 10g	枳 实 10g
干 姜 3g			

在此方基础上加减服用 40 余剂，黄疸消退，面转红润，诸羔均告愈。前后复查 3 次肝功能，均示正常，出院时修正诊断为淤胆型肝炎。

6. 温阳化湿法

《伤寒论》第 259 条云："伤寒发汗已，身目为黄，所以然者。以寒湿在里不解故也，此为不可下也，于寒湿中求之。"此法用于太阴寒湿发黄，即为后世阴黄之证。症见黄色晦滞，畏寒肢冷，便溏色白，舌质淡，苔白腻，脉象沉迟。仲景虽未明其方药，但提出"寒湿中求之"。清代程国彭《医学心悟》载，茵陈术附汤为常用有效方剂。临床所见，黄疸患者往往过服苦寒攻伐中药，而导致中阳不振，运化失司，寒湿困阻中焦，黄疸不易退去。我们在清热利湿方药中稍佐温化或燥湿之味，如干姜、桂枝、苍术之类，使黄疸可退，亦是"湿邪得温则化"之理。

【病案】

唐某，男，22 岁，1981 年入院，住院号 8939。患者急性黄疸性肝炎病史两个月，服用中西药物后，黄疸不退。肝功能检查：谷丙转氨酶 115U/L，总胆红素 107.7μmol/L。四诊所见：面目皆黄，色晦暗，神疲，肢体倦怠，食后腹胀，厌食油腻，小便色黄，大便溏泄，舌苔薄滑，脉缓。先予服用茵陈平胃散、五苓散之剂，效果不显。身黄、目黄退而不净，面色晦滞无华，神疲畏寒，腹胀便溏。细虑病情，黄疸病经有日，过服苦寒攻伐之剂，中阳不振，运化失司，寒湿困阻中焦，病属阴黄之证。故治予温阳化湿。

藿 香 10g	炒苍术 10g	川厚朴 6g	茯 苓 10g
炒枳壳 10g	海南子 10g	砂 仁 3g（后下）	制半夏 6g
茵 陈 5g	干 姜 3g	六一散 10g（布包）	桂 枝 3g

服方 15 剂，黄疸消退，诸症告愈。连续复查 3 次肝功能均示正常。

7. 补虚润燥法

《金匮要略·黄疸病脉证并治》云："男子黄，小便自利，当与虚劳小建中汤。"此法适用于虚黄之证，病属里虚，方用小建中汤。此为营卫失调，与湿热发黄迥然有别。症见面目皆黄，面部浮肿，神疲萎靡，头晕心悸，少气懒言，舌质淡，脉细。本条既云虚劳，补益诸方皆可采用。另 17 条载有猪膏发煎用于胃肠燥结的萎黄证，润燥通便，今多不用。

【病例】

郭某，女，30 岁，1981 年 2 月入院，住院号 8612。妊娠 8 个月，头昏乏力，食后饱胀，目黄，尿黄。肝功能检查：谷丙转氨酶 40U/L，总胆红素 94μmol/L，余项均正常。入院症见头昏眩晕，不能动弹，动则呕吐，纳谷不香，口干发苦，两目发黄，小便色黄，大便干燥。舌质红中有裂纹，苔薄滑，脉细滑。诊断：妊娠合并急性黄疸性肝炎。辨证：脾胃虚弱，痰湿蕴中。方予半夏天麻白术汤化痰和胃。药后眩晕好转，呕吐亦止，但目黄、肤黄仍未见退，面色无华，神疲无力，动则心慌。仍考虑妊娠之时脾胃虚弱，气血不充，系属血虚黄疸之象，改用参麦散合黄芪建中汤益气生津。

红　参 10g	麦　冬 10g	五味子 5g	石　斛 15g
黄　芪 30g	甘　草 5g	白　芍 10g	山　药 15g
大　枣 7 枚			

药后精神好转，目黄渐退，尿黄已清。肝功能复查示正常。时至临盆，足月顺产一男。产后复查肝功能，黄疸指数 4U。余项均示正常。

附：吹鼻退黄法

《金匮要略·黄疸病脉证并治》附方载"瓜蒂散，治诸黄"。瓜蒂散首见于《金匮要略·痓湿暍病脉证治》第 27 条，后世汤头歌诀涌吐剂载有瓜蒂散治疗食物中毒，治法有内服催吐、吹鼻取黄水等，治疗黄疸多改作吹鼻外用。

瓜蒂味苦，性寒，有毒，食后作吐，近代很少运用。近几年，各地对瓜蒂的抗肝炎病毒有效成分进行了提取和分析，其中葫芦素 BE 对大白鼠中毒性肝炎有显著降酶作用，病理切片证实对肝细胞疏松变性有治疗作用。但民间直接运用甜瓜蒂过量引起严重中毒，出现呕吐、腹痛、腹泻甚至中毒死亡的报道已有数起，应引起重视，尤其不可空腹服用。近年来还有用瞌睡草捣敷发泡疗法治疗黄疸，这些都有待临床进一步挖掘和使用总结。

三、黄疸病预后及转归

《金匮要略·黄疸病脉证并治》第 11 条云:"黄疸之病,当以十八日为期,治之十日以上瘥,反剧为难治。"这条对黄疸病预后进行了判断,当然这不是绝对的。但临床所见,黄疸进行性加深,时至二十日不退,且伴有发热、出血倾向,腹水形成,应当考虑重症肝炎的可能,往往预后不良。早在 1000 多年前,张仲景就能做出黄疸病预后推测,这是很了不起的。

四、结语

张仲景《伤寒论》《金匮要略》论述黄疸内容广泛,言简意赅,辨证论治精当,立法处方谨严,充分体现了中医学整体观和审证求因、辨证论治的精神,值得我们进一步研究学习。

（注：本文条文均选自《伤寒论讲义》《金匮要略讲义》1964 年版。中医学院试用教材重订本。）

杏林问道话当年（代后记）

读经典汇新知，传承发展中医药

阮宗武

2019 年 10 月，习近平总书记关于中医药工作的重要指示指明了中医药事业的发展方向，其中指出："遵循中医药发展规律，传承精华，守正创新。"中国医药学包含着中华民族几千年的健康养生观念及其实践经验，是中华文明的一个瑰宝。其中中医理论由历代先贤不断临床实践而逐渐形成。一代代良医口传心授，一部部著作层出不穷，使得总结的理论和经验，在实践中不断地得到完善和发展。经典传承是中医药发展的根基，回忆当年跟师学习，研读经典，到临床带教学生的过程，更加深刻体会到经典传承的现实意义。

一、精读经典　重视传承

中医经典著作的传承也是中医学发展的源泉。几千年来，中医书籍汗牛充栋，习医者初感辣手，望洋兴叹，往往畏难止步。这就要求"精读经典，博览群书，勤记笔记，善于思考"。学习中医有一定的思路和方法，20 世纪 60年代初，中医学习多采取"师带徒"的形式，以师承教育为主。学习的书籍有《黄帝内经》《伤寒论》《金匮要略》《温病条辨》《汤头歌诀》《药性赋》《医学三字经》《濒湖脉学》等。初进师门，家父即嘱要精读经典，重点章节条文要背熟，并以清代张志聪《侣山堂类辨》所述"诸生来学，当苦志读书，细心参究，庶可免庸医之责"为训。20 世纪 60 年代，时值南京中医学院（现南京中医药大学）刚好编写《内经辑要》《伤寒论释义》《金匮要略释义》《温病学说新编》付梓问世，其条目清晰，阐释有据，迄今仍不失为学习中医的系统性教材。经典著作词语深奥，不像读诗词那样朗朗上口，读时虽"食而不化"，仍要死记硬背，同时还要背诵《温病条辨汤头歌诀》。其乃民间抄本，前为温病赋，后为方剂歌诀，为淮阴李小亭所编。此书将吴鞠通《温病条辨》所列方剂皆以七言诗编写，读后对吴氏温病三焦证治可谓一目了然。从精读背熟经典，到跟师抄方，临床试诊，在实践中逐渐加深理解，这也是学习中医基础理论最扎实的基本功。

只有精读经典著作，才有能力去浏览和理解中医各家学说和著作，因为历代医家的学术观点都要引用经典著作的论述，去寻求其理论根据，以表达其指导思想，由此而形成其学说源流。例如《伤寒论》一书，成书于东汉，有较高的理论和临床价值，其学说发端于晋唐，下延于宋金，兴盛于明清，注疏百家。这就要求我们多读，多思，逐条勘析，不能以经释经，随文敷衍。对此先父曾指出，以清代柯琴（字韵伯）著《伤寒来苏集》为优。此书体现了柯氏精究伤寒、卓然自立的特色。叶天士说"此书别开生面""透彻详明"，余听鸿谓其"条理明晰"，柯氏在书中提出的"以方类证，以方名证，方不拘经，汇集诸论，各以类从"的方法，最适合临床应用。

在精读中医经典时，要善于思考，多加分析。任应秋先生曾说："一个名医的临床，关键在于思路，思路越宽，方法越多。"而拓宽思路的关键在于精读经典，博览群书，并摘抄心得，遇到问题要多思，这样才能在临床实践中进一步拓宽思路。在学习经典著作的同时，要养成做笔记的习惯。笔记是归纳学习成果最简单的一种方法。随师学习中，要先将老师口述的经验记录下来，然后进行分类整理，这样既学习了老师的临床宝贵经验，又强化了自己的思考和动手能力。对经典著作的读书心得可择要记录，这也是知识积累的过程，长期坚持，对临床工作大有裨益。

经典著作的学习，是中医临床各科诊治的基础，在学习的过程中应当通过临床实践而加深理解，如此方能获益。

二、博览群书　融汇新知

中医学具有数千年的悠久历史，在发展过程中，出现了不同的学术见解，且各有发挥。由于不同的师承关系，一些医家根据自己的临床经验和学习心得，创立新说，逐渐形成了不同的学术流派。中医各家学说起于宋金，盛于元，四大家之后代有传人，各承家学，续有发扬。具有代表性的有河间学派、易水学派、丹溪学派、攻邪学派、温补学派、伤寒学派等，这些学派在学术上百家争鸣，促进了中医学术不断发展和充实。清代陆以湉在《冷庐医话》中说："习医当博览群书，不得拘守一家之言，谓之尽能事也。"博览各家学说，撷取其精华，然后再结合临床实践，便可以起到相得益彰之效。所谓："不溯其源，则无以得古人立法之意，不穷其流，则何以知后世变法之弊。"

早年北京中医学院（现北京中医药大学）任应秋先生、上海中医学院（现上海中医药大学）裘沛然和南京中医学院（现南京中医药大学）丁光迪先生合编了《中医各家学说》，时称"北任南丁"。此书集医史学、文献学于一体，是理论与临床实践相结合的一部重要文献。其以系统缜密的结构浓缩成篇。在学习中医各家著作之前，可先浏览此书，从中窥见中医药发展史中各种学术流派的形成和发展，了解师承与传承的脉络以及对后世的影响，然后再阅读原著，则可以洞察奥旨。此外，该书对清代王清任《医林改错》一书以及清末民初唐容川《血证论》一书做了介绍。在 20 世纪 70 年代，王清任的"瘀血论"观点得到了临床广泛认可，运用活血化瘀学说治疗脑梗死、冠心病、中风等疾病取得了良好的疗效，且一直沿用至今。

中医各家学说产生的基础是大量的临床实践，涵盖了历代医家的医疗实践及其学术观点。而这种学术观点和经验的积累，有着直接和间接的"师承"关系，从而带来了学术上的"传承"延续。

20 世纪 60 年代上海中医学院编辑的《近代中医流派经验选集》，搜集了沪上清末民初名医丁甘仁、王仲奇、朱南山等名家学术观点及临床经验，其均由其后裔或门生弟子总结撰写。该书简明扼要，文笔流畅，内容丰富，验之临床，确有良效。常置桌前，不时翻阅，皆有心得，这种师承教育，学术上的传承和衔接，对中医传承发展有一定借鉴作用。例如，该书"张氏医学经验介绍"一文介绍了张骧云先生治疗伤寒热病的主张，以及以"表"和"透"为中心的辨治思路，对治疗湿温有一定的启迪作用。朱南山先生调治妇科月经病的经验很多来自先贤们的理论和实践。中医学术流派因理论扎实、疗效可靠而为广大患者所依赖。但是随着西医学的发展，诊断疾病的手段日新月异，对此我们对某些疾病的认识和治疗不能抱残守缺，要广开思路，不断创新。清代李冠仙在《知医必辨》一书中指出："吾家有习医者，务必博览群书，精求义理，忽贪一书之简易，孟浪施治也。"这就要求我们在学习经典著作的基础上要不断更新知识，达到"尊古而不泥古，承家技而不执门户之见"。

当前是中医药事业发展的大好时期，我们要把握机遇，"守正创新"，牢记使命，为振兴中医药事业再做贡献。

（此文发表于《中国中医药报》2020 年 7 月 24 日）